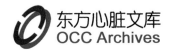

东方心脏文库
OCC Archives

总主编｜葛均波
总主审｜陈灏珠

心肌病与心力衰竭病例解析

主　编
周京敏

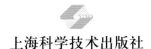

上海科学技术出版社

图书在版编目（CIP）数据

心肌病与心力衰竭病例解析 / 周京敏主编. -- 上海：
上海科学技术出版社，2020.9
（东方心脏文库 / 葛均波总主编）
ISBN 978-7-5478-4913-2

Ⅰ. ①心… Ⅱ. ①周… Ⅲ. ①心肌病－病案－分析②
心力衰竭－病案－分析 Ⅳ. ①R542.2②R541.6

中国版本图书馆CIP数据核字(2020)第073090号

心肌病与心力衰竭病例解析

主编　周京敏

上海世纪出版(集团)有限公司
上海 科 学 技 术 出 版 社　出版、发行
(上海钦州南路 71 号　邮政编码 200235　www.sstp.cn)

上海雅昌艺术印刷有限公司印刷

开本 889×1194　1/16　印张 14.5
字数：350 千字
2020 年 9 月第 1 版　2020 年 9 月第 1 次印刷
ISBN 978－7－5478－4913－2/R・2080
定价：148.00 元

本书如有缺页、错装等严重质量问题，
请向工厂联系调换

内容提要

本书作为"东方心脏文库"系列图书之一,由我国著名心力衰竭专家周京敏教授主编,是上海市医学会心血管病专科分会心力衰竭学组、中国心衰中心联盟众多专家在心力衰竭领域临床经验的总结。

本书围绕心力衰竭和心肌病,共收录 36 个疑难、罕见和危重病例,包括突发心力衰竭、慢性长期心力衰竭、合并其他主要疾病(包括结构性心脏病、肺栓塞等)的心力衰竭及心肌病等,层层深入解析,重点阐述诊疗思路和策略、药物规范治疗原则、相应急救措施、优化治疗方案、最新进展及最新治疗技术等,分享各位编者独到的诊治经验和心得,帮助读者拓展思路,启发思考。

本书病例多样、典型,配有大量彩图及影像学视频(通过扫描二维码即可读取动态影像),可为心血管专科、全科、急诊科等医护人员及研究生提供重要参考。

作者名单

总 主 编 葛均波

总 主 审 陈灏珠

主　 编 周京敏

编 写 者（按姓氏拼音排序）

白　玲	柴　坷	陈　强	陈学颖	陈燕佳	陈艳霞	程　敏	成小凤
崔　洁	崔晓通	董　蔚	高海洋	高佳佳	何永铭	黄党生	姬冬冬
贾辛未	姜　萌	金　玮	孔　洪	黎励文	李　平	李新立	李彦华
黎音亮	李远青	廖梦阳	刘铭雅	刘　强	刘晓蓉	刘小燕	刘　莹
卢　群	龙　琦	罗新林	马剑英	沙来买提·沙力	宋　昱	陶　蓉
王　华	王　江	王丽丽	王　涟	王齐兵	王　玮	王文艳	魏钟海
温隽珉	翁建新	吴泽衡	伍　鑫	吴彦民	夏　爽	徐东杰	许嘉鸿
徐仁德	徐亚妹	徐　验	颜　彦	杨昌生	杨建安	于　涛	袁　方
袁　璟	袁小媚	张丽伟	张瑞生	张书宁	张艳丽	章轶琦	赵翠梅
钟杭美	钟新波	周建中	周京敏	宗　枭			

序　言

　　秉承"开放、合作、创新"的思想,东方心脏病学会议(简称"东方会")在全国心血管病专家的共同努力和精诚合作下,已经成为具有中国特色的国际知名心血管领域品牌学术会议。东方会海纳百川,集思广益,开拓创新,一直致力于全方位探讨高血压、冠心病介入、动脉粥样硬化、心律失常、心力衰竭、结构性心脏病、心血管影像、肺循环疾病、血栓相关疾病、心血管疾病预防、心脏康复、心血管护理、精准与再生医学等亚专科领域的发展和应用,为心血管疾病诊治新技术的积极推广和临床技能的规范操作提供了广泛的交流平台,积累了大量的学术资源。

　　为了进一步传播东方会的学术成果,帮助大家更深入地理解和把握心血管病诊治领域的前沿动态和研究热点,更好地掌握具有临床实用价值的最新诊治技巧,我们依托东方会平台,以东方会专家团队为主要力量,组织编写了"东方心脏文库"系列图书。"东方心脏文库"主要包括按亚专科划分的"病例精粹系列"和"新技术和新进展系列",根据具体内容,首次采用复合出版的形式,即文字、静态图像和视频相结合,为心血管医师开拓视野、了解前沿、训练临床思维、拓展诊疗思路提供精品学习读物和参考工具书。

　　"东方心脏文库"系列图书理论结合实际,文字言简意赅,图片和视频精美直观,代表了我国心血管疾病诊治的发展水平,将在一年一度的东方会期间出版发行。希望它能让您细细品味,有所获益。相信本系列图书的出版对我国心血管疾病诊治水平的提高会起到积极的推动作用。书中难免会有疏漏和不足之处,望广大读者不吝指正。

葛均波

2017 年 4 月

前　言

　　"如果将心脏病学的历史起源——1903 年首次记录心电图——比喻为一根细小的丝线的话,那么今天的心脏病学硕果累累,就仿佛是一块绚丽多彩的织锦……心力衰竭作为心脏病最后的战场,正在成为 21 世纪最重要的心血管病症",当 Braunwald 教授在 2003 年美国心脏病学会年会上做出上述预言时,可能很多人尚没有很深的体会。17 年过去了,当在塞纳河畔举行的 2019 欧洲心脏病学会年会上再次见到这位耄耋老人时,所有人都敬佩他的高瞻远瞩,我们周围每一位参会的医生都在谈论心力衰竭(简称心衰)。

　　心衰之所以成为"最后的战场",一方面,因为它处在心血管事件链的末端,是心血管疾病的严重和终末阶段,高血压、冠心病/心肌梗死、心肌病、心房颤动、肺动脉高压及某些先天性心脏病等患者都是未来发生心衰的潜在人群,尤其是心血管疾病介入治疗的飞速发展,使心肌梗死等急性危重心血管病的救治成功率大大提高,但存活下来的患者都要面临如何避免或者延缓发生心衰的严峻问题。另一方面,"最后的战场"还意味着在心衰领域还存在着比其他心血管疾病都要多的悬而未决的问题。对于射血分数降低的心衰,尽管我们已经从短期矫正血流动力学的时代发展到长期关注心脏修复的神经内分泌时代,除了药物,我们也同时发展了心脏再同步治疗等诸多器械治疗方法,但是这类患者的长期预后仍然不乐观,5 年生存率甚至不如某些常见的恶性肿瘤。对于射血分数保留的心衰,迄今还没有任何一种治疗手段被证明能够明确改善患者的预后,我们原本对 PARAGON 研究抱有很大期望,但是去年在欧洲心脏病学会年会上公布的"中性"结果让我们这些研究的参与者心情沉闷,甚至在散会后也没有心情去欣赏巴黎的浪漫。也许,我们还不清楚这种疾病的本质。

　　我所工作的复旦大学附属中山医院心内科及上海市心血管病研究所在心衰的工作和研究方面起步较早,陈灏珠院士、蔡迺绳教授等老一辈专家早就已经开始开展心功能及心衰方向的研究;进入 21 世纪,在葛均波院士的带领下,更是将心衰作为学科建设的重点方向,科室连续承担心衰方面的"十五"攻关、"十一五""十二五"国家科技支撑计划及"十三五"国家重点研发计划。其间,我们率先建立了上海社区人群心衰研究队列,联合全国 40 余家医院开展了住院患者心衰注册研究,作为亚洲或中国负责人牵头开展了多项急慢性心衰新型药物和器械治疗的 RCT 研究。同时,我们也在国内较早建立了心衰专病门诊和专病病房,成立了"中国心力衰竭学院",连续多年定期举办学术活动,为各级医院全科和专科医生提供心衰临床知识和科研成果分享、交流、学习的平台。近两年,学科先后成为首批中国心衰中心建设单位和示范中心,并作为组长单位牵头成立了上海心衰中心联盟。在参与撰写我国心衰诊治指南的同时,葛均波院士又牵头在 2015 年编写了首部《中国心力衰竭防治现状蓝皮书》,并且在 2019 年更新为第二版,内容详细而完整,为全面了解我国心衰的患病、诊治、预后、管理及科研现状提供参考。可以说,复旦大学附属中山医院心内科在心衰领域的成长和发展也是我国心衰事业前进发展的一个缩影。

当前,对于心衰诊治虽然已经有了指南、共识、蓝皮书等指导文件,但在深入推进心衰规范化诊治的过程中,如何将这些"常识"恰当地运用于日常心衰诊疗仍是一个大问题。在循证医学盛行的今天,一个好的临床病例仍然具有很大的价值,它既能够体现"具体问题具体分析"的诊疗过程,也能让我们从该具体病例的诊疗过程中加深对理论的理解,实现从"实践到理论"的飞跃。一个好的病例反映了我们对指南的遵从和执行情况,又能促使我们反思如何个体化对待每一个不同的心衰患者。"好的病例是一本教科书"。

在每年一度的东方心脏病学会议心力衰竭论坛上、中国心力衰竭学院的学术活动中,以及上海心衰中心联盟、上海市医学会心血管病分会心力衰竭学组的学术交流中,都不乏精彩而又富有实践指导和教育意义的病例报告,借葛均波院士主持编撰"东方心脏文库"的机会,我们总结这些病例中的精华,形成这本《心肌病与心力衰竭病例解析》,详细介绍每个心衰病例的诊治过程和策略,与全国同道分享其中的经验教训和心得体会,希望其能够作为指南等理论文件的有力补充。

本书的编写得到了上海市医学会心血管病分会心力衰竭学组、中国心衰中心联盟多位专家的大力支持,在此,对他们表示由衷的谢意。上海市心血管病研究所所长葛均波院士在百忙中给予指导,在此向他致以崇高的敬意和衷心的感谢。

由于水平有限、时间仓促,本书难免存在不妥甚至错误之处,诚请广大读者惠予批评、指正。

周京敏

2020 年 5 月

常用术语缩略词

γ-GT	γ谷氨酰转肽酶	EO	嗜酸性粒细胞百分比
A/G	清球蛋白比值	EO$^{\#}$	嗜酸性粒细胞绝对值
AB	实际碳酸氢盐	ESR	红细胞沉降率
AFP	甲胎蛋白	FBG	空腹血糖
Alb	白蛋白	FDPs	纤维蛋白(原)降解产物
ALP	碱性磷酸酶	Fg	纤维蛋白原
AMY	淀粉酶	FiO$_2$	呼入氧浓度
AO	主动脉内径	FS	缩短分数
APTT	活化部分凝血活酶时间	FT$_3$	游离三碘甲状腺原氨酸
BA	嗜碱性粒细胞百分比	FT$_4$	游离甲状腺素
BA$^{\#}$	嗜碱性粒细胞绝对值	GGT	谷氨酰转肽酶
BE	碱剩余	Glu	葡萄糖
BNP	B型钠尿肽	GOT	谷草转氨酶
BUN	尿素氮	GPT	谷丙转氨酶
CA	糖类抗原	HbA1C	糖化血红蛋白
CEA	癌胚抗原	HBDH	羟丁酸脱氢酶
CK-MB	肌酸激酶同工酶	Hb	血红蛋白
CK	肌酸激酶	HbO$_2$	氧合血红蛋白
Cr	肌酐	HCT	血细胞比容
CRP	C反应蛋白	HDL	高密度脂蛋白
cTnI	心肌肌钙蛋白I	HDL-C	高密度脂蛋白胆固醇
cTnT	心肌肌钙蛋白T	hs-CRP	高敏C反应蛋白
DB	直接胆红素	hs-cTn	高敏心肌肌钙蛋白
ECG	心电图	IB	间接胆红素
EF	射血分数	IMA	缺血修饰白蛋白

INR	国际标准化比值	PCT	血小板比容
IVSD	室间隔厚度	PLT	血小板
Lac	乳酸	PO_2	氧分压
LA	左心房	PT	凝血酶原时间
LDH	乳酸脱氢酶	RA	右心房
LDL	低密度脂蛋白	RBC	红细胞计数
LDL - C	低密度脂蛋白胆固醇	RDW	红细胞分布宽度
LVEDD	左心室舒张期末内径	RV	右心室
LVEF	左心室射血分数	Scr	血清肌酐
LVESD	左心室收缩期末内径	SO_2	氧饱和度
LVPWD	左心室后壁厚度	SpO_2	经皮动脉血氧饱和度
LV	左心室	SV	每搏输出量
LY	淋巴细胞百分率	T_3	三碘甲腺原氨酸
$LY^{\#}$	淋巴细胞绝对值	T_4	甲状腺素
MCH	红细胞平均血红蛋白量	TAPSE	三尖瓣瓣环平面收缩位移
MCHC	红细胞平均血红蛋白浓度	TB	总胆红素
MCV	红细胞平均体积	TC	总胆固醇
MO	单核细胞百分率	TG	甘油三酯
$MO^{\#}$	单核细胞绝对值	Tn	肌钙蛋白
MYO	肌红蛋白	TP	总蛋白
NE	中性粒细胞百分比	TSH	促甲状腺激素
$NE^{\#}$	中性粒细胞绝对值	TT	凝血酶时间
NT - proBNP	N-末端脑钠肽前体	UA	尿酸
$PaCO_2$	动脉血二氧化碳分压	Ur	尿素
PaO_2	动脉血氧分压	WBC	白细胞计数
PCO_2	二氧化碳分压		

目 录

第二章　罕见病

第一章

疑难病

病例 1 致心律失常型右心室心肌病合并 Brugada 综合征或 Brugada 波

关键词 · 致心律失常型右心室心肌病；扩张型心肌病

· 病史摘要 ·

患者，女性，61 岁，因"间断心悸、胸闷 3 年，加重 2 个月"收住入院。

患者自 2015 年起，无明显诱因出现心悸、胸闷，活动后加重，休息后减轻，在当地医院诊断为"心律失常"，给予口服阿司匹林、复方丹参滴丸、银杏叶等药物治疗，效果不佳，症状反复发作。2 个月前劳累后心悸、胸闷加重，就诊于当地医院，行冠脉造影检查未见明显异常，出院后 10 天左右无明显诱因再次出现心悸、胸闷、头晕，急诊行心电图提示室性心动过速，后就诊于协和医院，行心脏超声示右心增大，重度三尖瓣关闭不全，左、右心室收缩功能减低，左心室松弛功能减低，下腔静脉增宽，心肌病不除外？为进一步明确诊断及治疗收住入院。

患者既往体健，否认吸烟、喝酒等不良嗜好，母亲高龄去世，父亲健在，1 姐 2 弟 1 妹均健在，否认家族传染病及遗传病病史。

· 体格检查 ·

神志清，急性病容，呼吸急促，血压 96/73 mmHg，呼吸 24 次/min，皮肤、黏膜无发绀，双肺呼吸音清晰，未闻及干、湿啰音，心率 66 次/min，律齐，各瓣膜听诊区未闻及明显病理性杂音，腹部平软，双下肢无明显凹陷性水肿。

问题与思考1

· 患者为中老年女性，既往体健，以恶性心律失常（室性心动过速）就诊，外院心脏超声考虑存在"心肌病"，外院心电图存在 Brugada 波，那么，该患者能否诊断 Brugada 综合征？还是在心肌病基础上发生了恶性心律失常？自诉既往体健，那么这次病情加重的可能原因是什么？胸闷、憋气的鉴别诊断还需要从哪些方面进行考虑？

· 辅助检查 1 ·

▶ 血常规：WBC $8.63\times10^9/L$（$3.5\times10^9\sim10\times10^9/L$），$NE^\#$ 0.756（↑）（0.50～0.70），Hb 143 g/L（116～155 g/L），PLT $143\times10^9/L$（$100\times10^9\sim300\times10^9/L$）。

▶ 免疫电泳：正常免疫电泳。

▶ 凝血四项：PT 15.9 s（15～21 s），APTT 34.9 s（30～45 s），INR 1.5，血浆 Fg 3.11 g/L（2.0～4.0 g/L），D-二聚体 5.31 $\mu g/mL$（↑）（0～0.50 $\mu g/mL$）。

▶ 肝功能：GPT 317 U/L（↑）（0～40 U/L），GOT 222.7 U/L（↑）（0～40 U/L），TB 21.8 $\mu mol/L$（0～21 $\mu mol/L$），DB 13.6 $\mu mol/L$（↑）（0～8.6 $\mu mol/L$），TP 60.6 g/L（55～80 g/L），Alb 36.4 g/L（35～50 g/L）。

▶ 肾功能：BUN 6.36 $\mu mol/L$，Cr 110.8 $\mu mol/L$（30～110 $\mu mol/L$）。

▶ 血脂：TC 1.94 mmol/L（3.1～5.7 mmol/L），TG 0.71 mmol/L（0.4～1.7 mmol/L），HDL - C 0.68 mmol/L（1.0～1.6 mmol/L），LDL - C 0.94 mmol/L（0～3.4 mmol/L）。

▶ 心肌损伤标志物：TnT 0.725 ng/mL（↑）（0～0.1 ng/mL），CK 138.5 U/L（2～200 U/L），MYO 78.7 ng/mL（↑）（0～75 ng/mL），CK - MB 7.97 ng/mL（↑）（0～6.5 ng/mL）。

▶ NT - proBNP：7 491 pg/mL（↑）（0～150 pg/mL）。

▶ 甲状腺功能：血清 T_4 106.6 nmol/L（55.34～160.88 nmol/L），血清 T_3 0.79 nmol/L（1.01～2.95 nmol/L），血清游离 T_3 2.97 pmol/L（2.76～6.3 pmol/L），血清游离 T_4 19.18 pmol/L（10.42～24.32 pmol/L），血清 TSH 8.62 mU/L（0.35～5.50 mU/L）。

▶ 抗 ENA 抗体：抗 Ro - 52 抗体阳性。抗核抗体及其余自身抗体均为阴性。

出凝血指标：易栓因素：血浆蛋白 S 测定 135.5%（↑）（55%～123%），血浆蛋白 C 测定 64.2%（70%～130%），狼疮抗凝血因子筛选/确认 1.25（<1.2），血浆抗凝血酶Ⅲ测定 58.0%（↓）（80%～120%），狼疮抗凝血因子筛选 1.32（<1.2），狼疮抗凝血因子确认 1.06（<1.2），血浆游离蛋白 S 109.7%，狼疮抗凝物（SCT 法）0.65。

动脉血气（入院当天）：pH 7.53，PCO_2 38 mmHg，PO_2 78 mmHg，血氧饱和度 95%（吸氧流量 3 L/min）。

·辅助检查 2·

心电图（2018 年 11 月 5 日入院）：窦性心律，心率 61 次/min，肢体导联及胸前导联低电压（图 1-1）。

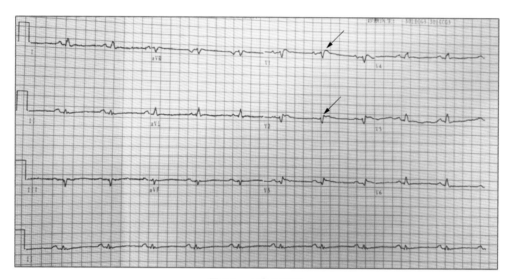

图 1-1　入院心电图

超声心动图（图 1-2）：左心室舒张期末内径 40 mm，左心室收缩期末内径 33 mm，室间隔厚度 10 mm，左心室后壁 10 mm，右心室游离壁 6 mm，左心室舒张/收缩期末容积 71/44 mL，左心室射血分数 38%。左心房内径 34/55/35 mm，右心房内径 51 mm，右心室最大内径 47 mm，下腔静脉 22 mm，窦内径 29 mm，心包正常，肺动脉未见明显增宽。提示：右心扩大；全心功能减低；二、三尖瓣，肺动脉瓣轻度反流；下腔静脉增宽。

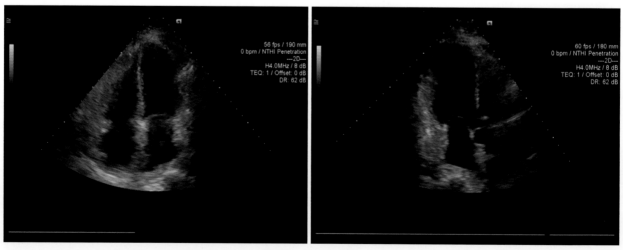

图 1-2　超声心动图

▶ 下肢静脉超声：左侧小腿内侧肌间静脉管腔内可见实性回声充填，累及范围 6.1 cm×1.5 cm，其内无血流信号，双下肢皮下软组织水肿增厚。

▶ PET－MR(图 1-3)电影成像动态观察：右心房、右心室增大，右心房近流出道及右心室心尖部位见大片低信号区。右侧肺动脉主干内见小片低信号区。右心室室壁运动弥漫性减弱，室间隔向左侧摆动。三尖瓣及肺动脉瓣见反流。两侧胸腔内见中等量高信号。

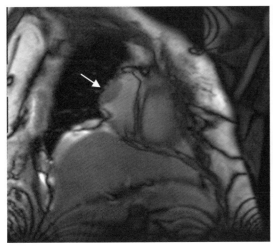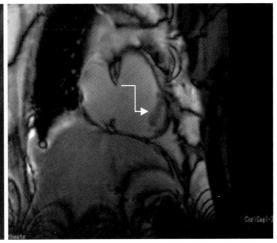

图 1-3　心肌 PET－MR 图像

▶ 注射 Gd-造影剂后 10 min 延迟扫描：右心房近流入道及右心室心尖部位见大片充盈缺损区，周边见线状环形强化。左、右心室心内膜下弥漫性强化。

▶ 18F－FDG PET 图像：左、右心室心肌未显影。大血管根部间隙见片状放射性浓聚。右心房近流入道及右心室心尖部见放射性缺损区。结论：①右心增大，右心功能减低，电影序列右心房近流入道及右心室心尖部位大片低信号区呈周边延迟强化，无代谢，考虑血栓可能性较大。电影序列右侧肺动脉主干内低信号区，提示血栓可能；②左、右心室心内膜下弥漫性延迟强化，特殊类型心肌病可能，请结合临床考虑；③三尖瓣及肺动脉瓣反流，两侧胸腔积液；④大血管根部间隙高代谢，同机 MR 未见明显异常，建议随访观察。

▶ 肺动脉 CTA(图 1-4)：右中肺内侧段、右下肺

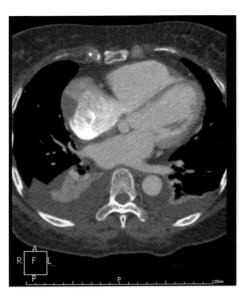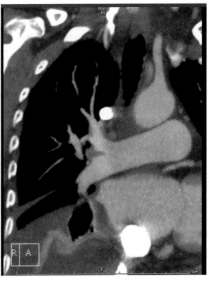

图 1-4　肺动脉 CTA

前基底段动脉分支边缘可见条状充盈缺损。双侧胸腔内带状液性密度影；邻近肺组织可见片状实变影。

·住院经过·

入院后完善相关检查，给予保肝、补钾补镁及对症治疗，结合患者当地心电图的演变曾考虑 Brugada 综合征，进一步追问家族史，否认猝死家族史，且住院期间患者恶性心律失常并非夜间出现，且表现为慢性室性心动过速（图 1-5），对血流动力学影响不大，诊断 Brugada 综合征证据不足，遂建议患者及儿子进一步行基因检查明确诊断（详见后续基因诊断结果）。入院后第 4 天患者双下肢轻度水肿，复查双下肢血管超声，了解有无下肢静脉血栓形成；复查心肌酶及心肌损伤标志物仍轻度升高水平，考虑患者存在心肌持续损伤，继续给予营养心肌、适当利尿改善心脏功能治疗。因患者无心包积液，心电图显示低电压，尽管超声心动图无心肌淀粉样病变典型心脏超声表现，仍于入院第 9 天行骨髓穿刺活检，了解有无多发性骨髓瘤导致的心肌淀粉样变可能；因患者低氧血症加重，需要储氧面罩血氧饱和度才能维持在 90% 以上，进一步完善肺动脉 CTA 明确有无肺

栓塞，外出检查回病房后患者胸闷、气短加重，小便量少，继续给予小剂量多巴胺及利尿治疗，症状略缓解。结合心脏超声及 PET-MR 初步考虑为致心律失常性右心室心肌病可能性大，停用胺碘酮，换用索他洛尔控制心律失常发生；肺动脉 CTA 提示右中肺内侧段、右下肺前基底段动脉分支边缘见条状充盈缺损，肺动脉干、双侧肺动脉主干及左侧分支充盈好，未见缺损、狭窄及扩张，双侧胸腔内见带状液性低密度影，邻近肺组织可见片状实变影，考虑存在急性肺栓塞或者慢性肺栓塞急性加重。结合患者目前临床情况，给予 2～3 μg/(kg·min) 多巴胺改善肾脏灌注、多巴酚丁胺改善心脏收缩功能，同时给予利伐沙班 15 mg，每天一次抗凝治疗，患者症状逐渐好转。申请心脏外科会诊协助诊治，心外科会诊医师考虑患者存在右心血栓与心肌病及心内膜纤维化有关，且年龄较大，无外科治疗指征或心脏移植指征，建议继续抗凝及抗心律失常药物治疗，评估患者整体预后不佳。患者心律失常表现为慢性室性心动过速，心室内存在占位高度怀疑血栓形成，为 ICD 治疗禁忌，住院 2 周，患者病情略好转，带药出院。

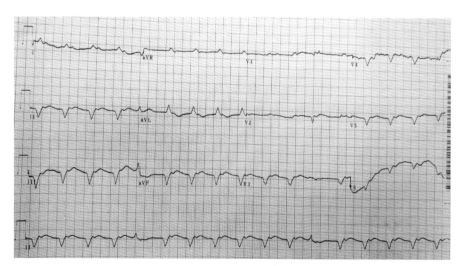

图 1-5 住院期间发作室性心动过速心电图

·最终诊断·

（1）慢性心力衰竭急性加重，致心律失常性右心室心肌病，右心血栓，肺栓塞，Ⅰ型呼吸衰竭。

（2）心律失常，室性心动过速，Brugada 综合征？

（3）下肢静脉血栓形成。

（4）肾功能不全。

（5）肝功能不全。

（6）电解质紊乱。

·治疗方案·

患者主要的临床表现是心功能不全,且以右心衰竭为主,表现为胸闷、腹胀、尿少,利尿效果欠佳,顽固性低氧血症,结合入院后的 PET‐MR 及肺动脉 CTA 检查,考虑存在右心房、右心室血栓及肺动脉栓塞,治疗以纠正缺氧、改善心脏功能、利尿及抗凝治疗为主,患者劳累后一度病情恶化,并在治疗过程中出现室性心动过速、持续低血压状态,增强利尿,并给予强心治疗,症状逐渐好转,尿量增加,调整抗凝、抗心律失常药物后带药出院,随访半年,病情尚平稳。

·讨论·

Brugada 综合征(BRS)和致心律失常型右心室心肌病(ARVC)同属于遗传性猝死综合征的范畴,两种疾病的心电图改变都在右心导联,从病理机制上都与右心室有关,Martin 在尸检时发现,一般情况下 BRS 虽然没有器质性心脏病的存在,但可能会有隐匿的右心室心肌病的存在。故所谓正常心脏性猝死者,其实心脏并不正常,BRS 和 ARVC 之间的关系引起了学者的关注。既往文献报道两者有大约 15% 的重叠率;甚至有的研究者认为 BRS 属于 ARVC,认为是 ARVC 的早期表现,理由是发现某些 BRS 患者有右心室形态学和组织学改变,并且两者心电图均表现为右心导联的改变,都可发生室性心动过速和心室颤动。

但从发病机制看,BRS 为原发性心电疾病,是一种钠通道疾病,一般情况下心脏结构是正常的。而 ARVC 从发病机制上讲属于细胞连接蛋白疾病,有其独特的右心室形态学特征。两者心电图也不相同,BRS 主要表现为 V1 和 V2 导联 ST 段抬高,一般不累及 V3,为复极异常,而 ARVC 既有除极异常,也有复极异常,ARVC 的心电图改变包括 V1～V3 T 波倒置、Epsilon 波、右胸导联 QRS 延长及右胸导联 S 波升支≥55 ms。该例患者心电图 V1～V3 导联复极异常,但结合心脏核磁的表现,诊断 ARVC 证据更加充分。

ARVC 是常染色体显性遗传病,典型的心律失常是左束支传导阻滞图形的单形性室性心动过速,结构方面 ARVC 是右心室心肌发生病理性脂肪替代为主要特征的遗传性心肌疾病,这种替代始于心外膜下或中膜,逐渐发展至心内膜下,病变多在右心室流出道、漏斗部及心尖,常称为“病变三角”,也可累及室间隔甚至左心室。ARVC 的诊断主要条件包括二维超声下右心室局部无运动,运动障碍或室壁瘤,心肌核磁显示的右心室局部无运动、运动障碍或右心室收缩不协调伴有以下表现之一:右心室舒张期末容积/体表面积≥110 mL/m²(男);≥100 mL/m²(女)或右心室射血分数≤40%。右心室造影:右心室局部无运动、运动减低或室壁瘤。该例患者心电图存在 Brugada 波,在 ARVC 基础上伴随低钾血症,患者出现室性心动过速,符合该患者的临床特点,针对该例患者我们进一步完善了基因学检测,基因诊断不符合常见 3 种类型的 Brugada 综合征的临床表现,诊断 BRS 证据不足;另外,需结合临床,在某些临床情况下也可引起“BRS 样心电图改变”,如急性前间壁心肌梗死、急性肺栓塞等,该患者入院后呼吸急促,MRI 存在明显的右心及肺动脉占位,不除外肺栓塞引起的 Brugada 波样改变,但是否心电图的改变与肺栓塞有关依赖于随访过程中心电图的变化,因患者接受的是临床电话随访,未能获取该患者病情相对稳定后的心电图资料,目前在判断病情方面尚存在一定局限。

·病例启示·

以右心衰竭及恶性心律失常为主要表现入院,结合心电图及患者临床表现曾考虑诊断为 BRS;另外,结合外院和我院心脏超声及心脏磁共振改变,考虑存在致心律失常型右心室心肌病且存在右心系统占位(高度怀疑血栓)。该例患者的鉴别诊断围绕是单一疾病还是两种疾病并存展开,结合患者的发病特点、治疗反应及基因学检测,考虑临床诊断符合 ARVC,无 BRS 证据,患者心律失常的发生考虑与 ARVC 有关,同时电解质紊乱也是室性心律失常的诱发因素,心电图 Brugada 波的出现可能继发于右心室的结构性改变。另外,在疾病过程中,患者存在明确的右心系统血栓及肺栓塞,部分肺栓塞患者的心电图也会出现类似 Brugada 的改变。

ARVC 属于遗传性心肌异常,以脂肪组织替代心肌细胞和猝死风险增加为特征,传统描述为右心疾病,现逐渐被认识为双心室受累,该例患者尽管心脏超声及心肌核磁均显示以右心内膜下纤维化及功能受累为主要临床表现,但左心射血分数也明显减低,属于双心室受累以右心室为主的 ARVC。

治疗方面以改善心脏功能为主要治疗,因 ARVC 患者右心结构异常,收缩功能减低,血流速度减慢,为血栓的高危患者,该患者入院时存在凝血指标的异常,治疗过程中缺氧加重,临床表现为顽固性低氧血症,需储氧面罩吸氧血氧浓度才能维持在 90% 以上,结合心脏超声提示可能存在肺栓塞可能,进一步完善肺动脉 CTA 后明确诊断存在肺栓塞;在治疗期间外出检查尤其是心肌核磁检查因时间较长,患者一般状况差,耐受差,曾一度出现病情加重,也考虑与患者的左、右心受累,左心功能明显减低有关。患者慢性病程,急性加重,遗憾的是疾病加重的原因不详,且家属无法提供更多信息,但结合患者的随访结果,患者对抗凝及索他洛尔治疗有效。

李彦华 董 蔚
中国人民解放军总医院

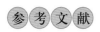

[1] Gray B, Gnanappa GK, Bagnall RD, et al. Relations between right ventricular morphology and clinical, electrical and genetic parameters in Brugada syndrome [J]. PLoS One, 2018,13(4): e0195594.
[2] Heermann P, Fritsch H, Koopmann M, et al. Biventricular myocardial strain analysis using cardiac magnetic resonance feature tracking (CMR-FT) in patients with distinct types of right ventricular diseases comparing arrhythmogenic right ventricular cardiomyopathy (ARVC), right ventricular outflow-tract tachycardia (RVOT-VT), and Brugada syndrome (BrS) [J]. Clin Res Cardiol, 2019,108(10): 1147-1162.
[3] Kataoka S, Serizawa N, Kitamura K, et al. An overlap of Brugada syndrome and arrhythmogenic right ventricular cardiomyopathy/dysplasia [J]. J Arrhythm, 2016,32(1): 70-73.
[4] Yodogawa K, Morita N, Kobayashi Y, et al. A new approach for the comparison of conduction abnormality between arrhythmogenic right ventricular cardiomyopathy/dysplasia and Brugada syndrome [J]. Ann Noninvasive Electrocardiol, 2011,16(3): 263-269.
[5] Miles C, Finocchiaro G, Papadakis M, et al. Sudden death and left ventricular involvement in arrhythmogenic cardiomyopathy [J]. Circulation, 2019,139(15): 1786-1797.

病例 2　反复心力衰竭发作的幕后元凶

关键词 · 腹痛；高血压危象；急性肺水肿

· 病史摘要 ·

患者，男性，33 岁，因"2 年内反复突发胸闷、气急、剑突下疼痛"先后入院 3 次。

患者主诉于 2012 年因剑突下疼痛在外院行心脏超声检查示"左心室室壁运动幅度减低，LVEF 39％"，予美托洛尔和贝那普利治疗。后至另一医院检查心脏超声正常，具体不详，未长期服药治疗。

患者既往体健，否认高血压、糖尿病、冠心病病史。否认家族心脏病史。有吸烟史 10 年，每天 15 支。不嗜酒。

· 本院第一次住院（2014 - 12 - 27 至 2015 - 01 - 05）·

1 个月前患者着凉后再次出现剑突下疼痛，并出现胸闷、气促，轻微活动即可诱发，近 1 周加重明显。

体格检查：体温 36.6 ℃，脉搏 120 次/min，呼吸 23 次/min，血压 176/98 mmHg。

双侧肺呼吸音粗糙，可闻及双侧肺部散在细湿啰音。心浊音界临界，心率 120 次/min，律齐，各瓣膜听诊区未闻及病理性杂音。双下肢无水肿。

· 辅助检查 1 ·

(1) ECG(2014 - 12 - 27)：窦性心动过速，非特异性 ST - T 改变(图 2-1)。

(2) 胸片(2014 - 12 - 27)：心影增大，伴双侧肺淤血，左肺门旁区少量渗出灶；右侧少量胸腔积液或胸膜轻度增厚(图 2-2)。

(3) 心脏超声(2014 - 12 - 27)：左心扩大，室间隔及左心室室壁运动幅度普遍性降低，二尖瓣反流(轻度)，心包积液(微量)，左心室收缩功能减退。AO 32 mm，LA 42 mm，LVEDD 58 mm，RV 21 mm，LVEF 36％，LVESD 48 mm，IVSD 12 mm，LVPWD 11 mm。

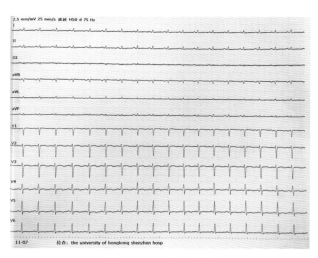

图 2-1　2014 年心电图

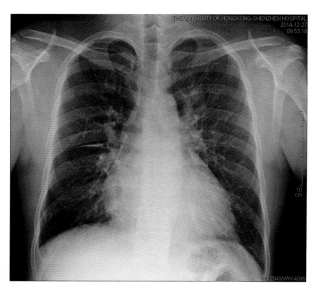

图 2-2　2014 年胸部 X 线片

(4) 心脏磁共振检查(2015 - 01 - 09)：①扩张型心肌病，左心收缩功能中、重度减低；②左心室中间部下壁局部非缺血性强化；③二尖瓣轻度反流(图 2-3、图 2-4，视频 2-1)。

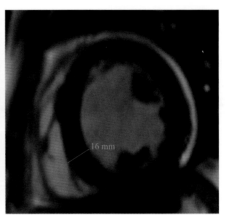

图 2-3　心脏磁共振四腔心切面　　　　图 2-4　心脏磁共振短轴切面

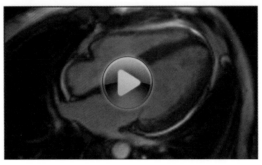

视频 2-1　心脏磁共振（四腔心切面）

（5）实验室检查

▶ 血常规（2014 - 12 - 28）：WBC 12.35×10⁹/L；RBC 5.37×10¹²/L；PLT 235×10⁹/L。

▶ 肌钙蛋白 I（2014 - 12 - 30）：0.066 ng/mL。

▶ 心肌酶谱（2014 - 12 - 27）：LDH 499 U/L；CK 50 U/L；CK - MB 11.4 U/L。

▶ 肝功能（2014 - 12 - 27）：GPT 16 U/L；GOT 24 U/L。

▶ 肾功能（2014 - 12 - 30）：BUN 7.4 mmol/L；Cr 82.3 μmol/L；K⁺ 4.26 mmol/L；Na⁺ 147.04 mmol/L；UA 443.0 μmol/L。

▶ NT - proBNP（2014 - 12 - 27）：1 220 pg/mL。

▶ CRP（2014 - 12 - 30）：68.482 mg/L。

▶ LDL - C（2014 - 12 - 28）：3.9 mmol/L。

· 诊断与治疗 1 ·

诊断：扩张型心肌病，慢性心力衰竭急性发作，心功能Ⅱ～Ⅲ级。

药物治疗：培哚普利片 4 mg，BID；琥珀酸美托洛尔缓释片 47.5 mg，QD；呋塞米片 20 mg，QD；螺内酯片 20 mg，QD；阿托伐他汀钙片 20 mg，QN。

本次出院后坚持服用 ACEI 和 β 受体阻滞剂等抗心力衰竭治疗药物，并于每月来门诊滴定药物剂量。病情稳定。

问题与思考 1

· 本病例是一个年轻的心力衰竭患者，2 年前外院的心超检查结果符合扩张型心肌病的表现。本次在未坚持治疗和感染的诱因下再发，似乎顺理成章考虑为扩张型心肌病，慢性心力衰竭急性失代偿。但扩张型心肌病诊断应该是一个排他性诊断，需进一步查找是否存在某些具体的病因。仔细回顾病史，患者两次发病时，都有腹痛（剑突下疼痛），都随着心力衰竭症状的控制而缓解，是心力衰竭肝脏胃肠道淤血所致，还是另有隐情呢？本次发病入院时血压是升高的，心率增快，与心力衰竭的发生有关系吗？是否原有无症状的血压高导致高血压心脏病心力衰竭的可能呢？

·本院第二次住院(2015-03-27 至 2015-04-11)·

现病史:患者半天前因受凉后再次出现剑突下疼痛,剧烈,并有发热,伴头晕,进食后呕吐胃内容物而再次住院。

体格检查:体温 39 ℃,脉搏 130 次/min,呼吸 28 次/min,血压 216/89 mmHg。

双侧肺呼吸音清晰,未闻及双侧肺部有啰音。心率 130 次/min,节律整齐,各瓣膜听诊区未闻及病理性杂音,双下肢无水肿。

·辅助检查 2·

(1) ECG(2015-03-27):窦性心动过速,非特异性 ST-T 改变(图 2-5)。

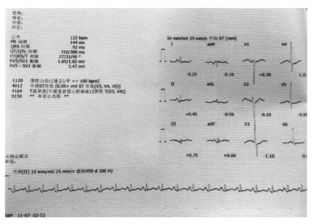

图 2-5　心电图

(2) 胸腹平片(2015-03-27):①左侧胸腔积液,肺水肿可能;②腹部平片未见明确异常(图 2-6)。

(3) 心脏超声(2015-03-27):①升主动脉内径稍增宽(37 mm),肺动脉内径未见明显异常;②左心房、左心室明显增大(左心房内径 42 mm,左心室舒张末期内径 62 mm),右心房室内径在正常范围;③左心室收缩功能减低,LVEF 34%。二尖瓣反流(中度)。

(4) 实验室检查

▷ 血常规(2015-03-27):WBC 26.12×10^9/L;RBC 6.08×10^{12}/L;PLT 263×10^9/L。

▷ 肌钙蛋白 I(2015-03-28):18.9 ng/mL。

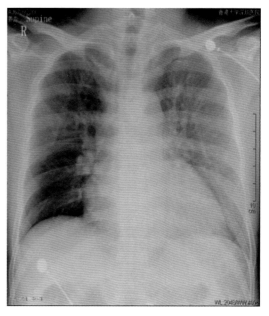

图 2-6　胸部 X 线

▷ 心肌酶谱(2015-03-28):LDH 1 561 U/L;CK 833 U/L;CK-MB 131.7 U/L。

▷ 肝功能(2015-03-28):GPT 42 U/L;GOT 197 U/L。

▷ 肾功能(2015-03-28):BUN 10.7 mmol/L;Cr 171.7 μmol/L;K^+ 4.46 mmol/L;Na^+ 140.75 mmol/L。

▷ UA(2015-03-27):404.0 μmol/L。

▷ NT-proBNP(2015-03-28):21 100 pg/mL。

▷ CRP(2015-03-28):192.00 mg/L。

▷ AMY(2015-03-27):90.00 U/L。

▷ LDL-C(2015-03-27):2.45 mmol。

▷ 凝血四项(2015-03-27):APTT 37.3 s;D-二聚体 2.45 μg/mL。

▷ 巨细胞病毒 IgG 抗体(2015-03-31):阳性。

▷ IgM 抗体:阴性。

▷ 肠道病毒 71 型 RNA(2015-03-31):阴性。

▷ 呼吸道病毒七项(2015-03-31):阴性。

▷ 柯萨奇病毒 A16 型 RNA(2015-03-31):阴性。

(5) 冠状动脉造影(2015-04-09):未见冠状动脉狭窄(图 2-7)。

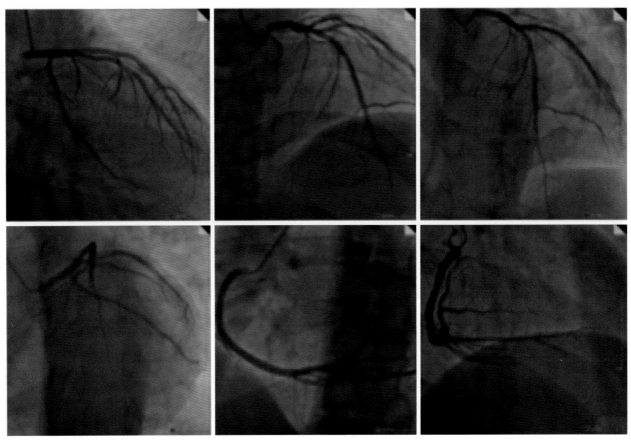

图 2-7 冠状动脉造影

·诊断与治疗 2·

诊断：急性心肌炎，扩张型心肌病，慢性心力衰竭急性失代偿，心功能Ⅲ～Ⅳ级。

药物治疗：经静脉降压治疗后血压心率恢复正常，心力衰竭控制。

药物如下：螺内酯片 20 mg，QD；阿托伐他汀钙片 20 mg，QD；盐酸曲美他嗪片 20 mg，TID；辅酶 Q10 胶囊 20 mg，TID；呋塞米片 40 mg，QD；培哚普利片 4 mg，QD；琥珀酸美托洛尔缓释片 71.25 mg，QD；伊伐布雷定 2.5 mg，BID。

问题与思考 2

·患者时隔 3 个月后再次急性心力衰竭、肺水肿起病，发病时血压显著升高、心率显著增快，有高血压危象表现，同时伴有心肌受损的指标（肌钙蛋白 I）的显著升高，炎症指标（白细胞和 C 反应蛋白）显著升高。冠脉造影检查排除了冠脉狭窄。是否考虑反复心肌炎症导致心肌病的可能？是病毒性的心肌炎还是其他原因导致的心肌炎？为何每次发病都有腹痛、血压升高、心率加快？如果是急性病毒性心肌炎，心肌受损较广泛的情况下，患者通常是有心源性休克，表现为血压低、心率快。而该患者血压升高如此显著，可能另有原因。另外，每次发病均有白细胞的显著升高，仅仅是感染的原因吗？反复急性的肺水肿的原因究竟是什么呢？

·第二次出院后随访·

患者出院后规律门诊随访，并滴定培哚普利至 8 mg（QD），琥珀酸美托洛尔缓释片至 95 mg（BID），血压正常。无心力衰竭症状。

随访 NT - proBNP(2015 - 09 - 19)：34. 7 pg/mL；NT - proBNP(2016 - 03 - 27)：32. 6 pg/mL。

心超(2016 - 03 - 24)：心脏结构、活动及血流未见明显异常。左心室舒缩功能正常。AO 3.2 cm，LA 3.6 cm，IVSD 1.1 cm，LVEDD 5.0 cm，LVESD 3.0 cm，LVPWD 1.0 cm，LVEF 69%。

问题与思考3

• 患者经过规范化的抗心力衰竭药物治疗心脏结构和功能完全恢复正常，是药物作用的结果，还是有可逆性的原因得到纠正了呢？

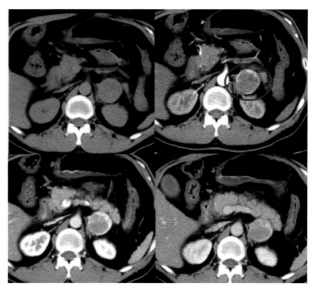

图 2-8　全腹 CT 平扫

• 本院第三次住院(2017 - 01 - 21 至 2017 - 02 - 17) •

现病史：患者半天前无明显诱因下出现腹胀、腹痛、恶心、呕吐，无发热，遂到我院急诊就诊，血压221/125 mmHg，心率125 次/min，心电图示窦性心动过速，ST 段轻度压低。彩超见胆囊壁增厚，不除外胆囊炎、胆囊息肉，胰腺形态稍饱满。急诊查血常规示 WBC 23.25×10⁹/L，NE 79.2%。为排除胆囊炎行全腹 CT 平扫(2017 - 01 - 21)，提示：①胆囊炎，胆囊窝少量积液；②左侧肾上腺肿块，考虑嗜铬细胞瘤与腺癌鉴别，倾向于前者；③左侧副肾动脉，开口稍狭窄，余胸、腹主动脉未见明显异常(图 2-8)。

• 辅助检查 3 •

▷ 血常规(2017 - 01 - 21)：WBC 28.06×10⁹/L；RBC 6.59×10¹²/L；PLT 350×10⁹/L。

▷ 肌钙蛋白 I(2017 - 01 - 21)：21.5 ng/mL。

▷ 心肌酶谱(2017 - 01 - 22)：LDH 1 238 U/L；CK 672 U/L；CK - MB 92. 3 U/L。

▷ 肝功能(2017 - 01 - 22)：GPT 35 U/L；GOT 125 U/L。

▷ 肾功能(2017 - 01 - 21)：BUN 8.0 mmol/L；Cr 256. 9 μmol/L；K⁺ 4. 40 mmol/L；Na⁺ 150. 42 mmol/L。

▷ NT - proBNP(2017 - 02 - 01)：1 250 pg/mL。

▷ AMY(2017 - 02 - 21)：177 U/L。

▷ 尿儿茶酚胺(2017 - 01 - 24)：肾上腺素(ADR) 90.87 μg/d(正常值 0～20 μg/d)；去甲肾上腺素(NAD)＞1 000 μg/d(正常值 0～90 μg/d)；多巴胺(DOP)1 042.42 μg/d(正常值 0～600 μg/d)。

▷ 心脏磁共振检查(2017 - 02 - 24)(对比 2015 - 01 - 09 MRI)：①左心室收缩功能轻度下降，但较前改善。左心室容积较前下降，心肌质量大致同前。②左心室舒张功能正常(视频 2-2)。

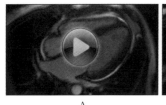

A

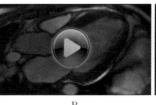

B

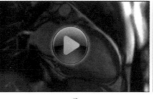

C

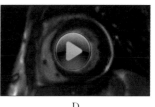

D

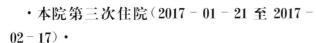

2015 - 1 CMR：LVEF＝35%，EDV＝265 mL

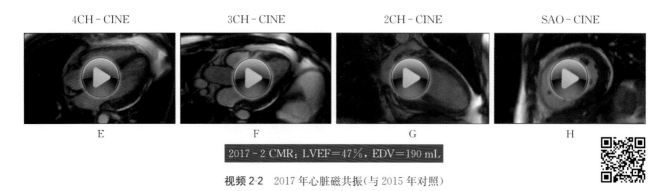

| 4CH - CINE | 3CH - CINE | 2CH - CINE | SAO - CINE |

E　　　　　　F　　　　　　G　　　　　　H

2017 - 2 CMR：LVEF=47%，EDV=190 mL

视频 2-2　2017 年心脏磁共振（与 2015 年对照）

·诊断与治疗 3·

诊断：左侧肾上腺嗜铬细胞瘤，嗜铬细胞瘤危象，儿茶酚胺性心肌病。

药物治疗：甲磺酸多沙唑嗪缓释片 16 mg，QD；酒石酸美托洛尔片 25 mg，BID；苯磺酸氨氯地平片 10 mg，QD。

手术治疗：完善术前准备后，于 2017 - 03 - 09 行全麻下腹腔镜左侧肾上腺肿瘤切除术。

术后病理：左侧肾上腺嗜铬细胞瘤，65 mm× 40 mm×30 mm，见可疑脉管侵犯。未见周围组织浸润（图 2-9）。

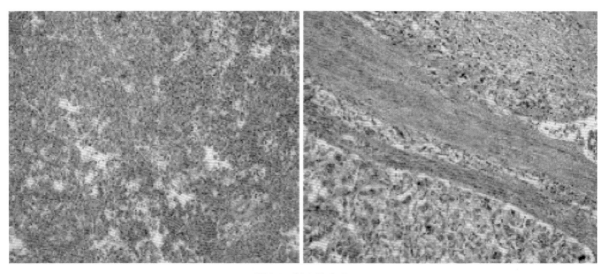

图 2-9　肾上腺病理

问题与思考 4

·该患者最终经腹部增强 CT、手术病理证实为左侧肾上腺嗜铬细胞瘤，可解释反复突发的腹痛、血压升高、心率增快、高血压危象、心肌损伤（儿茶酚胺导致）、急性心力衰竭发作等一系列表现，白细胞的显著升高亦与儿茶酚胺的释放有关（儿茶酚胺释放时，刺激中央池的白细胞释放至外周血，所以测到的外周血白细胞升高）。但患者是否合并有原发性高血压、原发性的扩张型心肌病呢？目前尚不能除外。

·随访和预后·

术后患者停用了所有降压药物。每 3 个月复查肾上腺 B 超未见复发表现。查尿香草扁杏仁酸、多巴胺、肾上腺素、去甲肾上腺素均在正常范围。术后半年复查心超示心脏结构和功能正常。但患者的血压一直在(140～160)/(90～100)mmHg，需服用降压药控制血压。近期电话随访术后 2 年未再有心力衰竭发作。

·最终诊断·

(1) 左侧肾上腺嗜铬细胞瘤，嗜铬细胞瘤危象，儿茶酚胺性心肌病。

（2）原发性高血压。

· 讨论 ·

嗜铬细胞瘤的常见三联征为出汗、心悸、头痛。嗜铬细胞瘤诱发的儿茶酚胺性心肌病是一种较少见的临床情况。既往的研究显示，大约10％的嗜铬细胞瘤患者合并有左心室功能不全。

在临床上嗜铬细胞瘤可扮演心内科所有疾病的任何角色，可以有多种表现：高血压、ST段抬高心肌梗死、非ST段抬高心肌梗死、心源性休克、心力衰竭（急性心力衰竭和慢性心力衰竭）、心律失常（特别复杂，包括单形性室性心动过速和间断扭转性室性心动过速），也可以是获得性的长QT综合征、心肌病（包括最经典的应激性心肌病，也可表现为扩张型心肌病或肥厚型心肌病）。故临床上往往容易被临床表现的表象所迷惑，若未进一步深究，往往容易漏诊。正如本病例，在长达2年的时间里一直被漏诊。

嗜铬细胞瘤诱导的儿茶酚胺性心肌病和应激性心肌病临床表现相似，有共同的病理基础为大量儿茶酚胺分泌的释放导致心肌损伤。故在Mayo的Takotsubo综合征的诊断标准中必须先除外嗜铬细胞瘤的可能性。通常Takotsubo综合征更常见于绝经期女性，有明确的应激因素，短期内心脏结构功能可逆性恢复。而嗜铬细胞瘤多见于年轻患者，可有一过性或持续性高血压。间歇性释放儿茶酚胺对心肌损害表现往往亦为一过性，心脏功能可在短期内恢复。而持续性释放儿茶酚胺的患者则可有心肌肥厚、心律失常、心脏扩大、慢性心力衰竭等表现。

· 病例启示 ·

（1）嗜铬细胞瘤临床表现多种多样（高血压、休克、心律失常、心力衰竭、急性肺水肿、心肌梗死、Takotsubo综合征等），症状往往为一过性表现，间歇期无症状，但可反复发作。故临床上往往容易被临床表现的表象所迷惑，若未进一步思考，往往容易漏诊。

（2）嗜铬细胞瘤导致的儿茶酚胺性心肌病诱发的心力衰竭往往是可逆的，短期内心脏结构和功能可完全恢复正常。

（3）嗜铬细胞瘤导致的继发性高血压可以和原发性高血压并存。

刘铭雅

香港大学深圳医院

[1] Giavarini A，Chedid A，Bobrie G，et al. Acute catecholamine cardiomyopathy in patients with phaeochromocytoma or functional paraganglioma [J]. Heart，2013，99：1438 – 1444.

[2] Park JH，Kim KS，Sul JY，et al. Prevalence and patterns of left ventricular dysfunction in patients with pheochromocytoma [J]. J Cardiovasc Ultrasound，2011，19：76 – 82.

[3] Ron Thomas Varghese，Anulekha Mary John，Thomas V. Paul catecholamine induced cardiomyopathy in pheochromocytoma [J]. Indian J Endocrinol Metab，2013，17(4)：733 – 735.

[4] Scantlebury DC，Prasad A. Diagnosis of takotsubo cardiomyopathy-mayo clinic criteria [J]. Circulation Journal，2014，78(9)：2129 – 2139.

病例 3 "心肌肥厚"为哪般

关键词·心肌肥厚；嗜酸性粒细胞增多；动脉瘤；血管炎

·病史摘要·

患者，男性，53 岁，因"反复胸闷、气促 6 年余，加重 2 个月"入院。

2011 年患者开始出现活动后胸闷、气促，我院心超示"肥厚型心肌病（非梗阻性）"。2011 年 11 月 21 日，患者出现发热伴腹泻，于我院 ICU 住院行多次血培养＋药敏：对甲氧西林敏感的金黄色葡萄球菌（MSSA）感染；心电图示心房颤动；心超示左心房轻度增大（上下径×左右径：56 mm×43 mm），左心室内径正常，但左心室容积较小，左心室二尖瓣水平至乳头肌水平前壁、室间隔及部分侧壁增厚为 13～19 mm，心尖部各节段增厚为 23～25 mm，以及两组乳头肌肥大，且见心尖部心肌纤维化，余室壁厚度稍增厚为 11～12 mm，左心室流出道未见明显梗阻征象，左心室整体收缩活动普遍减弱。经食管心超示室腔内前室间隔团块状回声附着，考虑心室血栓。诊断"感染性心内膜炎、心室血栓"，先后给予万古霉素、利奈唑胺、头孢唑啉、磷霉素钠等抗感染治疗，同时因合并嗜酸性粒细胞增多性皮炎，予小剂量糖皮质激素口服，感染控制后出院，长期华法林抗凝治疗。2016 年 12 月，患者自觉胸闷、气促症状明显加重频发，伴夜间不能平卧、下肢水肿、尿量减少。2017 年 1 月，我院血常规：RBC 4.26×10^{12}/L，Hb 135 g/L，PLT 119×10^9/L，WBC 10.79×10^9/L，NE 56.0%，LY 20.0%，EO 17.0%（显著升高），心超示非梗阻性肥厚型心肌病，左心室整体收缩活动普遍减弱，LVEF 40%，急诊予甲泼尼龙片 8 mg 顿服后收入心内科病房。

既往史：2008 年，复旦大学附属华山医院皮肤活检诊断"嗜酸性粒细胞增多性皮炎"，骨穿检查诊断"嗜酸性粒细胞增多症"，间断使用激素及免疫抑制剂。有上消化道出血并发症史，有慢性肾功能不全病史，Cr 150 μmol/L，高血压病史 20 余年，脑梗死病史 10 年。

·体格检查·

血压 96/56 mmHg，激素面容，皮肤散在皮疹。颈静脉充盈，双下肺呼吸音低，未及明显干、湿啰音。心界正常大小，心率 101 次/min，心律不齐，未及杂音。腹软无压痛，肝脾肋下未及，下肢略水肿。

问题与思考 1

·患者既往多次心超诊断"肥厚型心肌病（非梗阻性）"，曾因"感染性心内膜炎"住院治疗，且合并嗜酸性粒细胞增多症，本次以心功能不全症状起病，体格检查有颈静脉充盈、下肢略水肿伴有全身散在皮疹、心律不齐、血压偏低，根据患者临床表现、检查结果，结合患者既往病史，肥厚型心肌病诊断是否就此成立？心肌肥厚与嗜酸性粒细胞增多症是否有关系？本次心功能恶化是否与嗜酸性粒细胞增多有关？

·辅助检查 1·

（1）心电图：心房颤动，胸前导联低电压（图 3-1）。

（2）心脏 MRI 平扫＋增强（图 3-2）：左、右心室心肌肥厚及心腔扩大，心肌纤维化，结合病史，嗜酸性粒细胞增多症心脏累及不除外。影像学表现示左心室心肌明显增厚，以心尖部及室间隔增厚为著，心尖部厚度约 29 mm，室间隔厚度约 27 mm，心肌收缩活动度明显减弱，舒张亦受限，心尖部肌小梁增多，小梁之间见 V 型异常信号附着，随小梁活动，信号与心肌信号类似，测左心室功能，LVEF 为 27.8%，EDVI 为 82.4 mL/m^2，ESVI 为 59.5 mL/m^2，SVI 为 22.9 mL/m^2，CI 为 1.83 L/(min·m^2)，延迟增强显示心尖部、前壁、室间隔及下侧壁肥厚心肌内弥漫高信号影，散在分布，无心内膜下及心外膜分布优势，心尖部肌小梁间见条状异常强化灶，右心室亦见强化灶。心包略增厚。

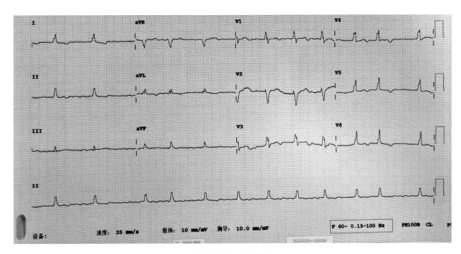

图 3-1　心电图

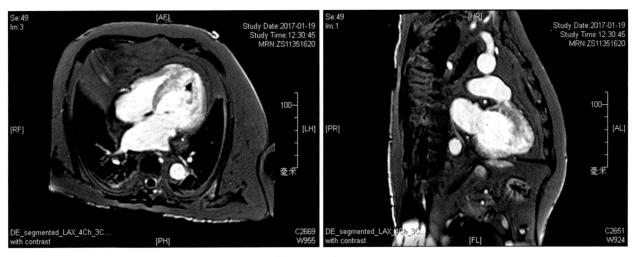

图 3-2　心脏 MRI

问题与思考2

· 患者心超及心脏 MRI 均提示左心室室壁明显增厚,但心电图无典型肥厚型心肌病的左心室高电压表现,需考虑其他继发性因素引起的室壁增厚。如浸润性疾病(浸润在心肌细胞间,如淀粉样变性、结节病等)、沉积性疾病(沉积在心肌细胞内,如糖原累积症、血色病、Fabry 病、Gaucher病等),其中心肌淀粉样变性最常见,需要进一步检查来排除。另外,结合患者既往有皮疹、嗜酸性粒细胞增多症病史,不难联想到其引起的心肌受累可能。嗜酸性粒细胞增多症的定义是 2 次检测(间隔 1 个月以上)外周血嗜酸性粒细胞计数 $>1\,500\times10^{9}$/L。嗜酸性粒细胞增多症诊断需满足外周血嗜酸性粒细胞增多诊断标准,且导致器官损伤或功能障碍,并除外导致器官损伤或功能障碍的其他疾病。包括以下 3 类:特发性(不明原因,除外反应性或肿瘤性基础疾病)、原发性(克隆性或肿瘤性)和继发性(反应性),如寄生虫感染、过敏性疾病等。此病例需进一步检查明确患者嗜酸性粒细胞增多症的病因。

· 辅助检查 2 ·

▶　免疫固定电泳(—),血清淀粉样蛋白 A(—),肿瘤抗体(—)。

▶ 骨髓穿刺＋活检：(骨髓)镜下骨髓造血组织与脂肪组织比约占 40%,造血组织三系细胞均可见到,嗜酸性粒细胞比例稍增多,淋巴细胞、浆细胞数目无明显增多。

▶ 免疫组化：CD10(—),CD117(少数＋),CD138(少数＋),CD20(个别＋),CD235a(＋),CD3(少数＋),CD34(—),CD56(—),CD31(巨核细胞＋),CD68(组织细胞＋),CD79a(个别＋),Cyclin - D1(—),EMA(个别＋),Ki - 67(30% 阳性),Lysozyme(＋),MPO(＋),TdT(—)。

▶ 特殊染色：刚果红(—)、铁染色(—)、网染(网状纤维不增生)(图 3-3)。

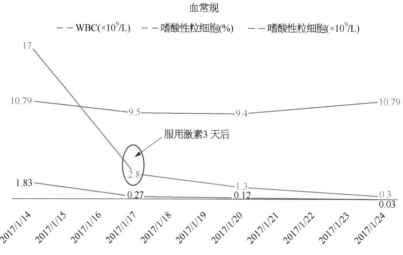

图 3-3　服用糖皮质激素后嗜酸性粒细胞计数显著下降至正常

问题与思考3

• 患者免疫固定电泳(—),血清淀粉样蛋白 A(—),刚果红染色阴性,基本排除淀粉样变性。骨穿和活检未见嗜酸性粒细胞克隆性增生,患者亦无寄生虫感染、过敏性疾病依据,且患者病程长、激素治疗后效果明显,故克隆性增生、反应性增生均基本除外。目前倾向特发性嗜酸性粒细胞增多症或其他自身免疫性疾病合并嗜酸性粒细胞增多,如嗜酸性肉芽肿性血管炎,它是主要累及中、小动脉的系统性血管炎的一种类型,它有 3 个显著的病理组织学特点,即坏死性血管炎、组织嗜酸性粒细胞浸润和血管外肉芽肿。常见多器官受累包括肺、心脏、肝脏、脾、皮肤、周围神经、胃肠道和肾脏。需进一步完善检查来评估器官受累情况并寻找病理依据。

·辅助检查 3·

▶ ANCA(—),自身抗体(—)。

▶ 血管 MRI：腹主动脉下段及右侧髂总动脉动脉瘤(图 3-4)。

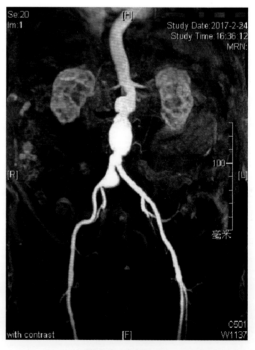

图 3-4　血管 MRI

冠状动脉造影＋心肌活检：双侧桡动脉闭塞，行股动脉穿刺。左主干未见明显狭窄；左前降支管壁不规则，中段狭窄30%，第一对角支未见明显狭窄，第二对角支近段狭窄40%；左回旋支近段狭窄30%，中段、远段局限性瘤样扩张，钝缘支近段狭窄30%，远段狭窄50%。右冠近段、远段巨大冠脉瘤，左心室后支远段狭窄80%～90%，后降支未见明显狭窄(图3-5)。

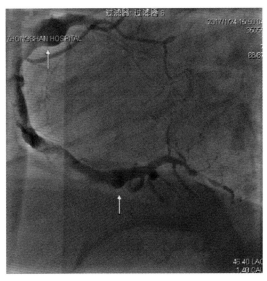

图3-5　冠状动脉造影

心肌活检：活检钳送至左心室室下壁、前壁各活检2 mm×3 mm左、右心肌2块送检，病理示部分细胞肿胀变性，间质少量淋巴样细胞浸润(图3-6)。

·最终诊断·

(1) 心室壁增厚，心肌纤维化，心功能不全(NYHA Ⅲ级)。

(2) 特发性嗜酸性粒细胞增多症累及心脏？嗜酸性肉芽肿性血管炎？

(3) 心房颤动。

(4) 腹主动脉下段及右侧髂总动脉动脉瘤。

(5) 冠状动脉狭窄，冠状动脉瘤。

(6) 慢性肾功能不全。

·治疗方案·

糖皮质激素抗炎、华法林抗凝、利尿对症治疗，

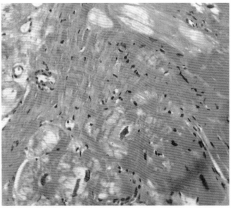

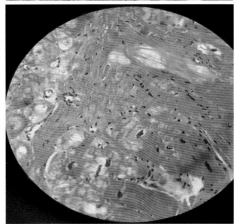

图3-6　心肌活检病理

患者症状好转，建议患者完善肾穿刺活检，患者拒绝。

·讨论·

(1) 该患者嗜酸性粒细胞增多症累及心脏的诊断是否成立？存在哪些诊断的疑点及做出何种解释？嗜酸性粒细胞增多症造成组织损伤的程度与炎症因子水平、嗜酸性粒细胞增多的程度及持续时间有关，而造成心脏损伤则多发生于严重的嗜酸性粒细胞增多症情况下(外周血嗜酸性粒细胞水平＞$5\times10^9/L$)。心脏损伤分为三个阶段：第一阶段为嗜酸性粒细胞组织浸润、脱颗粒并造成细胞坏死，此时心肌组织活检可见MBP、ECP、EPO沉积；第二阶段以血栓形成为代表；第三阶段则是纤维瘢痕形成阶段，此时心内膜、心脏瓣膜纤维化并增厚，造成心室顺应性下降，即最初定义的Löffler纤维化心内膜炎。

该患者的嗜酸性粒细胞增多症诊断成立，其心

肌肥厚纤维化的影像学表现更倾向于系统性疾病累及心脏可能,故首先考虑该患者诊断为嗜酸性粒细胞增多症累及心脏,并且处于疾病的第三阶段,即纤维瘢痕形成阶段,造成心室顺应性下降,其舒张和收缩功能均受限。但该患者存在多器官受累、血管瘤病变等表现更符合血管炎的特征,一元论解释可以考虑:嗜酸性肉芽肿性血管炎(系统性),因患者既有大血管(腹主动脉)、中血管(冠脉)受累,也有小血管(皮肤)等受累。

(2)该患者还需要完善哪些检查?该患者目前诊断胶着于嗜酸性粒细胞增多症累及心脏与嗜酸性肉芽肿性血管炎(系统性)之间,患者先后出现皮肤、骨髓、心脏、血管等多系统受累,在排除肿瘤、淀粉样变的前提下,究竟是嗜酸性粒细胞增多症多系统损害还是系统性血管炎累及多系统伴发嗜酸性粒细胞增多,虽然已经排查自身抗体均(-)、ANCA(-),但仍需进一步排查皮肤、心肌、血管组织病理有无肉芽肿病变,以辅助细分血管炎种类。患者的心肌活检病理未见肉芽肿性改变,可能与激素治疗后或取样浅表有关,如进一步行深部皮肤组织、血管、肾穿刺等组织病理活检+免疫组化的阳性率可能更高。

(3)该患者该如何治疗和随访?嗜酸性粒细胞增多症的治疗一线用药为糖皮质激素,治疗对激素无反应的病例时应用细胞毒药物、生物效应调节剂、酪氨酸激酶抑制,此外,靶向药物,特别是抗 IL-5 单抗治疗也有所应用。而血管炎的治疗以激素联合环磷酰胺为主,另外,嗜酸性粒细胞通过 IL-5 介导免疫反应,但新型的 IL-5 拮抗剂对该疾病的治疗效果尚无论证。

该患者激素治疗反应好,用药后嗜酸性粒细胞明显减少,故长期规范的激素治疗有助于避免纤维化进展,但对于已经形成纤维化的心肌病灶,ACEI

或 β 受体阻滞剂的使用改善有限,远期的预后需要心脏 MRI 和血管 MRA 随访评估。另外,血栓栓塞事件是嗜酸性粒细胞增多症患者死亡的重要原因,尤其是心脏受累的患者,高达 25% 的患者可能发生血栓。患者既往曾有室壁血栓发生,合并持续性心房颤动,有长期抗凝指征。除病因治疗外,患者并发腹主动脉瘤和髂动脉瘤,髂动脉瘤巨大,呈偏心囊袋装,有手术指征,合并腹主动脉瘤需一并干预处理,首推腔内介入治疗。但患者病变系血管炎累及可能性大,手术的时机(血管炎稳定期)、术后长期激素治疗和密切随访评估是治疗效果的关键。

· 病例启示 ·

(1)影像学上的"心肌肥厚"并不等同于"肥厚型心肌病",当心电图无典型肥厚型心肌病的左心室高电压表现时,需考虑其他继发性因素引起的心室壁增厚。

(2)本例围绕患者心室壁增厚、心力衰竭和持续嗜酸性粒细胞增多症之间的关联所展开。该患者嗜酸性粒细胞增多,伴多器官累及,究竟是特发性嗜酸性粒细胞增多症累及心脏还是嗜酸性肉芽肿性血管炎,目前尚无定论,需要进一步寻找病理证据支持后者诊断。

(3)治疗上以病因治疗嗜酸性粒细胞增多及对症处理累及的器官为主要目的。血栓栓塞事件是嗜酸性粒细胞增多症患者死亡的重要原因,尤其是心脏受累的患者,需长期抗凝治疗,另外,患者腹主动脉瘤和髂动脉瘤有腔内治疗指征,但治疗的时机(血管炎稳定期)、术后长期激素治疗和密切随访评估是治疗效果的关键。

陈学颖
复旦大学附属中山医院

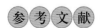

[1] Jason Gotlib. World Health Organization-defined eosinophilic disorders: 2014 update on diagnosis, risk stratification, and management [J]. Am J Hematol, 2014,89(3): 325-337.
[2] Klion AD. Eosinophilia: a pragmatic approach to diagnosis and treatment [J]. Hematology Am Soc Hematol Educ Program, 2015,2015: 92-97.
[3] Séguéla PE. Eosinophilic cardiac disease: molecular, clinical and imaging aspects [J]. Arch Cardiovasc Dis, 2015,108(4): 258-268.
[4] Bochner BS. Novel therapies for eosinophilic disorders [J]. Immunol Allergy Clin North Am, 2015,35(3): 577-598.
[5] Muelleret S. Eosinophil infiltration and degranulation in oesophageal mucosa from adult patients with eosinophilic oesophagitis: a retrospective

and comparative study on pathological biopsy [J]. J Clin Pathol, 2006, 59(11): 1175 - 1180.

[6] Muniz VS, Baptista-Dos-Reis R, Benjamim CF, et al. Purinergic P2Y12 receptor activation in eosinophils and the schistosomal host response [J]. PLoS One, 2015, 10(10): e0139805.

[7] Lester EB, Swick BL. Eosinophils in biopsy specimens of lichen sclerosus: a not uncommon finding [J]. J Cutan Pathol, 2015, 42(1): 16 - 21.

[8] Akuthota P, Weller PF. Spectrum of eosinophilic end-organ manifestations [J]. Immunol Allergy Clin North Am, 2015, 35(3): 403 - 411.

[9] Gharabaghi MA, Aghajanzadeh P, Zahedi G, et al. Cardiac disease in a case of precursor B acute lymphoblastic leukaemia with eosinophilia (ALL/Eo) [J]. BMJ Case Rep, 2012.

[10] Ni X, Sun JP, Yang XS, et al. Acute eosinophilic myocarditis [J]. Int J Cardiol, 2014, 176(3): 1192 - 1194.

[11] Baandrup U. Eosinophilic myocarditis [J]. Herz, 2012, 37(8): 849 - 852.

[12] Vandenbos F. Clonal eosinophilia revealed by recurrent Staphylococcus aureus infection [J]. Rev Pneumol Clin, 2011, 67(3): 167 - 169.

[13] Sato T. Restrictive myocardium with an unusual pattern of apical hypertrophic cardiomyopathy [J]. Cardiovasc Pathol, 2015, 24(4): 254 - 257.

[14] Miszalski-Jamka T. MRI-based evidence for myocardial involvement in women with hypereosinophilic syndrome [J]. Magn Reson Med Sci, 2015, 14(2): 107 - 114.

[15] Coffin ST. Eosinophilic myocarditis-an unusual cause of left ventricular hypertrophy [J]. Am J Med Sci, 2015, 349(4): 358 - 362.

[16] Latona J, Jayasinghe R, Niranjan S. Restrictive cardiomyopathy as a result of endomyocardial fibrosis from hypereosinophilia [J]. Intern Med J, 2015, 45(1): 115 - 117.

[17] Eisa N. Loeffler's endocarditis with biventricular mural thrombi [J]. BMJ Case Rep, 2013: bcr2013009609.

病例4 心肌淀粉样变性

关键词 · 心力衰竭；心肌肥厚；凝血因子X缺失；多发性骨髓病

·病史摘要·

患者，男性，65岁，以"双下肢水肿半年，阵发性气短3个月"之主诉入院。

患者半年前开始间断出现双下肢水肿，呈凹陷性。休息后不能缓解。部位为膝关节以下，胫前为甚，可见皮肤紫斑。曾就诊于当地某医院，考虑凝血因子X缺乏，给予输注血浆对症处理。3个月前开始出现阵发性气短，多于活动时出现，休息后可逐渐缓解。后渐加重，行走不足10 m即出现上述症状。腹部开始出现胀满，食欲下降。发作时无胸闷、胸壁无压痛，无胸痛、心悸，无反酸、烧灼感，无咳嗽、咳痰及咯血，近1个月感气短、水肿、纳差渐加重。无胸痛，无夜间阵发性呼吸困难，今为进一步诊治来我院就诊。自发病来，食欲差，睡眠差，大小便如常，体重增加约3 kg。

既往史及个人史：发现胆囊结石病史半年，发现凝血因子X缺乏症，否认高血压、糖尿病等病史。无肝炎传染病史及密切接触史。无输血史。无食物及药物过敏史。吸烟10年，平均每天20支，已戒烟20年。饮酒30年，平均每天400 g，未戒酒。

·体格检查·

体温36.0 ℃，脉搏94次/min，呼吸20次/min，血压97/60 mmHg。慢性病容，全身略有黄染，巩膜黄染；颈静脉无怒张，肝颈静脉回流征阴性；右肺肩胛下第七肋间以下叩诊呈实音，双肺呼吸音低，尤以右肺为甚。未闻及干、湿性啰音及胸膜摩擦音。心界叩诊稍向左扩大，心率94次/min，律齐，A2<P2，未闻及心音分裂及额外心音。各瓣膜听诊区未闻及杂音。未闻及心包摩擦音。腹膨隆，以上腹显著，肝脏肋下7横指，移动性浊音阳性，肝区叩痛，脾脏未触诊；双下肢重度水肿。

·辅助检查1·

▶ ECG：窦性心律，电轴左偏，肢导低电压，V4～V6导联ST段下移0.1 mV。肢体导联及V4～V6导联T波低平倒置，V1～V3导联R波递增不良，房性期前收缩（图4-1）。

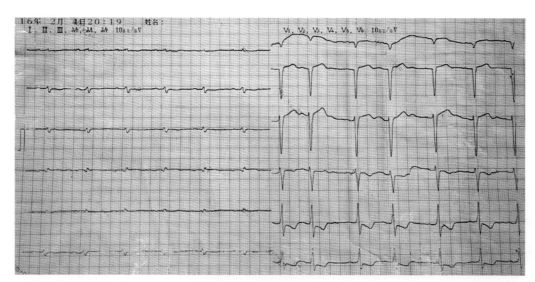

图4-1 患者入院心电图

问题与思考1

· 患者老年男性，因"双下肢水肿"在外院就诊，曾诊断为"凝血因子X缺乏症"，给予输血对症支持治疗，但治疗效果不佳，且逐渐出现气短症状，活动后明显，随着疾病进展，活动耐量显著减低，病情发展提示可能：①患者凝血因子X缺乏，可能存在贫血；②患者活动后的胸闷、气短，休息后稍缓解，可能存在心力衰竭或心绞痛；③患者亦可能存在肺脏疾病。结合患者心脏体格检查和患者心电图，后续如何明确诊断？如何安排辅助检查？

▶ 立即行超声心动图：左心室舒张期末前后径 59 mm，左心室舒张期末横径 50 mm，左心室舒张期末长径 83 mm，左心室收缩期末前后径 44 mm，室间隔厚度 15 mm，左心室室后壁厚度为 13 mm，下腔静脉内径 26 mm，血流多普勒超声可发现二尖瓣血流 E 峰和 A 峰融合为单峰，$E/e'>15$，LVEF 51%，LVFS 26%。

▶ 急查凝血六项：D-二聚体 10.60 mg/L、凝血酶原标准化比值 3.37、PT 34.10 s、TT 21.60 s、APTT 79.90 s。

▶ 血细胞计数＋分类：Hb 80.00 g/L、RBC 2.85×10^{12}/L、PLT 55×10^9/L。

▶ NT-proBNP：4 840.00 pg/mL。

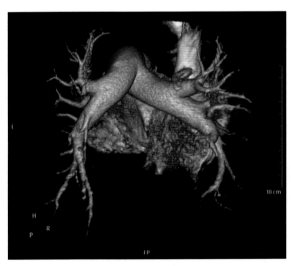

图 4-2 肺动脉 CTA：未发现
明显肺动脉栓塞征象

▶ 肺动脉 CTA：①CTPA：未见明显肺动脉栓塞征象；②右侧大量胸腔积液，右肺下叶膨胀不良；左肺少许胸腔积液；两肺下叶少许渗出改变。

▶ 腹部 CT：①肝硬化，门静脉高压，少量腹水；②脾脏内多发高密度结节；③胆囊结石；左肾小囊肿；前列腺内钙化灶。

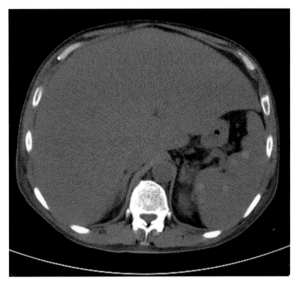

图 4-3 腹部 CT：肝脏增大，门静脉高压，少量腹水，
脾脏内多发高密度结节，胆囊结石

问题与思考2

· 患者老年男性，此次因"气短"入院，曾于外院诊断为"凝血因子X缺乏"。目前检查发现：①心电图提示肢导低电压，V1～V3 导联 R 波递增不良，类似于前间壁心肌梗死心电图改变；②超声心动图发现左心室增厚，未发现左心室节段性运动异常，与心电图表现不符；③腹部 CT 发现肝脏明显增大，不符合常见肝硬化的影像学表现。按照一元论诊断思维，那么该患者诊断考虑可能存在系统性淀粉样变性。如何明确诊断？目前应该如何治疗？

▶ 免疫固定电泳：IgG 阳性，κ 轻链阳性，提示为 IgG kappa 型。

▶ 血清蛋白电泳：Alb 50.20%，α_1 球蛋白 5.10%，γ 球蛋白 26.90%，M 蛋白 19%。

▶ 免疫八项：补体 C3 0.70 g/L，IgE 1 740.00 U/mL，IgG 18.50 g/L，κ 轻链 4.37 g/L。血 β₂ 微球蛋白 3 342.3 μg/L。

▶ 皮肤活检：刚果红染色阳性。

▶ 骨髓穿刺检查：发现多发性骨髓瘤。

▶ 诊断：多发性骨髓瘤，心脏淀粉样变性，肝脏淀粉样变性。

在明确诊断过程中，给予 ACEI、硝酸酯类药物和利尿剂，同时控制肺部感染，反复输注血浆，维持电解质平衡。明确诊断后建议患者血液科就诊，治疗原发性疾病。后续随访发现患者于出院 5 个月后死亡。

·讨论·

淀粉样变性（amyloidosis）是多种原因造成的淀粉样物质在体内多种脏器细胞间质沉积，致使受累脏器功能逐渐衰竭的一种临床综合征。累及部位包括皮肤、胃肠道、肝脏、肾脏、神经系统、心脏等。心肌淀粉样变性（cardiac amyloidosis，CA）是由异常折叠蛋白分子构成的不可溶性纤维沉积物在心肌聚集而导致的以心力衰竭、心律失常和心肌缺血为主要表现的临床综合征。心肌淀粉样变性有许多类型，其中免疫球蛋白轻链淀粉样变性（AL）和转甲状腺素蛋白淀粉样变性（ATTR）这两种类型约占所有类型中 95% 以上。淀粉样物质浸润并在间质沉积，替代了正常的心肌收缩成分，导致细胞代谢、钙离子转运、受体调节的改变和细胞水肿。早期为心脏舒张功能障碍，逐渐发展到限制型心肌病，有右心衰竭的症状和体征：颈静脉压增高、右心室奔马律、肝脏肿大和外周水肿。部分患者发展为难治性充血性心力衰竭。如果影响到心脏传导系统可导致多种难治性心律失常，最常见的是传导阻滞和心房颤动。肺血管淀粉样变性导致肺动脉高压和肺源性心脏病。

CA 的相关检查如下。

（1）实验室检查：NT-proBNP 在 CA 患者中普遍升高。CA 患者的肌钙蛋白 T 或 I 或两者都长期升高，可指导治疗和预后。测定血清轻链可能存在假阳性，但是通过质谱分析有助于区分 AL 型和 ATTR 型。

（2）心电图：CA 患者的心电图多表现为肢体导联（敏感度 72%，特异度 91%）及左胸导联（V5、V6）低电压、假性梗死波及胸前导联 R 波递增不良（敏感度 28%，特异度 98%），心房颤动及二度房室传导阻滞的发生率高。

（3）超声心动图：是预警的一线技术。二维超声心动图可发现心室壁向心性增厚，心肌颗粒状闪光，早期室间隔基底部收缩期纵向应变下降。早期 LVEF 正常，短期迅速下降（每个月下降 5%）；双心室缩小、双心房增大，下腔静脉深吸气无塌陷；血栓（多见于左心耳，TEE 检出率高）；血流多普勒超声可发现二尖瓣血流 E/A 显著升高，大于 2.0，E/e′>13，三尖瓣反流压差增大。超声心动图下心室增厚，再结合心电图的肢体导联低电压和假性梗死波，应高度怀疑 CA。

（4）心脏 MRI：心脏 MRI 检测对 CA 的诊断价值大。给予钆造影后的成像显示了特征性的晚期钆增强模式，在心内膜下呈弥漫性室壁增厚；对于不能耐受钆造影的患者可以应用 T1-mapping 技术检查，研究发现 T1 值与心脏的收缩功能和舒张功能有一定相关性，可反映心脏受累的严重程度。

（5）心内膜心肌活检：是诊断心肌淀粉样变的金标准。由于心肌弥漫性浸润，心肌活检的敏感性可达 100%。无条件做心内膜心肌活检的患者可行肾脏、直肠黏膜、腹部皮下脂肪活检。

（6）基因检测：越来越多的研究发现，基因遗传因素在 CA 中发挥了重要的作用。目前已发现多种基因突变已证实与 ATTR-CA 有关，可作为以后发展方向。

心脏淀粉样变性治疗包括基础病治疗和心脏对症治疗。基础病治疗根据淀粉样物质产生和类型而采用化疗、自体干细胞移植和心肝联合移植等，均能改善患者预后。心脏对症治疗只缓解症状，并不能明显改善预后。心力衰竭"金三角"药物治疗方案对其可能无益，传统的神经激素拮抗剂包括 β 受体阻滞剂和血管紧张素转换酶抑制剂效果不理想且耐受性差。利尿治疗是限制型心肌病治疗的一种重要手段。洋地黄类制剂通过淀粉样纤维与细胞外膜结合，敏感性和毒性增加，因此地高辛禁用于 CA 患者。心脏起搏器和植入式除颤器未能减少猝死的发生。淀粉样变性预后较差,无论何种治疗方法,出现心脏受累后预后更差,发生慢性心力衰竭后平均存活期为6个月。左心室壁增厚与存活率负相关并与心力衰竭严重程度密切相关。同时 BNP 和肌钙蛋白升高亦能预示患者预后。

卢 群 白 玲

西安交通大学医学院第一附属医院

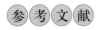

[1] 中国系统性淀粉样变性协作组. 系统性轻链型淀粉样变性诊断和治疗指南[J]. 中华医学杂志,2016,96(44):3540-3548.

[2] Gupta VK, Brauneis D, Shelton AC, et al. Induction therapy with bortezomib and dexamethasone and conditioning with high-dose melphalan and bortezomib followed by autologous stem cell transplantation for AL amyloidosis: long-term follow-up analysis [J]. Biology of Blood and Marrow Transplantation,2019,25(5):e169-e173.

[3] Mehta P, Chapel DB, Goyal N, et al. A histopathologic schema to quantify the burden of cardiac amyloidosis: relationship with survival and echocardiographic parameters [J]. Echocardiography,2019,36(2):285-291.

病例 5 青年男性胸闷、气促伴心肌肥厚

关键词·心力衰竭；肥厚型心肌病；感染性心内膜炎

·病史摘要·

患者，男性，43 岁，因"胸闷、气促 2 个月，加重 15 天"入院。

患者于 2 个月前开始出现活动时胸闷、气促，爬 4 层楼即可诱发。无胸痛、心悸，无恶心、呕吐，无黑矇、晕厥，无发热，未就诊治疗。15 天前胸闷、气促症状加重，伴双下肢水肿，休息时也可发生胸闷不适。就诊于当地某医院。查血常规：Hb 116 g/L(↓)，HCT 34.7%(↓)，WBC 13.72×10⁹/L(↑)，NE 83.6%(↑)；肝功能：TB 24.7 μmol/L(↑)，DB 12 μmol/L(↑)，γ-GT 109 U/L(↑)，Alb 34 g/L(↓)；D-二聚体 1.62 μg/mL(↑)(0～0.55 μg/mL)；CRP 160.88 mg/L(↑)(0～8 mg/L)；降钙素原：0.11 ng/mL(↑)(0～0.1 ng/mL)。肾功能、电解质、免疫球蛋白、补体、抗 O、类风湿因子正常。心电图示窦性心动过速，左心室高电压。心超示心室间隔及左心室壁增厚(考虑肥厚型心肌病可能)。腹部 B 超示脾肿大，厚 6.4 cm，长 14.2 cm。外院予利尿、抗感染治疗，具体不详。患者胸闷稍好转，双下肢水肿好转。2 天前夜间小便后出现胸闷气促，伴咳嗽、咳痰，痰中带血。1 天前患者夜间睡眠中出现胸闷气促，不能平卧，坐起后症状好转，伴轻微出汗。

发病以来，精神欠佳，食纳欠佳，大便无殊，睡眠欠佳，2 个月内体重减轻 15 kg。

既往史：否认高血压、糖尿病。20 年前患肺结核，规范抗结核治疗后痊愈。

·体格检查 1·

心率 94 次/min，血压 94/62 mmHg，体温 36.5℃，呼吸 20 次/min。

发育正常，贫血貌，稍气促，颈静脉充盈，巩膜无黄染。两肺呼吸音粗。心界不大，心率 90 次/min，

律齐，胸骨左缘及 2～3 级收缩期杂音，可及第三心音，心尖区及 3～4 级收缩期杂音，可及第三心音。肝脾肋下未及，双下肢轻度水肿。双侧手指杵状指，双下肢轻度水肿(图 5-1)。

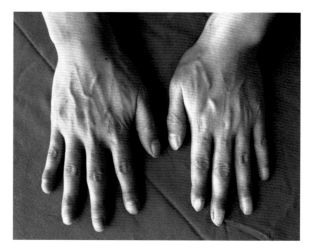

图 5-1 双上肢杵状指

·辅助检查 1·

▶ 血常规：Hb 106 g/L(↓)；HCT 34.1%(↓)；WBC 14.29×10⁹/L(↑)；NE 81.6%(↑)。

▶ 肝功能：DB 9.6 μmol/L(↑)；γ-GT 89 U/L(↑)；Alb 36 g/L。

▶ 肾功能正常。

▶ 电解质正常。

▶ cTnT：0.036 ng/mL(↑)；NT-proBNP：3 006 pg/mL(↑)。

▶ D-二聚体 1.32 mg/L(↑)，PT 正常。

▶ CRP 104 mg/L(↑)(0～3 mg/L)，血沉 92 mm/h(↑)。

▶ 尿常规、粪常规＋隐血正常。

▶ 血脂、血糖正常。

▶ 甲状腺功能正常。

- 降钙素原正常。
- 肿瘤标志物、自身抗体、免疫球蛋白正常。
- RF：37 U/mL（↑）（<14 U/mL）。
- 铁蛋白：704 ng/mL（↑）（30～400 ng/mL）。

- 柯萨奇 B 组病毒 IgM＋IgG 阳性。
- T‐SPOT 阴性。
- 血培养阴性。
- 心电图：窦性心律，左心室高电压（图 5-2）。

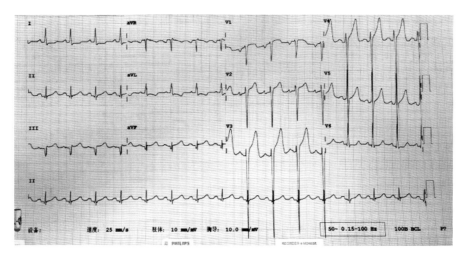

图 5-2　入院心电图

- 胸片：两肺慢性炎症，两侧肺门影稍增大、增浓，左侧胸膜增厚（图 5-3）。

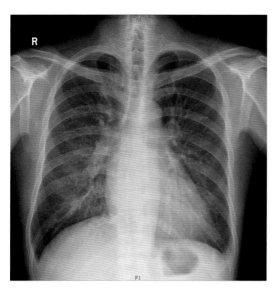

图 5-3　入院胸片

- 超声心动图：①肥厚型心肌病（左心室流出道压差 21 mmHg）；②二尖瓣前叶脱垂伴中度反流；③主动脉窦部增宽；④轻中度肺动脉高压（图 5-4）。

左心房内径增大，左心室内径正常，左心室各节

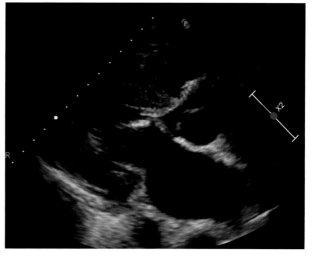

图 5-4　首次超声心动图

段均肥厚 13～22 mm，心肌回声不均匀，连续多普勒超声估测左心室流出道压差 21 mmHg，左心室各节段收缩活动未见异常。

二尖瓣增厚累赘，前叶 P2、P3 脱垂，无腱索断裂，瓣叶开放不受限，瓣口面积正常范围，彩色多普勒超声示中度二尖瓣反流。

主动脉窦部增宽为 40 mm，升主动脉不增宽，主动脉瓣不增厚，瓣膜三叶式，开放不受限，彩色多普勒超声未测及主动脉瓣反流。

下腔静脉内径正常,右心房内径正常,右心房室内未见异常回声,右心室基底段内径正常,右心室流出道内径正常,右心室壁厚度正常,右心室收缩活动未见异常,TAPSE 正常。肺动脉增宽为 31 mm,三尖瓣不增厚,活动度正常,开放闭合不受限,彩色多普勒超声示轻微三尖瓣反流。

心包腔内未见明显积液。

▶ 冠状动脉 CTA:未见冠状动脉狭窄(图 5-5)。

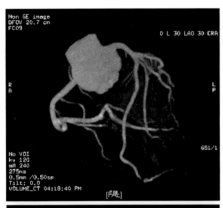

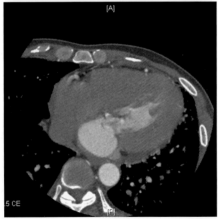

图 5-5 冠状动脉 CTA

问题与思考1

• 患者,43 岁男性,因"胸闷、气促 2 个月,加重 15 天"入院,无高血压、糖尿病、吸烟史,无发热,2 个月内体重减轻 15 kg。体检:胸骨左缘及 2～3 级收缩期杂音,可及第三心音,心尖区及 3～4 级收缩期杂音,可及第三心音,双下肢轻度水肿,双侧手指杵状指。实验室检查:轻度贫血,白细胞、中性粒细胞升高,cTnT、BNP 升高,CRP、血沉

升高,类风湿因子升高。辅助检查:超声心动图示梗阻性肥厚型心肌病,二尖瓣前叶脱垂伴中度反流。

• 疾病原因:肥厚型心肌病? 梗阻性? 感染性心内膜炎? 风湿性心脏病? 肿瘤? 结核? 炎症性心肌病? 限制型心肌病?

• 下一步检查、治疗:心脏 MRI、经食管心超、PET-CT、再次血培养。

·病情变化·

入院后第 3 天,患者大便后突发胸闷不适,气稍促,无胸痛,无恶心呕吐,无黑矇、晕厥。查体:血压 90/60 mmHg,SpO₂ 85%,呼吸 30 次/min,神清,精神较萎,颈静脉充盈,双肺呼吸音清,未及明显干湿啰音。心率 117～125 次/min,律齐,心前区及胸骨左缘可及 4～5 级收缩期杂音,可及奔马律。腹软,双下肢无水肿。

处理:立即心电监护,予鼻导管吸氧(7 L/min),复测 SpO₂ 96%。

床边心电图:提示窦性心动过速。

予以 BiPAP 辅助通气。予以 10 mg 托拉塞米静注。

药物治疗方案:托拉塞米 10 mg,QD;螺内酯 20 mg,QD;琥珀酸美托洛尔 11.875 mg,QD;万古霉素 1 g,Q12 h;亚胺培南 1 g,Q12 h。

·体格检查2·

心率 110 次/min,血压 90/60 mmHg,体温 36.5 ℃,呼吸 25 次/min,血氧饱和度 100%。

神萎,半卧位,气促,颈静脉充盈。双肺呼吸音粗,心界不大,心率 110 次/min,律齐,心尖区及 4 级收缩期杂音,可及第三心音。

·辅助检查2·

▶ 血常规:Hb 109 g/L(↓);HCT 35.1%(↓);WBC 16.06×10⁹/L(↑);NE 85.2%(↑)。

▶ 肝功能:DB 8.3 μmol/L(↑);Alb 33 g/L。

▶ 肾功能正常。

▶ 电解质正常。

▶ cTnT：0.073 ng/mL（↑）；NT‐proBNP：4 700 pg/mL（↑）。

▶ CRP：83 mg/L（↑）（0～3 mg/L）。

▶ 再次行超声心动图：①梗阻性肥厚型心肌病（静息状态下左心室流出道压差为 83 mmHg，心率136 次/min）；②二尖瓣增厚累赘、部分连枷伴重度二尖瓣反流；③主动脉瓣增厚累赘伴轻度主动脉瓣反流；④轻度肺动脉高压；⑤少量心包积液（图5‐6）。

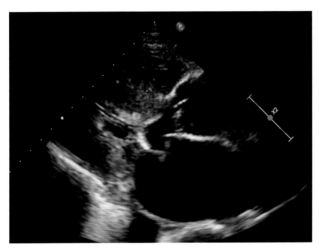

图5-6　再次行超声心动图

问题 与 思考 2

· 后续诊疗方案？保守治疗：明确病因＋强化抗感染？或外科手术：二尖瓣置换＋左心室流出道疏通。

· 治疗方案 ·

（1）2018‐06‐28 手术

1）二尖瓣病变：二尖瓣瓣膜前后叶冗长累赘，可见大量赘生物累及瓣膜及瓣下结构，瓣膜毁损严重，瓣环扩大。切除全部瓣膜及瓣下结构，二尖瓣置换外径 3.1 cm SJM 机械瓣膜，垫片间断褥式缝合 18 针。

2）左心室流出道疏通：主动脉瓣下间隔局部明显肥厚凸起，局部受血流冲击可见纤维化内膜，切除

该部分肥厚心肌。

3）主动脉瓣病变：主动脉瓣瓣膜增厚，可见大量赘生物，瓣环扩大。剪除病变瓣膜，置换外径 2.5 cm SJM 机械瓣膜，垫片间断褥式缝合 18 针。

（2）病理诊断（图 5‐7）

1）室间隔：心肌细胞局灶空泡样变性，灶性心肌变性坏死，代之纤维化。心肌细胞核大、异型，部分肌纤维走向紊乱，心内膜未见增厚，请结合临床。

2）二尖瓣：纤维组织增生胶原化伴黏液样变，瓣膜表面见大量嗜伊红纤维素样坏死渗出物形成，伴中性粒细胞浸润及脓液渗出。

3）主动脉瓣：纤维组织增生胶原化伴黏液样变。

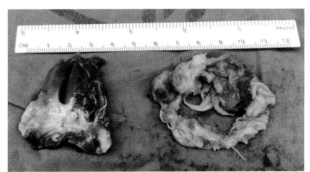

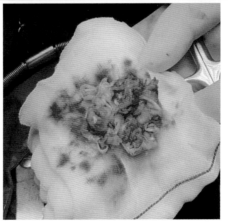

图5-7　大体标本

· 辅助检查 3 ·

▶ 术后超声心动图：双瓣置换及左心室流出道疏通术后：①人工机械二尖瓣及主动脉瓣未见明显异常；②左心室流出道未见明显梗阻征象。

▶ 血培养：星座链球菌。

·最终诊断·

(1) 感染性心内膜炎。

(2) 梗阻性肥厚型心肌病。

(3) 二尖瓣重度关闭不全。

(4) 主动脉瓣轻度关闭不全。

(5) 心功能不全(NYHA Ⅳ级)。

(6) 人工机械二尖瓣＋主动脉瓣置换＋左心室流出道疏通术后。

·转归和随访·

术后4天转出监护室,胸闷气促症状明显好转。

体检:脉搏80次/min,血压90/60 mmHg,体温36.5℃,呼吸20次/min,血氧饱和度100%。卧位,双肺呼吸音粗,心界不大,心率80次/min,律齐,心尖区及2级收缩期杂音。

术后药物治疗:华法林抗凝,静脉抗感染治疗(6周),头孢曲松2 g,QD;万古霉素100万U,Q12 h。

术后1个月随访超声心动图:双瓣置换及左心室流出道疏通术后:①人工机械二尖瓣及主动脉瓣未见明显异常;②左心室流出道未见明显梗阻征象(图5-8)。

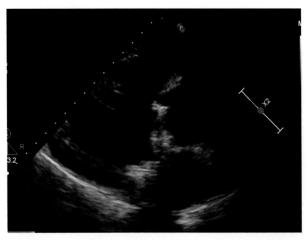

图5-8 术后随访超声心动图

·讨论·

感染性心内膜炎在内科治疗期间往往会突然心力衰竭加重,在手术时机的把握上,需要内外科沟通。对感染性心内膜炎,经胸超声心动图不如经食管超声心动图的敏感性好,但也可以反映绝大多数问题,术中常规食管超声监测,对手术的指导意义很大。

超声心动图专家认为:这位患者的肥厚型心肌病和二尖瓣病变之间存在无法割裂的关联。虽然该患者术前曾行超声心动图检查提示静息状态下左心室流出道未见明显梗阻,2018-06-21检测的静息状态下左心室流出道压差仅仅为21 mmHg,但也不能排除梗阻。对于肥厚型心肌病而言,左心室流出道是否通畅至关重要。对于成人超声心动图检测,我们以左心室流出道最大峰值30 mmHg作为分界点,高于30 mmHg认为存在梗阻,反之则认为左心室流出道通畅。但血流的变化不是恒定的,所以,即便在静息状态下,左心室流出道压差小于30 mmHg,也不能排除动力性梗阻,即完全处于休息状态时,没有梗阻,而一旦有体力活动或者情绪激动,血流速度加快,就会造成梗阻。血液流速越快,梗阻越严重。所以,肥厚型心肌病患者经询问病史,既往有相应症状,即便在静息状态下没发现梗阻,也要进一步加做负荷实验。此外,肥厚型梗阻型患者心动超声左心室流出道压差测量是有技巧的,因为如有梗阻,就一定会有二尖瓣反流,而如果在测量时不能避开二尖瓣反流、没有选取合适角度,就可能造成左心室流出道压差高估。

本例患者,或许原本是一例动力性梗阻性肥厚型心肌病,左心室流出道的压差一直在波动,在本次发病前,由于SAM现象,二尖瓣已有损伤。二尖瓣形态上的脱垂改变,也是梗阻性肥厚型心肌病的结果,在此基础上发生感染。心脏瓣膜上赘生物形成,进一步加重了左心室流出道梗阻程度,从而造成一系列改变。

黎音亮 颜 彦

复旦大学附属中山医院

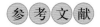

[1] Sims JR，Anavekar NS，Bhatia S，et al. Clinical，radiographic，and microbiologic features of infective endocarditis in patients with hypertrophic cardiomyopathy [J]. Am J Cardiol，2018，121(4)：480-484.

[2] Morant K，Mikami Y，Nevis I，et al. Contribution of mitral valve leaflet length and septal wall thickness to outflow tract obstruction in patients with hypertrophic cardiomyopathy [J]. Int J Cardiovasc Imaging，2017，33(8)：1201-1211.

[3] Dominguez F，Ramos A，Bouza E，et al. Infective endocarditis in hypertrophic cardiomyopathy：a multicenter，prospective，cohort study [J]. Medicine (Baltimore)，2016，95(26)：e4008.

[4] Noel N，Naheed Z. Hypertrophic cardiomyopathy：role of current recommendations by the American heart association for infective endocarditis [J]. Pediatr Cardiol，2013，34(3)：709-711.

[5] Pachirat O，Klungboonkrong V，Tantisirin C. Infective endocarditis in hypertrophic cardiomyopathy — mural and aortic valve vegetations：a case report [J]. J Med Assoc Thai，2006，89(4)：522-526.

病例 6　心动过缓伴四肢运动障碍——EMD 型肌营养不良性心肌病

关键词 · 青年；心肌病；心动过缓；肌病；遗传

· 病史摘要 ·

患者,男性,29 岁,因"发现心动过缓 11 年",于 2018 年 7 月 26 日入院。

患者于 2007 年体检时,行心电图检查提示窦性心动过缓,无心悸、乏力、头昏、黑矇、晕厥等不适,未特殊诊疗。1 个月前,在外院心脏彩超检查,提示:右心增大,建议来我院行心脏移植治疗,因手术指征不充足,遂收入心内科。

患者自幼年存在运动障碍,自 7 岁起,逐渐出现下蹲障碍、颈椎、腰椎、肘关节活动稍受限,曾于 2002 年行跟腱延长术,术后可正常进行体育运动,可参加长跑比赛。无特殊药物史,长期居住在湖北省宜昌市,无毒物接触史。父母身体健康,无特殊疾病,外祖父约 45 岁时发生猝死,生前发现有"心动过缓"病史,外祖父的哥哥约 49 岁时死于"肝硬化",死前有严重脊柱变形、全身水肿等症状。

· 入院体格检查 ·

血压 125/72 mmHg,脉搏 40 次/min,身高 165 cm,体重 55 kg,正常面容,表情正常,营养良好。脊柱外形正常,无压痛,腰椎及颈椎后伸稍受限,右肘关节外伸受限较严重,左肘关节轻度外伸受限。心尖搏动大致正常,心律齐,未及明显心脏杂音,无 P2 亢进或分裂,双肺呼吸音清,未及干、湿啰音,腹部平软,无压痛反跳痛,肝脾肋下未及。颈静脉未及充盈,双下肢未及水肿。

问题 与 **思考 1**

· 患者为年轻男性,因体检发现心动过缓 11 年,无特殊症状前来就诊,心动过缓的病因是什么?

患者病史较长,无服药经历,可除外药物性心动过缓。11 年前,患者年仅 18 岁,无胸痛、发热、感冒、腹泻等病史,初步排除心肌梗死、病毒性心肌炎可能。外院心脏彩超提示右心增大,初步考虑心肌病可能性大。另外,患者及其祖辈均存在肢体运动障碍,与心肌病变是否相关? 有待进一步检查明确。

· 辅助检查 1 ·

▷ BNP：14.4 pg/mL。

▷ 肝肾功能、电解质、血糖血脂、甲状腺功能正常。

▷ 血常规、尿常规、大便常规正常。

▷ 乙肝、丙肝、艾滋病、梅毒均阴性。

▷ 病毒全套阴性。

▷ 抗心肌抗体阴性。

▷ 血气分析、D-二聚体正常。

▷ 心肌酶谱：CK 649 U/mL（↑），LDH 273 U/mL（↑），CK-MB 8.3 ng/mL（↑），TnI 5.8 pg/mL。

▷ 心电图：心率 40 次/min,心房颤动伴三度房室传导阻滞,左心室高电压,R 波递增不良(图 6-1)。

▷ 动态心电图：监测动态心电图时间 20 h,平均心率 37 次/min,最慢 31 次/min,最快 91 次/min,心搏总数 43 905 次,室性期前收缩 32 次,有 1 阵室性三联律。总结：①心房颤动；②三度房室传导阻滞；③过缓的交界性逸搏心律,加速性交界性自主心律；④最长 RR 间期 2.45 s；⑤ST-T 无明显变化。

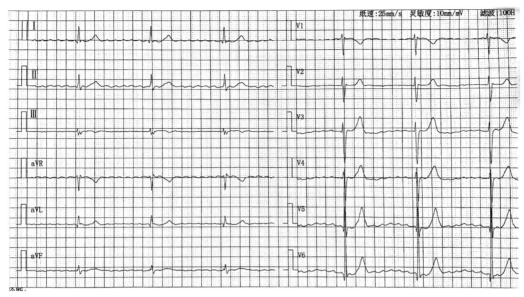

图 6-1 心电图

·辅助检查 2·

▶ 超声心电图：LA 4.2 cm，LVEDD 5.6 cm，RA 7.4 cm，RV 5.1 cm，LVEF 62%，三尖瓣中度关闭不全（跨瓣压 32 mmHg），下腔静脉增宽（内径约 2.2 cm，管径随呼吸塌陷率小于 50%），心动过缓（图 6-2）。

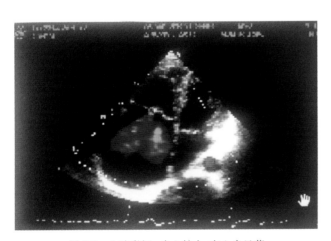

图 6-2 心脏彩超：全心扩大，右心房显著

▶ 胸片：双肺野内未见明显实质性病灶，心影增大，双侧膈面及肋膈角显示清楚，脊柱骨质未见异常密度影，未见明显关节不良与发育异常。

▶ 心脏 MRI：①全心增大，右心房心腔扩大较为显著（舒张期末左心室短径 6.3 cm，左心房前后径 8.9 cm，右心室短径 4.5 cm，右心房横径 6.2 cm，室间隔和左心室心肌不厚，肺动脉主干及左、右肺动脉增粗，肺动脉主干内径 2.2 cm，LVEF 53%）；②三尖瓣中度关闭不全，二尖瓣轻度关闭不全；③灌注扫描心肌，未见灌注缺损，延迟增强扫描提示未见明显心肌纤维化（图 6-3）。

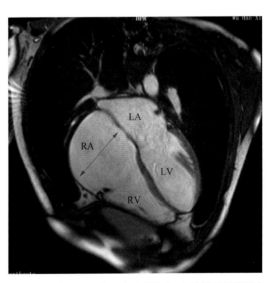

图 6-3 心脏 MRI：右心房显著扩大，未见明显延迟强化

问题与**思考 2**

·心电图及影像学检查表明，患者存在心房颤动伴三度房室传导阻滞、全心扩大，右心房为著。心肌病属于哪类分型？

· AHA 心肌病指南将心肌病分为原发性和继发性两大类。

·在原发性心肌病方面:患者无心肌肥厚表现,除外肥厚型心肌病。患者双心房扩大较心室扩大更为显著,且可表现出舒张功能障碍,限制型心肌病暂不能排除,但患者无任何临床症状,心脏 MRI 未发现限制型心肌病特征性改变,暂无法诊断。虽然患者目前为全心扩大,但右心房增大显著,且射血分数正常,不符合扩张型心肌病诊断标准。右心受累显著合并心律失常,是否为致心律失常型右心室心肌病。2015 年 AHA 发表致心律失常型右心室心肌病(ARVC)治疗方案专家共识,指出应从 5 个方面诊断该病:心电图、心律失常、心脏形态结构改变、病理生理改变、基因检测,患者心电图改变以房性心律失常为

主,且右心室扩大不显著,难以诊断为致心律失常右心室心肌病。

·继发性心肌病方面:患者自身免疫全套检查未见异常,炎症指标均在正常范围,均不支持自身免疫性、浸润性、中毒性心肌病诊断。患者肌酸激酶持续升高,且合并肢体运动障碍,提示患者可能患有全身性疾病,心肌病变可能继发于此,继发性原因考虑为神经肌肉性疾病,进行性肌营养不良。

· 辅助检查 3 ·

▶ 大腿、小腿 MRI:双侧大腿后组肌群、双侧小腿后群浅层可见羽毛状 T2 稍高信号影,以大腿明显,双侧比目鱼肌部分脂肪化表现;双侧跟腱增粗表现;双侧股骨及腓骨未见明显异常信号(图 6-4)。

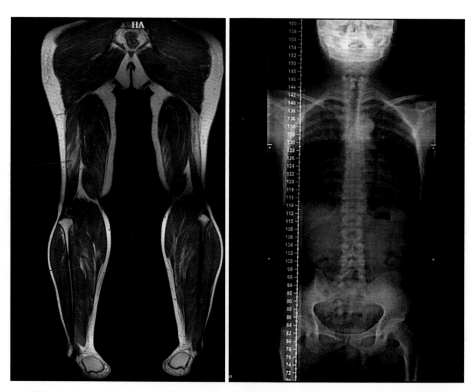

图 6-4　大小腿 MRI 示腿部浅层肌肉水肿,部分被脂肪组织替代;脊柱骨骼平片未见畸形

▶ 脊柱、肘关节平片:脊柱诸骨骨质未见明显异常密度影,未见明显分节不良与发育异常。双侧肘关节诸骨骨质未见明显异常(图 6-4)。

▶ 体格检查:四肢肌力Ⅴ级。颈椎、腰椎后仰稍

受限。右肘关节无法伸直,左肘关节活动稍受限(图 6-5)。痛觉、触觉正常,腱反射正常,下蹲、步行、跑步均与常人无异。

▶ 肌电图:提示肌源性损伤。

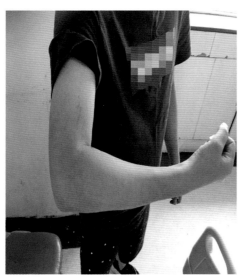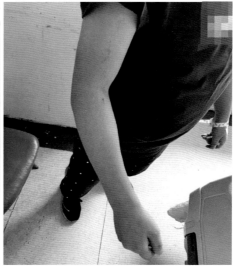

图6-5　患者右肘关节的屈伸活动受限

问题与思考3

· 患者7岁起出现运动障碍,长期肌酸激酶升高,肌电图证实为肌源性损伤。腿部 MRI 发现比目鱼肌脂肪化表现,提示患者骨骼肌被脂肪组织替代,腿部肌肉羽毛状 T2 高密度影提示骨骼肌水肿。运动系统相关临床表现包括腰椎、颈椎、肘关节活动受限,跟腱行手术矫正,均支持进行性肌营养不良。遗憾的是,患者拒绝行心肌、比目鱼肌活检等有创检查。为进一步明确疾病分型,建议患者及其直系亲属行基因检测,明确疾病分型。

· 辅助检查 4 ·

▷　基因检测:患者为先证者,半合子突变,突变核苷酸定位于 X 染色体的 *EMD* 基因第三个外显子发生移码突变(c.248_252delTACTC),与 X 染色体连锁 Emery-Dreifuss 肌营养不良综合征(EDMD)相关。

▷　先证者母亲,杂合突变,*EMD* 基因第三个外显子发生移码突变(c.248_252delTACTC)。

▷　先证者父亲、表妹均未发现基因突变。

问题与思考4

· 患者与其母亲为同种基因突变,支持患者为家族性疾病。患者的外祖父及其哥哥是否为同种疾病?患者突变基因与 EDMD 1 型相关,考虑为致病基因,为 X 染色体隐性遗传疾病,因此常表现为男性发病、女性携带的特点,故患者母亲为隐性遗传,不具备疾病表型,先证者的外祖父辈两名男性临床表现相似,与这一发病规律吻合。因此考虑患者为家族性 EMD 型肌营养不良。

· 出院诊断 ·

(1)EMD 型肌营养不良 1 型。

(2)肌营养不良性心肌病。

(3)持续性心房颤动。

(4)三度房室传导阻滞。

· 治疗方案 ·

建议患者行永久起搏治疗,患者因个人原因拒绝。

建议患者避免剧烈体力活动,规律随访,密切观察病情变化。

建议患者优生优育。

· 讨论 ·

EDMD 1 型,基因定位于 Xq28,编码蛋白 Emerin,主要锚定于骨骼肌、心肌、平滑肌核膜表面,主要功能为肌肉收缩过程中,对抗机械系压力以稳定核膜。

临床特点为早期出现严重的关节挛缩,累及颈椎、肘、踝、腰椎等关节,患者出现特殊行走姿势,另一个特点是心脏受累,表现为传导阻滞、心动过缓、心房颤动,疾病进展较为缓慢。该疾病为 X 染色体隐性遗传,通常为男性发病、女性携带。患者母亲为基因突变杂合子,外祖母身体健康,外祖父有心动过缓和猝死病史,推测其为突变纯合子。患者目前心脏全心扩大,以右心受累为著,推测随疾病进展,发生右心衰竭的可能性大,患者外祖父的哥哥有"全身水肿、肝硬化"等表现,可能为终末期右心衰竭。综上所述,患者为家族性 EMD 型肌营养不良,继发心肌病变和缓慢型心律失常。

此类疾病发病率低,临床诊断困难,十分容易漏诊、误诊。诊断该疾病,应结合临床表现、家族史、影像学检查、心电检查、遗传标志物检测等指标,综合判断。推荐行肌肉 MRI 进行鉴别,应鉴别骨性疾病导致的运动障碍。

目前 EDMD 无法有效治疗,预防心源性猝死为首要治疗措施,植入起搏器或 ICD 是预防猝死的重要措施,本例患者暂拒绝此类治疗,我们将在后续随访过程中,继续建议患者行起搏治疗。

·病例启示·

(1)心肌病的分型十分复杂,诊断困难。临床诊断应结合临床表现、影像学、心电学、实验室检查、家族史、遗传背景等方面。具有家族性心肌病可能的先证者,推荐完善遗传标志物检查。

(2)EMD 进行性肌营养不良,虽然可以通过基因检测进行判断,仍不能取代组织活检。

(3)目前 EDMD 仍无特效治疗,合并严重传导阻滞,应行起搏治疗。合并心房颤动患者,根据 $CHA_2DS_2\text{-}VAS_c$ 评分,决定是否抗凝治疗。患者应定期复诊,调整生活方式,避免剧烈运动。早期防治充血性心力衰竭,必要时行心脏移植。

廖梦阳　袁 璟

华中科技大学协和医院

参 考 文 献

[1] Maron BJ. Contemporary definitions and classification of cardiomyopathies [J]. Circulation, 2006,113: 1807-1816.
[2] Beckmann JS, Bushby K. Advance in the molecular genetics of the limb-girdle type of autosomal recessive progressive muscular dystrophy [J]. Curr Opin Neurol, 1996,9(5): 389-393.
[3] 蔡爽,朱雯华,王蓓,等. Emery-Dreifuss 肌营养不良 2 型 1 例病例分析并文献复习[J]. 中国临床神经科学,2014(02): 62-71.
[4] 宋丹羽,张怡,范燕彬,等. EMD 基因全缺失所致 Emery-Dreifuss 肌营养不良 1 例并文献复习[C]. 第五届北京罕见病学术大会暨 2017 京津冀罕见病学术会议,2018.

病例 7　反复心脏瓣膜、血管手术伴心力衰竭——贝赫切特综合征

关键词·Bentall 术；心脏移植；胸主动脉、腹主动脉瘤；血管支架植入；心脏增大；心力衰竭

·病史摘要·

患者，男性，29 岁。因"反复心悸 3 年余，加重伴喘累 1 个月"入院。

入院 3 年前出现心悸，伴发热，于外院就诊完善心脏彩超：先天性心脏病，主动脉瓣二尖瓣化畸形，左前瓣叶断裂可能，予以抗感染等对症治疗后好转出院。出院后 10 余天患者再次因心悸、喘累入院，复查心脏彩超提示先天性心脏病合并感染性心内膜炎，在积极抗感染治疗后转入胸外科拟行 Bentall 手术治疗。该手术 3 个月后，患者再次出现进行性日常活动受限，伴静息状态下喘累、咳嗽，伴双下肢凹陷性水肿，反复行强心、利尿等对症治疗后，病情进一步恶化至只能卧床休息，手术医院考虑 Bentall 手术失败致顽固性心力衰竭可能，再次开胸，并行心脏移植术，术后心功能一度有所恢复。入院前 1 年余，出现反复咳嗽、咳痰，完善胸部 CT 提示降主动脉瘤，行血管支架植入术，该手术后 6 个月，静息状态下发现前胸壁出现核桃大小样异常波动，再次行胸部 CT 提示升主动脉瘤，再次于该血管行支架植入。此次患者因喘累加重 1 月于我院就诊。

患者既往体健，自幼活动无受限，无高血压、糖尿病、高脂血症及吸烟饮酒史。

·体格检查·

体温 38.4 ℃，脉搏 138 次/min，血压 119/49 mmHg。心脏叩诊向左扩大，听诊胸骨左缘 3～4 肋间可闻及 3～4/6 级收缩期杂音，向心尖部传导，肺部、腹部查体无明显异常，无瘀斑、瘀点，双下肢无水肿。

问题与思考1

·是什么原因导致患者 Bentall 手术后心力衰竭加重，又经历心脏移植术，之后又出现主动脉瘤，病程中还因心力衰竭反复住院治疗呢？

·辅助检查·

▶ 心脏彩超（2012－01）：先天性心脏病，主动脉瓣二尖瓣化畸形合并左前瓣叶断裂可能；主动脉瓣关闭不全伴大量反流；双心房增大；左心室壁增厚；肺动脉增宽；二尖瓣、三尖瓣少量反流；心包积液。

▶ 胸部 CT（2012－01）：双肺多发炎症，双侧胸腔积液。

▶ 心脏彩超（2012－02）：主动脉瓣二尖瓣化畸形并重度关闭不全；感染性心内膜炎：主动脉瓣穿孔。主动脉瓣周赘生物形成，主动脉根部夹层可能。

▶ 赘生物术后病检（2012－2）：镜下可见瓣膜坏死伴较多以中性粒细胞为主的炎症细胞浸润。结论：感染性（细菌性）心内膜炎。

▶ 胸部 CT（2014－03）：降主动脉瘤。

▶ 胸部 CT（2015－05）：升主动脉瘤。

▶ 针刺反应、抗内皮细胞抗体、ANCA、ANA（2015－05）：阴性。

▶ 心脏彩超（2015－11）：左心房轻度增大（37 mm）；EF 65%

▶ 心电图（2015－11）：左心房负荷过重；V1～V4 R 波递增不良，T 波改变（图 7-1）。

▶ 胸部 CT（2015－11）：心脏移植术后；胸骨骨皮质不连续伴内固定，左侧锁骨上可见血管影及散在高密度影，升主动脉至降主动脉、左侧颈总动脉内可见支架影，考虑术后改变；双肺散在炎症（图 7-2）。

▶ 心脏彩超（2016－04）：双心房增大（左心房 39 mm，右心房 41 mm）；室壁运动不协调，部分搏动减弱；二尖瓣、三尖瓣关闭不全（中度）；左心收缩功能下降（LVEF 67%；CI 2.1）；右心收缩功能下降。

▶ 胸片（2016－04）：心影增大（图 7-3）。

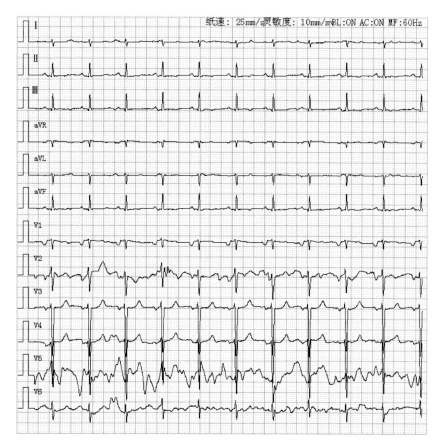

图 7-1　心电图示左心房负荷过重，
　　　　V1~V4 R 波递增不良

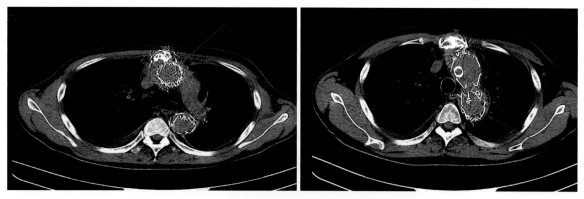

图 7-2　升主动脉至降主动脉、左侧颈总动脉内可见支架影

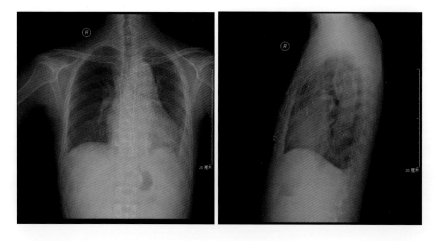

图 7-3　胸片提示心影增大

·最终诊断·

（1）贝赫切特综合征。

（2）慢性心功能不全,心功能Ⅰ～Ⅱ级。

（3）主动脉瓣二叶化伴重度关闭不全,Bentall术后,心脏移植术后。

（4）降主动脉瘤支架植入术后。

（5）升主动脉瘤支架植入术后。

问题与**思考**2

·整个病程中,患者行 Bentall 手术,心脏移植术,2 次主动脉支架植入术,4 次大型手术,其间还因心力衰竭反复住院治疗,是什么原因让一个青年男性遭受如此巨大的痛苦,4 种疾病是否为独立存在或者可用疾病一元论解释,若有共同病因,那致病原因是什么？反复心脏、大血管受累,其病因是否可能为动脉硬化、病毒细菌感染、先天性疾病或自身免疫性疾病？积极追问病史后,得知患者自小体健,无活动受限病史,且既往无高血压、糖尿病、高脂血症、感染等病史,但其自幼左眼视力较差,10 年前反复出现面部丘疹、结节、脓疱,5 年前皮疹蔓延至颈、胸、背部,并反复出现口腔溃疡,2 年前出现阴茎溃疡,伴剧痛,1 年前出现双膝关节疼痛伴发热。得知上述病史后,再次总结：患者青年男性,有反复皮疹、反复口腔溃疡、外生殖器溃疡、大血管病变等病史,考虑患有自身免疫病——贝赫切特综合征可能性较大,故继续完善相关检查,虽针刺反应、抗内皮细胞抗体、ANCA、ANA 均为阴性,但结合病史,可临床诊断为贝赫切特综合征。

·治疗方案·

诊断明确后,患者开始服用甲泼尼龙、沙利度胺行免疫抑制治疗,辅以稳定心室率、利尿、营养心肌等治疗,随访至今,患者病程中有一过性心功能好转,但目前日常活动仍有受限,爬一层楼后喘累明显需休息,复查心脏彩超双房轻度增大,LVEF 正常,CI 下降。

·讨论·

贝赫切特综合征,又称白塞病,是一种全身性免疫系统疾病,属于血管炎的一种,其病因暂不明确,可能与感染、遗传等有关,可侵害口腔、皮肤、关节肌肉、眼睛、血管、心脏、肺和神经系统等多个器官,主要表现为反复口腔和会阴部溃疡、皮疹、下肢结节红斑、眼部虹膜炎、食管溃疡、小肠或结肠溃疡及关节肿痛等。其中口腔溃疡最为多见,可单发也可多发,多有自愈倾向,其次为外生殖器溃疡,眼部受累也较常见,表现为视物模糊、畏光、疼痛等不适,若表现为皮肤病变,可有反复发作的面部、胸背部或其他部位"青春痘"样皮疹,或类似于"疖子"的表现。若患者在输液或抽血针眼局部出现红肿或水疱或脓疱,多数在注射后 24～72 h 内出现,这种现象被称为"针刺反应"阳性。累及血管可表现为动脉瘤,以主动脉瘤多见,其次可有血栓性静脉炎或是深静脉血栓,若血管受累,可有接近一半的患者合并心脏受累。该疾病诊断主要依靠临床诊断,其病理改变无特异性,即在反复发作的口腔溃疡基础之上,加上以下任何两条：反复生殖器溃疡、皮肤损害、眼部受累及针刺反应阳性。该患者有口腔溃疡、阴茎溃疡,加之有反复皮肤损害表现,临床可确诊为贝赫切特综合征,除了上述几个常见症状,该患者受累部位还包括心血管系统。贝赫切特综合征累及心脏主要部位为瓣膜、心肌、传导系统、冠脉系统、心包病变,瓣膜改变最为多见,其中尤以主动脉瓣受累较常见,二尖瓣次之,主要表现为瓣膜关闭不全,主动脉瓣假性二瓣化和假性四瓣化,切除组织细菌培养及特殊染色均不能检出细菌及其他病原体,无赘生物和钙化,若血管炎引起心肌组织代谢障碍及炎性变化,形成心肌炎,并逐渐发生形态学改变,心脏增大,其中以左心室系统扩大为主,但也可继发于瓣膜病变,累及传导束,可为传导障碍、异位节律点自律性增高等,其中右束支传导阻滞者多见。贝赫切特综合征为临床诊断疾病,其病理改变均为非特异性炎性改变。

在明确患者病史及诊断后,回顾患者首次发病过程,是否可诊断为感染性心内膜炎（IE）？感染性心内膜炎主要诊断标准包括：①血培养阳性：2 次不同的血培养均为 IE 的典型致病菌;或非上述细菌但与 IE 一致的微生物持续性血培养阳性（持续性阳性定义为相隔＞12 h 的 2 次或 2 次以上血培养阳性；或首末次血培养相隔时间＞1 h 的 3 次血培养全部阳性、4 次全部阳性）。②超声心动图发现感染性心内膜炎的阳性表现：赘生物；心脏脓肿；新发生的人工瓣膜裂开；新发生的瓣膜反流。次要标准：①易患因素、基础心脏病或静脉吸毒成瘾。②体温＞38 ℃的发热。③血管损害征象：大动脉栓塞、脓毒栓塞性肺梗死、真菌性动脉瘤、颅内出血、结膜出血、Janeway 损伤等。④免疫异常征象：肾小球肾炎、Osler 结节、Roth 出血点及类风湿因子。⑤微生物学证据：血培养阳性但未能达到主要标准要求；或与感染性心内膜炎一致的活动性细菌感染的血清学证据。在主要标准中，该患者超声心动图提示赘生物，但血培养为阴性，次要标准中只有发热、可疑先天性心脏病，综合两点，并不完全符合 IE 或先天性心脏病诊断，应考虑贝赫切特综合征引起发热，同时累及心脏导致主动脉瓣假性二叶化伴重度反流可能，且术后赘生物病理显示非特异性中性粒细胞浸润，也符合贝赫切特综合征病理特点。在患者病情进展中，反复发生 2 次动脉瘤，若用疾病一元论解释，也可考虑为贝赫切特综合征累及大血管引起动脉瘤可能。在第一次 Bentall 手术后，患者之所以病情进展迅速以致出现顽固性心力衰竭需行心脏移植术，考虑也与基础疾病未控制，处于炎症活动期，手术导致伤口、断端愈合欠佳而致，若在疾病控制后再行手术治疗，预后可能大不一样。

患者在行心脏移植术后，服用抗排异药物（他克莫司），客观上对控制贝赫切特综合征也有一定益处，以至患者在接下来一年时间里心功能有一过性改善，日常活动轻微受限。他克莫司是从链霉菌属中分离出的发酵产物，其化学结构属 23 元大环内酯类抗生素，为一种强力的新型免疫抑制剂，主要通过抑制白细胞介素-2 的释放，全面抑制 T 淋巴细胞的作用，作为肝、肾移植等器官移植的一线抗排异用药，同时在治疗自身免疫病中也发挥着积极的作用，除了这一主要作用，他克莫司可抑制钙离子敏感的蛋白磷酸酶，阻止舒张期钙的渗漏，提高心肌收缩力，一定程度上可以抑制心力衰竭的进展，这可能是患者随访心脏彩超 LVEF 值良好的原因之一。当然并不是所有 LVEF 值正常的患者心功能都良好。

在这种情况下，有部分患者称为射血分数保留的心力衰竭，即舒张性心力衰竭。其定义为：左心室舒张期主动松弛能力受损和心肌顺应性降低，致舒张期充盈受损，每搏输出量减少，左心室舒张期末压增高所致心力衰竭相应症状和（或）体征，LVEF 值正常或接近正常（＞45％），心脏彩超或胸部 X 线片未提示左心室或全心增大。其病因与高血压、冠心病、糖尿病、心肌淀粉样变性、心肌纤维化等有关，多见于老年女性。从舒张性心力衰竭的定义上看，该患者并不属于此种情况，该患者既往无高血压、糖尿病等病史，且心脏彩超提示有心脏结构性改变，所以并不能用舒张性心力衰竭来解释患者的症状。心脏彩超中的 LVEF 受到心率、心脏前后负荷等多种因素的影响，存在很多局限性，敏感性不强，可能导致过高估计了左心室真正的收缩功能。左心室心肌由纵行肌与环行肌组成，室壁中层为环行纤维，心内膜下的心肌纤维走行为从心尖到房室环即纵行肌纤维，前者主要对左心室短轴的收缩起作用，而后者引起长轴的收缩。由于心内膜下的心肌纤维最易受损，因此长轴方向的心肌纤维的运动速度及幅度是反映左心室收缩功能改变的早期敏感指标。由于常规 LVEF 不能监测到轻度收缩功能障碍的存在（LVEF 主要测量心肌短轴收缩功能），因此，当心脏有舒张功能不全合并轻微收缩功能减低时，由于心脏代偿机制的激活，左心室射血分数可能正常。而组织多普勒能够直接定量测量心肌的轻度收缩功能障碍（主要测量心肌长轴收缩功能），可较直接定量测量心肌的收缩功能，比射血分数更能早期敏感地反映左心室局部心肌收缩功能异常。另一常用反映心室功能的指标为心指数，心指数是以每平方米体表面积计算的心排血量，是比较不同个体之间心脏泵血功能的较好指标，一般中等身材的成人体表面积为 1.6～1.7 m^2，静息时每分输出量为 4.5～6.0 L，心指数则为 3.0～3.5 L/(min·m^2)。心指数可以随生理条件不同而改变，一般 10 岁左右的静息心指数最大，以后随年龄增长而下降。若心指数小于 2.2 L/(min·m^2) 则须考虑心力衰竭的可能。在劳动、运动、激动及妊娠时,心指数可增大,故比较时应选用静息心指数。但应当指出的是,心指数在测量时并没有考虑心室舒张容积变化,所以就病理状态下对心功能评估不如 LVEF 值。

同时,患者在经历了上述几次手术后因反复喘累、气促、双下肢水肿、胸水等反复多次就医,多次于多家医院住院,多家医院完善相关检查均提示 BNP 增高,胸部 CT、X 线片提示心脏扩大。但是这几家大医院检查 UCG 均大致正常。那么当 X 线胸片(或 CT)与 UCG 矛盾时,医生应该选择相信哪一种?我们临床 EF 计算公式为 EF=(EDV-ESV)/EDV,常用的测量方式有两种:一种为 M 型:用距离估算容积(前室间隔和左心室后壁),但若患者为下壁心肌梗死,下壁搏动减弱,此方法却难以准确反映患者左心功能;另一种为 Simpson 法:用面积估算容积(两个面:四腔、两腔),但实际上左心室是立体的,患者出现问题的心肌不一定在我们取的两个面。所以当患者 BNP 明显升高或患者心衰症状重,而超声测出 EF 值正常,我们应考虑结合患者实际情况综合分析。

·病例启示·

患者已经历 4 次大型手术,在确诊贝赫切特综合征后,加用甲泼尼龙、沙利度胺等免疫抑制剂,确保患者疾病处于稳定期,心功能有一定改善。我们可以大胆想象,若患者发病之初,能充分询问病史,明确病因,积极对症治疗后,能否避免这数次大型手术?从这个病例中,我们需要总结经验教训,若一个患者,特别是年轻患者,既往无明确病史,突发危急重症,在对症治疗的同时需积极寻找根本病因;若病情复杂,同时罹患多个疾病时,更应该具有打破砂锅问到底的精神,反复询问病史,尽量用疾病一元论解释所有疾病,以更好地为患者提供准确治疗,减少心身痛苦。

贝赫切特综合征是一种全身性免疫系统疾病,属于血管炎的一种,可侵害口腔、皮肤、关节肌肉、眼睛、血管、心脏、肺和神经系统等多个器官,主要表现为反复口腔和会阴部溃疡、皮疹、下肢结节红斑、眼部虹膜炎及关节肿痛等。其表现多样,易误诊、漏诊。

周建中

重庆医科大学附属第一医院

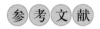

[1] 李媛.白塞病病因分析及治疗进展[J].医学综述,2008(12):1868-1870.

[2] Hollander SA, Yasnovsky JR, Reinhartz O, et al. Behcet's disease and heart transplantation: a word of caution [J]. J Heart Lung Transplant,2010,29(11):1306-1308.

[3] 侯跃双,黄新胜,何亚乐,等.白塞病心脏瓣膜损害的超声表现[J].中国实用内科杂志,2004(07):417-418.

[4] 赵星,王浩,宋民.白塞病的心血管系统损害——附 28 例临床资料分析[J].中国循环杂志,2014,29(03):213-215.

病例 8　急性心肌梗死合并室间隔穿孔的背后——不容小觑的心肌桥

关键词·晕厥；急性心肌梗死；室间隔穿孔；心肌桥；血管内超声；经皮室间隔穿孔封堵术

·病史摘要·

患者，女性，49 岁，因"6 天前晕厥 1 次"入院。

患者入院前 6 天骑车时突发意识丧失倒地，1～2 min 后醒来。醒后头晕、黑矇，自行骑车回家。上述过程中，否认胸闷、胸痛、心悸，否认四肢抽搐、二便失禁。当日外院心电图提示 V1～V3 导联病理性 Q 波，伴 V2～V3 导联 ST 段抬高（图 8-1A），cTnI 38.2 ng/mL（4 天内下降至 1.97 ng/mL），NT-proBNP 2 741.0 pg/mL，超声心动图提示室间隔缺损，头颅 CT 未见异常。当地医院考虑"急性心肌梗死，室间隔缺损"，给予抗凝、调脂等药物治疗，6 天后转至我院。

患者为农民，可耐受较大强度体力劳动，近 1 年偶有"头晕"，从未正规体检。本次发病前无饮酒、情绪激动或发热。45 岁绝经，育 1 子 1 女，围产期无胸闷、气喘、水肿等表现。母亲有冠心病、高血压病史，其他直系亲属体健，无猝死家族史。

·体格检查·

患者神志清，体温 36.6 ℃，血压 97/68 mmHg，皮肤、巩膜无黄染，颈静脉稍充盈，呼吸 20 次/min，听诊双肺底呼吸音减低，可及少许湿啰音，心前区无隆起，心界不大，心率 78 次/min，律齐，胸骨左缘 3、4 肋间可及 3/6 级全收缩期杂音。腹部平软，肝脾肋下未及，双下肢无明显水肿。

问题与思考 1

·中年女性，晕厥起病，病因考虑心源性。原因：①体力活动时出现；②病理性心脏杂音；③异常心电图（病理性 Q 波）；④心肌标志物升高。出现晕厥的病理生理机制可能：①突发的室间隔穿孔所致的血流动力学紊乱，短暂的低血压？②心肌梗死相关的恶性心律失常？根据 2018 年 ESC 晕厥指南，该患者属于高危，需住院诊治。那么，可能的病因是什么？急性心肌梗死并发室间隔穿孔？还是先天性室间隔缺损合并急性心肌梗死？

·辅助检查 1·

▶ 血常规：Hb 103 g/L（↓），WBC 6.52×10^9/L，PLT 265×10^9/L。

▶ 肝、肾功能：TB 9.5 μmol/L，DB 2.8 μmol/L，GPT 33 U/L，GOT 27 U/L，BUN 4.4 mmol/L，Scr 54 μmol/L。

▶ 电解质：钠 142 mmol/L，钾 4.1 mmol/L，氯 103 mmol/L。

▶ 凝血功能：PT 11.6 s，APTT 15 s，D-二聚体 1.7 mg/L（↑）。

▶ 血糖、血脂：FBG 4.8 mmol/L，HbA1C 5.2%，TG 1.09 mmol/L，TC 3.19 mmol/L，LDL-C 1.75 mmol/L，HDL-C 0.95 mmol/L，非 HDL-C 2.24 mmol/L。

▶ 心肌标志物：cTnT 0.18 ng/mL（↑），NT-proBNP 1 198 pg/mL（↑），CK-MB 35 U/L（↑）

▶ hs-CRP：10.7 mg/L（↑）

▶ 入院心电图：①窦性心律；②QRS 电轴左偏；③V2～V3 导联呈 QS 型及异常 Q 波，伴 V1～V2 导联 ST 段抬高≤3 mm；④T 波在 Ⅰ、aVL、V4、V5、V6 导联双相、浅倒置（图 8-1B）。

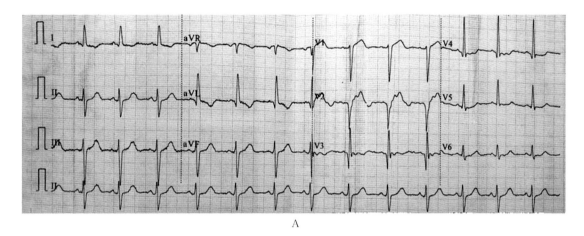

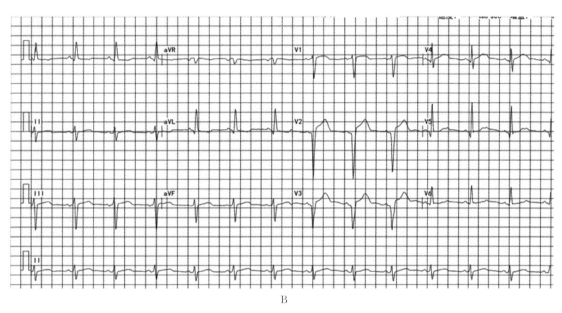

图 8-1　A. 发病当天心电图；B. 发病第 6 天心电图

▸ 胸片：肺动脉段凸出，双肺渗出，双侧少量胸腔积液（图 8-2）。

▸ 超声心动图：①左房室内径正常，室间隔中段变薄膨出，室间隔两处撕裂穿孔，一处位于室间隔中段约 12 mm×9 mm，另一处位于近心尖处约 3 mm，两处相距约 20 mm，彩色多普勒超声示两处收缩期左向右分流，左心室各节段收缩活动未见明显异常，左心室射血分数 73%；②右心房室内径正常，TAPSE 17 mm，肺动脉不增宽，肺动脉收缩压 66 mmHg；③心包腔内少量积液，于左心室后方约 6 mm（图 8-3）。

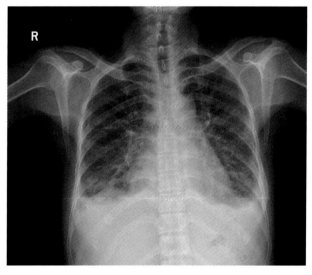

图 8-2　胸片：肺动脉段突出，双肺渗出，双侧少量胸腔积液

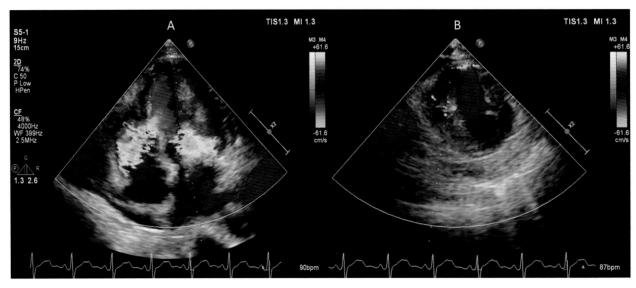

图 8-3 彩色多普勒超声显示室间隔中段（A）和心尖部（B）左向右分流

问题与思考2

• 发病后肌钙蛋白的动态变化提示急性心肌损伤，心电图可见 V2～V3 导联 Q 波形成（尤其可见 V3 导联病理性 Q 波逐渐加深呈 QS 型）伴 V1～V2 导联 ST 段抬高超过 1.5 mm。患者虽然缺乏典型的心肌缺血症状，根据第四版心肌梗死全球统一定义，急性 ST 段抬高型心肌梗死诊断成立。室间隔回声中断提示室间隔穿孔，为急性心肌梗死的机械并发症，而不是先天性缺损。依据：①同时存在 2 处先天性室间隔缺损的情况罕见；②虽有中度肺动脉高压，但左、右心房室无肥大，收缩活动正常，不符合先天性室间隔缺损的中年患者的长期心脏改变。至此，虽然病情稳定，但因出现了机械并发症，仍需进一步行冠状动脉造影及必要的介入治疗。另外，除了母亲的冠心病史，无传统危险因素，对于中年女性患者，应除外应激性心肌病，冠状动脉自发夹层等特殊情况。

• 辅助检查2 •

▶ 冠状动脉造影：左主干未见明显狭窄；左前降支中段心肌桥，收缩期管腔受压 99%，舒张期缓解，第一对角支未见明显狭窄；左回旋支及钝缘支未见明显狭窄。右冠状动脉未见明显狭窄，左心室后支及后降支未见明显狭窄（图 8-4）。

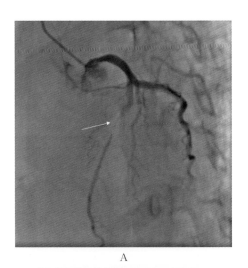

A

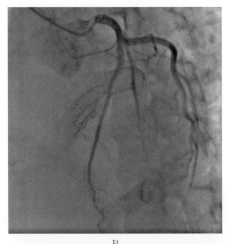

B

图 8-4 冠状动脉造影左前降支中段心肌桥，收缩期可见受压 99%（A），舒张期缓解（B）

血管内超声：前降支中段显著"半月征"现象（图 8-5）。

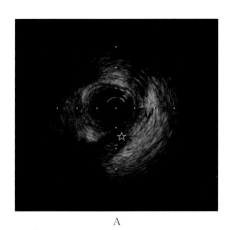

A

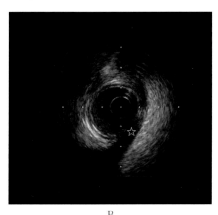

B

图 8-5　冠状动脉血管内超声可见收缩期（A）和舒张期（B）左前降支中段心肌桥周围半月形无回声区（☆）

左心室造影：心室水平显著左向右分流现象（图 8-6）。

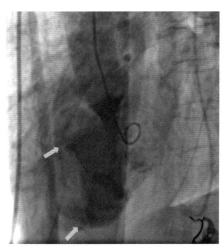

图 8-6　左心室造影见室间隔中段膨出，心室水平左向右分流（黄色箭头）

问题与思考3

冠状动脉造影和血管内超声发现严重的心肌桥，但没有冠状动脉粥样斑块破裂及血栓，无任何血管存在≥50%的固定狭窄，故该例属于非阻塞性冠脉粥样硬化所致的急性心肌梗死（MINOCA）。目前证据不支持冠状动脉自发夹层、主动脉夹层累及冠状动脉、心尖球囊型心肌病、心肌炎等。本次发病是否伴发血栓栓塞后自发溶解、冠状动脉痉挛或冠状动脉微血管病变尚不明确。心肌桥难道能导致如此严重的后果？

·辅助检查 3·

心脏 MRI：左心室乳头肌及心尖水平室间隔心肌变薄、其上见两处连续性中断、局部收缩活动消失，右心室收缩活动可；房室形态及大小正常。右心室室壁未见肥厚，二尖瓣、三尖瓣未见反流。主动脉瓣未见反流。肺动脉不增宽，心包未见增厚，心包腔内见积液。心肌结构成像示近乳头肌水平室间隔缺损，缺损处局部心肌信号稍高，余左心室心肌信号较均匀。延迟增强示前间隔局部心肌延迟强化，余左心室心肌呈均匀一致低信号。测左心室功能参数如下：EF 69.3%，EDVI 67.1 mL/m²，ESVI 20.6 mL/m²，SV 46.5 mL/m²（图 8-7）。

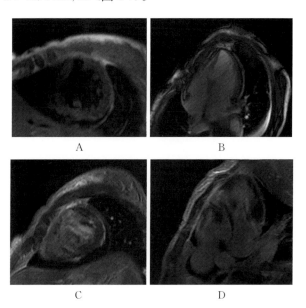

图 8-7　心脏 MRI：乳头肌水平室间隔变薄中断（A、B），前间隔局部心肌延迟强化（C、D）

▶ 静息态^{99m}Tc－MIBI 心肌灌注显像示：①左心室间隔中部及前壁中部明显显像剂分布异常稀疏缺损区，有心肌缺血或梗死的可能；②LVEF 61%（图8-8）。

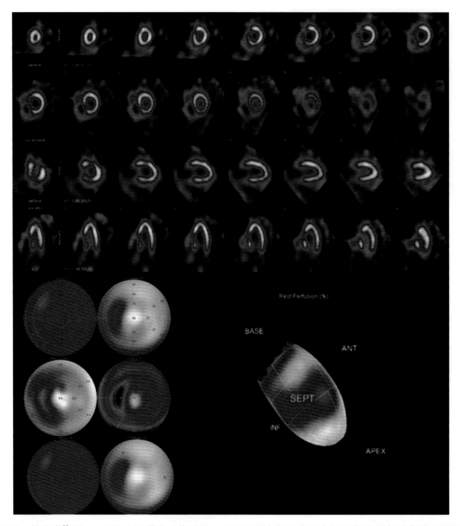

图8-8　静息态^{99m}Tc－MIBI 心肌灌注显像示左心室室间隔中部及前壁中部显像剂分布异常稀疏缺损区

问题与思考4

· 虽然较少用于心肌梗死急性期，心脏MRI钆对比剂延迟强化（LGE）有助于区分血管性和非血管性病因，能够先于心脏超声发现心内膜下心肌微小梗死灶，还根据是否存在心肌水肿和纤维化，可判断病变为急性或陈旧性。因此，尤其在MINOCA的病因诊断中，对无明确病因的患者，发病2周内进行心脏磁共振检查能够提供重要证据。患者的心脏磁共振检查提示超声心动图尚未发现的节段性心肌收缩异常，前间隔部位的心内膜下心肌延迟强化支持缺血性心肌改变，且符合V1～V3导联出现病理性Q波的心电图改变。静息态^{99m}Tc－MIBI 心肌灌注显像根据局部放射性的多少可以分析冠脉血流灌注情况，有助于对心肌缺血或坏死的功能性判断。一般来说，心肌缺血和梗死分别表现为放射性稀疏和缺损。负荷态^{99m}Tc－MIBI 心肌灌注显像更能准确地定性和定量判断存活心肌，对血运重建具有一定的指导意义，但该患者处于心肌梗死急性期，负荷显像应用受限。

· 最终诊断 ·

（1）急性心肌梗死。

（2）心肌桥。

（3）室间隔穿孔。

（4）心功能 Killip 2 级。

· 治疗及随访 ·

患者入院时给予双联抗血小板（阿司匹林、替格瑞洛）、他汀（辛伐他汀）、β受体阻断剂（美托洛尔）治疗。由于血压始终处于 90/60 mmHg 左右，未加用 ACEI/ARB 类药物。后因除外冠状动脉粥样硬化所致心肌梗死，停用替格瑞洛。心外科建议 1 个月后行冠状动脉搭桥＋室间隔缺损修补术。经过上述药物治疗，1 个月后复查冠状动脉造影见前降支心肌桥收缩期压迫 30％，较前明显改善（图 8-9）。左心室造影显示室间隔中段变薄膨出，室间隔中段缺损约 9 mm，心尖处缺损约 3 mm。室间隔中段缺损处进行经皮封堵器（16 mm×10 mm）封堵（图 8-10A）。术后 1 个月随访血压 110/72 mmHg，复查心动超声提示室间隔穿孔封堵术后极细束残余分流，同时出现左心室室间隔收缩活动减弱，LVEF 较前下降，为 49％（图 8-10B），加用贝那普利改善心室重构。患者无明显胸闷、气促及黑矇等不适，但从事以往体力劳动时感到乏力。

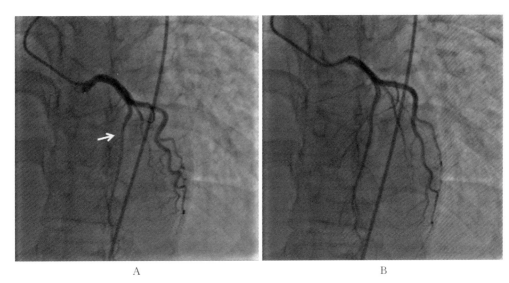

图 8-9　复查冠状动脉造影左前降支中段心肌桥收缩期受压 30％（A），舒张期缓解（B）

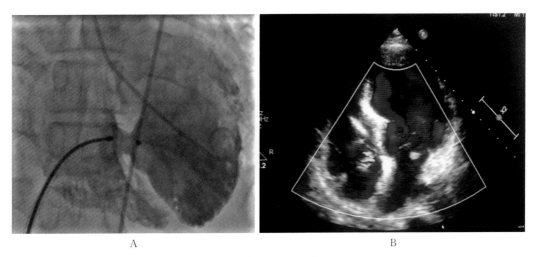

图 8-10　室间隔中段穿孔处经皮封堵后，左心室造影（A）和心超（B）见封堵器周围极细束残余分流

·讨论·

中年女性,晕厥起病,虽无典型的心肌缺血症状,但是心肌肌钙蛋白、心电图、心脏 MRI 和 SPECT 等影像学检查均支持急性心肌梗死的诊断。令人吃惊的是,冠脉造影及血管内超声检查提示严重的心肌桥,而无任何固定狭窄>50%的粥样硬化性血管病变。MINOCA 的发病率占急性心肌梗死患者的 1%~14%,女性更常见,其预后并不乐观,1 年死亡率约为 3.5%。因此,病因诊断非常重要。后者是最大可能性诊断,包括斑块破裂、冠状动脉痉挛、冠脉血栓栓塞、冠状动脉夹层、心尖球囊型心肌病、微血管病变、心肌炎等。心肌桥导致心肌梗死较为少见,在 MINOCA 的常见病因中亦尚未列出。然而,心肌桥的确是本患者唯一明确的显著冠状动脉异常,无疑是这例心肌梗死最可能的病因。

心肌桥(myocardial bridge)也称壁内冠状动脉,是一种先天性的冠状动脉解剖畸形,高达 80% 的心脏尸检发现心肌桥,多数位于前降支中段,一般长度为 1.0~2.5 cm,厚度为 0.5~7 mm。心肌桥在收缩期挤压血管使其狭窄变细,在舒张期则恢复正常。收缩期血管受压程度与其解剖特点相关,包括长度、厚度以及位置等,一般分为Ⅰ级(受压<50%)、Ⅱ级(50%~75%)和Ⅲ级(>75%)。其中Ⅲ级心肌桥可能引起严重心肌缺血。冠状动脉造影呈现出特有的"挤牛奶征"有助于诊断心肌桥。血管内超声可以观察到心肌桥周围特征性的无回声区,即"新月现象"或"半月征"。随着冠状动脉 CTA 的应用,心肌桥的检出率明显提高,可以精确测量心肌桥的长度及厚度。

心肌桥患者的远期预后通常良好。然而,也有关于心肌桥导致急性冠脉综合征、恶性室性心律失常、应激性心肌病及心源性猝死的报道。如本病例,绝大多数无明显罪犯血管,提示心肌桥本身极可能是潜在元凶。目前研究认为,心肌桥导致心肌缺血甚至梗死可能的机制包括:①心肌桥对血管的强力挤压引起的血流动力学改变造成冠状动脉储备能力下降,运动期间心率加快,舒张期明显缩短,在合并心肌桥的基础上导致心肌长时间灌注

不足;②心肌桥对近端血管产生促粥样硬化作用;③壁冠状动脉的内皮功能障碍,会继发冠状动脉痉挛,还可激活血小板聚集,诱发血栓形成;④运动或精神压力所致的交感神经兴奋,使血管受压增强,同时可能造成微循环障碍。此外,心肌桥还可在运动时诱发室性心动过速,其发病机制或与心肌桥导致心室复极不均一、QT 离散度异常有关。

本例患者运动过程中出现晕厥,可能是运动时交感神经兴奋、心率增加、血管显著受压引起严重心肌缺血坏死。但患者务农多年,一直能耐受高强度体力活动,本次为何突发心肌梗死和晕厥,是否同时存在血管痉挛、微血管病变、血栓自溶等其他病理机制以及是否曾出现恶性心律失常十分值得深究。遗憾的是,以上推测尚不能明确。

心肌桥的药物治疗以β受体阻滞剂、非二氢吡啶类钙通道阻滞剂为主,避免硝酸酯类药物。药物治疗无效的严重病例可考虑心肌桥松解术或冠状动脉搭桥术。由于较易出现冠状动脉破裂、穿孔、支架断裂、支架内再狭窄等并发症,一般不推荐植入冠状动脉支架。本例经过 1 个月的美托洛尔治疗后血管受压程度明显减轻,就心肌桥本身不考虑外科手术。如前所述,因心肌桥本身存在促粥样硬化、内皮功能障碍和诱发血栓等风险,用药上继续保留了阿司匹林和辛伐他汀。

室间隔穿孔是室间隔严重缺血并破裂导致的继发性室间隔缺损,是急性心肌梗死最严重的并发症之一,多见于心肌梗死后 2~3 天至 1 周内。随着溶栓和急诊介入治疗的普及,发生率下降至 0.2%~0.34%。虽然罕见,一旦出现则十分凶险,突发的心室水平左向右分流,迅速进展为心力衰竭、心源性休克,死亡率可高达 25%。室间隔修补术和冠状动脉搭桥术是有效的治疗措施。由于急性期室间隔修补手术难度大,复发风险高,除非面临心源性休克等危重情况,多数外科医生倾向于将手术时机尽可能推迟至 4~6 周后。文献报道,小于 1 cm 的穿孔,经内科药物治疗后如能控制心力衰竭,大多可生存,约 6 周后室间隔穿孔边缘心肌可愈合,形成光滑的纤维瘢痕组织缘,此时外科手

术成功率较高。

回顾本例发病情况，根据室间隔穿孔的好发时间，肌钙蛋白和心电图的演变特点推测心肌梗死至少发生于患者晕厥就诊前2天。更重要的是，室间隔穿孔往往提示冠状动脉严重病变以及心肌再灌注的延迟，而心肌桥导致的心肌梗死并发室间隔穿孔十分罕见，目前仅有2例类似报道。这两例患者均为老年女性，都出现了心源性休克，术前通过主动脉球囊反搏循环支持，一例生存，一例死亡。本例患者除了晕厥，其血流动力学始终平稳，并没有出现心源性休克和严重的心力衰竭。最终因心肌桥的药物疗效好，取消外科手术，选择了经皮介入治疗，封堵效果肯定，术后仅存极少量残余分流。目前关于经皮封堵器封堵室间隔穿孔的报道也陆续增多，对于直径小于15 mm的室间隔穿孔不失为较好的选择。同样地，介入治疗时机应尽量避开急性期，对于发生心源性休克的重症患者介入治疗后死亡率依然很高。此外，经皮介入治疗的设备和技术仍需进一步探索与改进。

·病例启示·

（1）本例心肌梗死发病隐匿，无典型心肌缺血症状。中年女性发生晕厥并不总是"血管迷走性"，尤其在活动时发生需要格外警惕，应仔细查体，观察心电图和心肌标志物的变化。

（2）对于无明确病因的 MINOCA 患者，心脏 MRI 延迟强化显像技术有助于区分血管性和非血管性病因，有条件时可考虑在发病2周内进行检查。

（3）严重的心肌桥也可能会导致急性心肌梗死、恶性心律失常甚至猝死。基于心肌桥的解剖和病理生理机制的认识，不再对心肌桥"置若罔闻"。临床工作中，利用冠状动脉造影、CTA 及血管内超声等手段进行合理评估，评价其致病性，指导治疗方案。

（4）冠状动脉搭桥和室间隔修补术是心肌梗死合并室间隔穿孔的有效治疗手段。对于血流动力学稳定且冠状动脉无显著狭窄的患者可考虑在发病3～4周后进行经皮室间隔穿孔封堵术。

沙来买提·沙力　徐亚妹　王齐兵
复旦大学附属中山医院

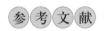

[1] Alegria JR, Herrmann J, Holmes DR Jr, et al. Myocardial bridging [J]. Eur Heart J, 2005,26: 1159-1168.
[2] Ge J, Erbel R, Rupprecht HJ, et al. Comparison of intravascular ultrasound and angiography in the assessment of myocardial bridging [J]. Circulation, 1994,89: 1725-1732.
[3] Takamura K, Fujimoto S, Nanjo S, et al. Anatomical characteristics of myocardial bridge in patients with myocardial infarction by multi-detector computed tomography [J]. Circ J, 2011,75(3): 642-648.
[4] Cicek D, Kalay N, Muderrisoglu H. Incidence, clinical characteristics, and 4-year follow-up of patients with isolated myocardial bridge: a retrospective, single-center, epidemiologic, coronary arteriographic follow-up study in southern Turkey [J]. Cardiovasc Revasc Med, 2011, 12: 25-28.
[5] Wan L, Wu Q. Myocardial bridge, surgery or stenting? [J]. Interact Cardiovasc Thorac Surg, 2005,4: 517-520.
[6] Jones BM, Kapadia SR, Smedira NG, et al. Ventricular septal rupture complicating acute myocardial infarction: a contemporary review [J]. Eur Heart J, 2014,35(31): 2060-2068.
[7] Anchisi C, Rossi L, Bellacosa I, et al. An unusual case of postinfarction ventricular septal rupture in a patient with angiographically normal coronary arteries [J]. G Ital Cardiol (Rome), 2014,15: 330-334.
[8] Zóka A, Andréka P, Becker D, et al. Ventricular septal rupture caused by myocardial bridge, solved by interventional closure device [J]. Croat Med J, 2012,53: 627-630.

病例 9　不一样的"心肌炎"

关键词·心肌炎；嗜酸性粒细胞增多；肉芽肿；ANCA

·病史摘要·

患者，男性，20 岁，因"胸闷胸痛 2 天，腹痛 1 天"入院。

患者于 2 天前受凉后出现胸闷，伴有胸痛，为针刺样，与活动无明显相关性，伴有全身乏力、腰背部酸痛，无心慌，无黑矇、晕厥。

1 天前患者出现右侧腹部疼痛，伴有恶心，呕吐 1 次，为胃内容物，无腹泻，校医院查示白细胞 12.34×10^9/L，中性粒细胞计数 8.34×10^9/L，心电图无异常。当天下午症状未缓解，并出现发热、咳嗽、咳痰，急诊对症处理后收入院。既往体健，无特殊。

体格检查：神志清，精神差，多处皮肤可见皮疹。两侧呼吸运动平稳，双肺呼吸音粗，双下肺闻及少许湿啰音，右侧明显。颈静脉稍充盈，心律齐，各瓣膜听诊区无病理性杂音，腹部微隆，肝脾肋下未触及，双下肢无水肿。

问题与思考 1

·患者为年轻男性，因受凉后出现发热、胸闷、胸痛、腹痛症状，查体可见皮疹，双肺呼吸音粗，双下肺闻及少许湿啰音，颈静脉稍充盈，病情进展提示：①病毒感染：病毒性心肌炎可能，不排除有心肌损伤进展为心力衰竭；②患者血常规检查白细胞增多，出现发热及肺部体征提示可能合并有肺部感染，但全身皮疹及腹痛症状原因不明，需进一步排查。首先来分析患者于我院急诊所做检查。

·辅助检查 1·

▶ 血常规＋CRP 测定：WBC 12.32×10^9/L，NE$^{\#}$ 9.93×10^9/L，LY 14.20%，MO 2.80%，NE

80.60%，CRP 48.32 mg/L。

▶ 肝肾功能电解质：钠 132.3 mmol/L，GPT 87.9 U/L，BUN 8.93 mmol/L。

▶ 降钙素原：0.156 ng/mL。

▶ NT-proBNP：4 377 pg/mL。

▶ 心肌标志物测定组合：hs-cTnT 413.6 ng/L。

▶ 凝血五项：PT 15.20 s，Fg 1.94 g/L，TT 21.30 s，D-二聚体 6.23 mg/L。

▶ 血、尿 AMY：正常。

·辅助检查 2·

▶ 胸部 CT：双下肺少许斑片状模糊影，双下肺支气管壁稍增厚，少许炎症可能。两侧胸腔积液，双下肺少许膨胀不全，右侧明显。双肺尖肺气肿、肺大泡。心包积液。腹腔少许积液。前纵隔密度较高，考虑胸腺退化不全。

▶ 心电图：窦性心动过速，未见明显 ST-T 改变（图 9-1）。

问题与思考 2

·患者于我院急诊的初步检查示 CRP、PCT、hs-cTnT 升高，且既往有受凉史，伴有胸闷、胸痛症状，患者又为年轻男性，因此初步诊断为病毒性心肌炎。对于此类病毒感染的心肌炎症性疾病，还需要超声心动图、病毒血清学、CMR，甚至心内膜心肌活检等相关检查确诊。有趣的是，患者胸腹部 CT 所示两侧胸腔积液、心包积液及腹腔少许积液，这样的多浆膜腔积液现象如何解释？如果存在急性病毒性心肌炎，是否伴发心力衰竭？还有没有可能存在其他的原发病导致这一系列改变？

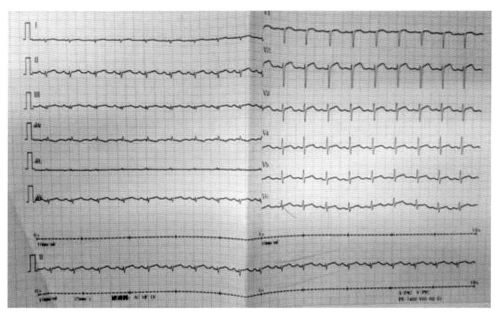

图 9-1 入院心电图

·住院经过·

入住我科后予吸氧、抗感染、利尿、护胃等对症治疗,行胸部 X 线示双侧胸腔积液,右侧为著。右侧叶间裂积液可能。右肺门影增浓。超声定位下行胸穿检查,胸水常规及生化无异常。住院第 3 天患者出现发热伴心悸,体温 38.8 ℃,予塞来昔布口服后体温降至正常。患者入院经一周多的治疗后,多次复查 hs - cTnT 及 NT - proBNP 居高不下(图9-2),患者持续的心肌损伤及心衰由何引起?如果诊断是病毒性心肌炎,这一自限性疾病为何心肌酶持续增高?肺部改变的原因是急性的还是另有原因?此时诊断陷入了僵局。为此,我们进行了风湿免疫疾病的排查。

·辅助检查 3·

▷ 血常规:WBC 10.57×10^9/L,NE# 4.76×10^9/L,EO# 2.97×10^9/L,EO 28.10%。

▷ 肝肾功能和电解质:GPT 75.6 U/L,GOT 45.5 U/L,ALP 131.3 U/L,γ - GT 109.3 U/L,LDH 296 U/L,Alb 34.7 g/L,Glu 5.55 mmol/L,Ur 8.74 mmol/L。

▷ 免疫:ANA、A - U1 - snRNP、A - SmD1、A - RPP、AnuA、AHA、A - SSA/Ro52、A - SSA/Ro60、A - SSB、A - Scl - 70、A - CenpB、A - Jo - 1、A Mi - 2、A - PM - Scl、A - Ku、A - PCNA、AMA - M2、A - dsDNA 均阴性。

▷ 结核感染 T 细胞检测(T - SPOT.TB):阴性。

▷ 动态心电图:①窦性心律;②偶发多源室性期前收缩。

▷ 入院 10 天后复查心电图:窦性心律,与入院心电图比较,ST - T 改变明显(图 9-3)。

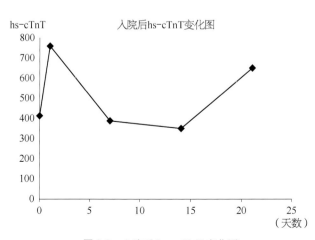

图 9-2 入院后 hs - cTnT 变化图

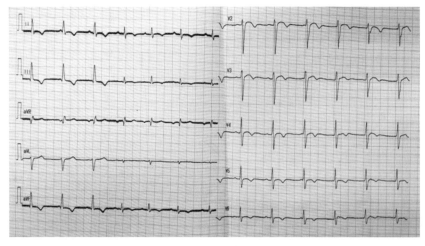

图 9-3　入院 10 天随访心电图

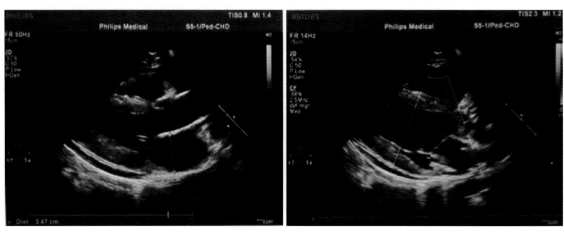

图 9-4　超声心动图

▶　超声心动图：LA 34 mm，LVEDD 52 mm，LVESD 32 mm，IVSD 12 mm，LVPWD 12 mm，RA 30 mm，RV 34 mm，LVEF 56％（Simpson 法）。

▶　左心室室壁增厚及室间隔增厚，回声呈颗粒样增强；少量心包积液（图 9-4）。

▶　双源冠状动脉 CT 示 LAD 中远段心肌桥，余血管未见明显异常。

问题与思考3

•　根据患者病史、实验室检查（动态心电图、超声心动图、双源冠状动脉 CT），患者确实存在心肌损伤。但是，对于一个平素体健的年轻男性，究竟是什么导致之前我们所看到的多浆膜腔积液，以及无法明确解释的心肌及肺部改变？不存在高血压，心肌肥厚的病因是什么？

•　此时，住院期间血常规里的一个变化——嗜酸性粒细胞增高给了我们一丝线索。排除支气管哮喘、荨麻疹等病因，重新回顾患者的病史：有发热伴皮疹，肌钙蛋白及 NT‑proBNP 多次复查居高不下，但症状相对较轻，胸部及腹部 CT 显示多浆膜腔积液，血常规显示嗜酸性粒细胞增高。据此，我们高度怀疑是否存在血液系统或是风湿免疫系统方面的疾病，心肌是否存在限制型心肌病——心肌嗜酸性粒细胞浸润？遂复查血常规，行外周血涂片及骨髓穿刺检查。

•辅助检查4•

▶　心脏 MRI：双心房增大，左心室室壁肥厚明显，舒张受限，心内膜下延迟强化明显（视频 9-1）。

▶　外周血涂片：嗜酸性分叶核粒细胞增高，占 8％。

▶　髓象：白细胞总数正常，分类嗜酸性粒细胞比

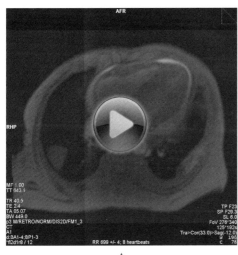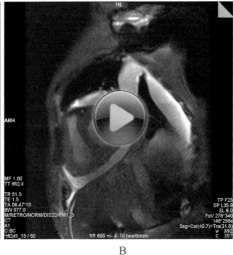

视频 9-1　心脏 MRI
A. 四腔心切面；B. 短轴切面

例增高，占 25%。淋巴细胞比例正常，形态正常。成熟红细胞同髓片。血小板成簇可见。

▶ 骨髓活检：未见明显异常，请结合临床。

▶ 血髓过氧化物酶抗体（MPO）<2.0 RU/mL，血蛋白酶 3 抗体（PR3）80.5 RU/mL。

▶ 复查：MPO<2.0 RU/mL，PR3 84.3 RU/mL。与风湿免疫科共同讨论，最终用一元论解释，仍将心肌的改变考虑为心肌炎，而不是嗜酸性粒细胞浸润。

·最后诊断·

（1）心肌炎。

（2）嗜酸性肉芽肿性血管炎。

·治疗与随访·

患者住院期间予营养心肌、抗感染、护胃、维持电解质平衡等对症处理。后建议糖皮质激素联合免疫抑制剂治疗。糖皮质激素＋免疫抑制剂治疗：醋酸泼尼松龙 30 mg，QD 起始；硫酸羟氯喹 0.1 g BID。

随访：hs-cTnT 12.86 ng/L，CK-MB 8.8 U/L，NT-proBNP 52 pg/mL。

超声心动图结果：室间隔与左心室后壁厚度正常（图 9-5）。

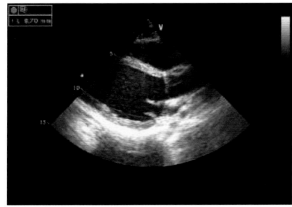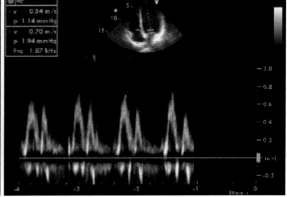

Aod: 29 mm	LAD: 33 mm	LVDd: 53 mm	LVDs: 37 mm
IVS: 10 mm	LVPW: 10 mm	FS: 30.2%	EF: 57.1%
E1: 70 cm/s	A1: 54 cm/s	间隔 e′: 9 cm/s	侧壁 e′: 15 cm/s
E/A: 1.3	E/e′: 5.8		

图 9-5　治疗后随访超声心动图

·讨论·

系统性血管炎是弥漫性结缔组织疾病中诊断最为困难的一组疾病,临床上分为大血管炎、中血管炎及小血管炎。小血管炎中与抗中性粒细胞胞质抗体(ANCA)相关的一组疾病临床特点及组织学特点极为相似,合称为 ANCA 相关性血管炎(AAV),包括显微镜下血管炎(MPA)、肉芽肿性血管炎(GPA)及嗜酸性肉芽肿性血管炎(EGPA)。该类疾病患者往往起病急、进展快,常侵犯肺、肾等重要脏器,累及小动脉、静脉及毛细血管,偶尔累及大动脉,主要侵犯上、下呼吸道和肾脏,常以鼻黏膜和肺组织的局灶性肉芽肿性炎症起病,临床表现为过敏性鼻炎、肺病变和进行性肾功能衰竭。目前认为 ANCA,尤其是抗蛋白酶3(proteinase-3,PR3)抗体可能参与了疾病的发生,可伴有嗜酸性粒细胞增多,少数也可累及心脏而出现心肌心包炎。

嗜酸性粒细胞来源于造血干细胞,正常人外周血白细胞仅占 1%～3%,一般也只存在于胃肠道的黏膜组织中。据文献报道,嗜酸性肉芽肿性血管炎每年新发病率为 0.11～2.66/百万人,总患病率为 10.7～14/百万人;发病年龄通常为 7～74 岁,平均年龄 38～54 岁。脏器受累中心肌受累较多见,一些大型的研究显示心包积液和心肌病变是其心脏受累最常见的临床形式。而本例患者,我们先入为主地诊断为"病毒性心肌炎",导致我们忽视了嗜酸性肉芽肿性血管炎。而后再次回顾病史及相关检查,血常规中的嗜酸性粒细胞增多以及一开始无法明确解释的多浆膜腔积液、cTnT 的持续增高、超声心动图中的异常,让我们开始思考除了病毒性心肌炎,还有更重要的"幕后凶手"。

嗜酸性粒细胞肉芽肿因其不典型的临床症状,往往很容易被忽视。该患者使用激素及免疫抑制剂治疗,肌钙蛋白及 NT-proBNP 均正常,复查的超声心动图也较前明显改善,验证了之前用一元论对于嗜酸性粒细胞肉芽肿累及心肌炎的诊断,虽然未进行心肌活检,但是这么短的时间,心肌肥厚消失并恢复正常,可以排除限制型心肌病嗜酸性粒细胞浸润的诊断。该患者的诊断及治疗,是较为成功的案例。

·病例启示·

(1)心肌炎诊断较易,患者的特征、病史、临床表现较为典型。但心肌酶的居高不下,嗜酸性粒细胞的增多,肺部的影像学改变,要考虑在心肌炎外是否还有其他病因。

(2)风湿免疫疾病累及心肌的疾病并不少见,心脏受累时可有心肌酶谱的异常,但往往有多个脏器受累的表现,即使风湿免疫抗体阴性也不应排除风湿免疫疾病诊断。

(3)早诊断,早治疗。及时与风湿免疫科多学科合作,应用激素及免疫抑制剂治疗,可以改善患者的预后及减少复发。

徐东杰
江苏省人民医院

[1] Cottin V, Bel E, Bottero P, et al. Respiratory manifestations of eosinophilic granulomatosis with polyangitis (Churg-Strauss) [J]. Eur Respir J, 2016,48(5): 1429-1441.

[2] Greco A, Rizzo MI, De Virgilio A, et al. Churg-Strauss syndrome [J]. Autoimmun Rev, 2015,14(4): 341-348.

[3] Grayson PC, Monach PA, Pagnoux C, et al. Value of commonly measured laboratory tests as biomarkers of disease activity and predictors of relapse in eosinophilic granulomatosis with polyangiitis [J]. Rheumatology (Oxford), 2015,54(8): 1351-1359.

[4] Cho HJ, Yune S, Seok JM, et al. Clinical characteristics and treatment response of peripheral neuropathy in the presence of eosinophilic granulomatosis with polyangiitis (Churg-Strauss Syndrome): experience at a Single Tertiary Centre [J]. J Clin Neurol, 2017,13(1): 77-83.

[5] Calatroni M, Oliva E, Gianfreda D, et al. ANCA-associated vasculitis in childhood: recent advance [J]. Ital J Pediatr, 2017,43(1): 46.

[6] Koike H, Akiyama K, Saito T, et al. Intravenous immunoglobulin for chronic residual peripheral neuropathy in eosinophilic granulomatosis with polyangiitis (Churg-Strauss Syndrome): a multicenter, double-blind trial [J]. J Neurol, 2015,262(3): 752-759.

[7] Eleftheriou D, Gale H, Pilkington C, et al. Eosinophilic granulomatosis with polyangiitis in childhood: retrospective experience from a tertiary referral centre in the UK [J]. Rheumatology (Oxford), 2016,55(7): 1263-1272.

病例 10 "伤心"欲绝——一例特殊类型的心肌病

关键词·晕厥；嗜铬细胞瘤；儿茶酚胺性心肌病

·病史摘要·

患者，女性，68岁，因"反复心悸、胸痛1周，加重1天"入院。

患者入院前一周反复心悸、胸痛，常于活动时发作，持续数分钟，入院前一天早晨起床后再次出现上述症状，程度加重，伴头晕、呕吐、大汗。就诊于外院，查心电图示窦性心律，ST段水平型压低（0.05~0.1 mV），胸片示心肺未见明显异常。CK-MB 22 U/L，为进一步诊治收入我科。患者既往有糖尿病史2年（未治疗），血压波动较大（平素收缩压多在120~140 mmHg，间歇性收缩压升至180 mmHg左右）。

·体格检查·

患者神志清，气平，心率126次/min，血压125/73 mmHg，双肺呼吸音粗，未及啰音，心律齐，各瓣膜听诊区未闻及明显病理性杂音，腹平软，无压痛，双下肢无水肿。

·辅助检查1·

> 血常规：WBC 7.19×10^9/L，NE 77.0%（↑），Hb 130 g/L，PLT 269×10^9/L。

> 血糖：FBG 9.85 mmol/L（↑），餐后2 h血糖13.6 mmol/L（↑），HbA1C 7.6%（↑）。

> 肝功能：GPT 26 U/L，GOT 17.7 U/L，TB 10.3 μmol/L，Alb 40.7 g/L。

> 肾功能：Ur 6.2 mmol/L，Cr 60 μmol/L。

> 血脂：TG 1.55 mmol/L，TC 4.53 mmol/L，HDL 1.43 mmol/L，LDL 2.47 mmol/L。

> 心肌标志物：TnI 0.02 ng/mL，CK-MB 20.2 U/L。

> BNP：35 pg/mL。

> 甲状腺功能：FT$_3$ 4.53 pmol/L，FT$_4$ 15.5 pmol/L，TSH 1.07 mU/L。

> 心电图：未见明显异常。

> 胸片：心肺未见明显异常。

> 超声心动图：左心室收缩活动未见明显异常（LVEF 69%）。

> 24 h动态血压监测：平均血压120/75 mmHg，收缩压最高182 mmHg，最低76 mmHg；舒张压最高103 mmHg，最低50 mmHg。

> 冠状动脉造影（图10-1）：左主干正常，左前降支中段心肌桥，收缩期狭窄40%~50%，前向血流TIMI 3级，回旋支及右冠状动脉正常，前向血流TIMI 3级。

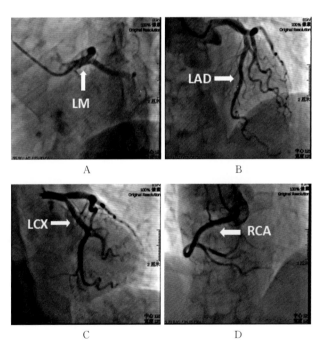

图10-1 患者首次入院时的冠状动脉造影结果：左前降支中段心肌桥，收缩期狭窄40%~50%，其余冠状动脉未见明显狭窄（LM，左主干；LAD，左前降支；LCX，左回旋支；RCA，右冠状动脉）

·初步诊断及治疗经过·

由于患者既往有躯体化障碍病史，近期丧偶，检查未发现器质性病变,故考虑心悸、胸痛症状为心理因素导致,予盐酸舍曲林片和盐酸曲唑酮片抗焦虑、抑郁,酒石酸美托洛尔片控制心率,予出院。

出院 30 h 内患者先后发生 3 次晕厥、意识丧失,持续约 1 min,伴大汗淋漓,无口角歪斜、口吐白沫、四肢抽搐、视物旋转、大小便失禁,遂再次收入我科。

· 辅助检查 2 ·

▶ TnI 4.39 ng/mL(↑),BNP 1 640.0 pg/L(↑),CK 653 U/L(↑)。

▶ 心电图(图 10-2):窦性心动过速,V3～V6 导联 ST 段压低伴 T 波倒置。

▶ 超声心动图(图 10-3):左心室基底水平节段活

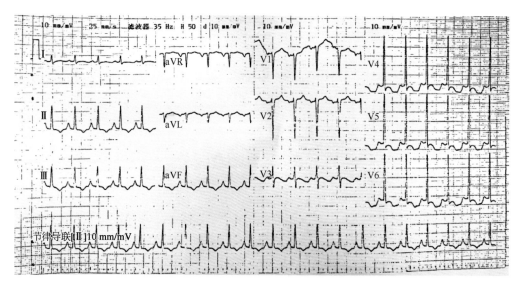

图 10-2 患者第二次入院时的心电图(窦性心动过速,V3～V6 导联 ST 段压低伴 T 波倒置)

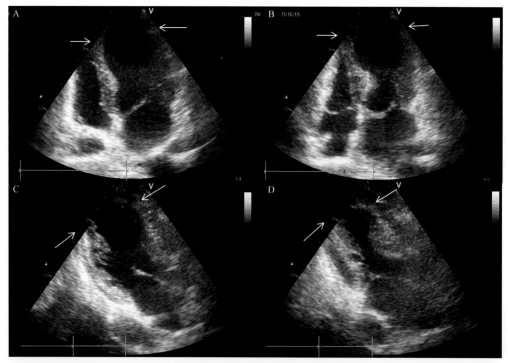

图 10-3 患者第二次住院期间的超声心动图。A、B. 发生 Takotsubo 型心肌病时超声心动图心尖四腔心切面,可见与舒张期(A)相比,收缩期(B)左心室基底段心肌增厚、向内收缩,而乳头肌和心尖段心肌均无明显增厚与向内收缩,心尖部圆钝(箭头所示);C、D. 患者左心室收缩功能恢复时超声心动图心尖三腔心切面,可见与舒张期(C)相比,收缩期(D)左心室基底段、乳头肌和心尖段心肌均明显增厚、向内收缩

动相对增强,乳头肌及心尖水平各节段收缩活动显
著减弱至消失,心尖部膨胀,左心室射血分数
约20%。

问题与思考1

• 结合患者临床症状、心电图改变、TnI 和 BNP
升高、超声心动图的异常,患者的诊断是什么?
①Takotsubo 心肌病:该病是一种急性、发病短
暂、可逆转的非缺血性心肌病,好发于绝经后妇
女,常由应激事件所诱发,临床表现与心电图改
变酷似急性心肌梗死,但冠状动脉无狭窄。超
声心动图表现为心尖部及心室中部室壁运动障
碍和心底部过度收缩,又可称心尖球形综合征。
本例患者为老年女性,近期丧偶,冠脉造影未见冠
脉显著狭窄,超声心动图检查表现与 Takotsubo
心肌病相似,故需考虑该诊断;②重症心肌炎:
心肌炎多数由病毒感染引起,重者可出现急性左
心功能衰竭、高度房室传导阻滞甚至猝死,但本
例患者无明显感染史;③急性心肌梗死:该病主
要由冠脉粥样硬化斑块破裂,引起血栓性阻塞所
致。本例患者虽有心电图 ST 段改变和心肌生
物标志物升高,但之前冠脉造影未见明显冠脉狭
窄,且超声心动图所示室壁运动异常范围与某支
冠脉供血分布范围不符;④其他(还需要做哪些
检查?):考虑患者有阵发性心悸、阵发性高血
压、大汗等临床表现,怀疑嗜铬细胞瘤可能,拟完
善生化检查和腹部影像学检查。

·辅助检查3·

▶ 头颅 CT 及 MRI:未见明显出血或梗死灶。

▶ 肺增强 CT:未见肺栓塞。

▶ 血去甲肾上腺素浓度 8 011. 4 ng/L(↑)(19~
121 ng/L),血变肾上腺素浓度 4 657. 9 ng/L(↑)
(14~90 ng/L)。

▶ 上下腹部增强 CT(图 10-4):右侧肾上腺区富
血供占位,嗜铬细胞瘤可能。

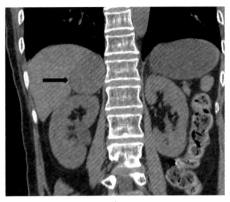

A

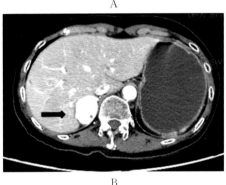

B

图 10-4　患者第二次入院时上、下腹部增强 CT。A. 横断面中箭
头所指为右侧肾上腺富血供占位,大小约 49 mm×
37 mm,边界光整,增强后可见明显强化,其内散在囊样
无强化区;B. 冠状面重建图像

问题与思考2

• 嗜铬细胞瘤系由交感神经系统的嗜铬细胞分
化所形成的一类较为少见的肿瘤。临床症状及
体征多种多样,系与儿茶酚胺分泌过量有关,主
要可概括为"6H 表现":hypertension(高血压)、
headache(头痛)、heart consciousness(心悸)、
hypermetabolism(高代谢状态)、hyperglycemia
(高血糖)、hyperhidrosis(多汗)。追溯病史,该
患者有阵发性心悸、阵发性高血压、出汗、高血糖
这些典型的临床表现,然而患者既往有躯体化障
碍病史,合并生活强烈应激事件,所以起初考虑患
者的症状为心理因素导致,未按嗜铬细胞瘤进一
步完善检查,直至病情进展,才完善相关检查得以
明确。目前,国际上推荐诊断嗜铬细胞瘤的首选
生化检验为测定血游离甲氧基肾上腺素(MN)、甲
氧基去甲肾上腺素(NMN),或尿 MN、NMN 浓
度。在确定嗜铬细胞瘤的定性诊断后再进行肿瘤

的影像学检查定位,范围覆盖腹部和盆腔。若患者影像学结果不明确,或患者存在遗传性肾上腺肿瘤、多发性肿瘤易感体质,功能性影像学可以提供帮助。推荐所有嗜铬细胞瘤患者进行基因检测。

· 最后诊断 ·

(1) 嗜铬细胞瘤危象。

(2) 儿茶酚胺性心肌病(Takotsubo 型)。

· 治疗及预后 ·

患者入院后出现烦躁不安、精神萎靡,伴恶心、呕吐、腹泻、乏力,胃纳极差,心率 110～140 次/min,血压波动于(70～170)/(48～100)mmHg。予甲磺酸多沙唑嗪缓释片阻断 α 受体,抑制大量儿茶酚胺

对心肌的毒性,艾司洛尔控制心率,减少心肌耗氧,所用药物均根据心率、血压谨慎调整剂量,但患者心率始终控制不佳,且由于收缩压常小于 90 mmHg,并存在低血容量状态,为减少对血压的影响,加用伊伐布雷定减慢心率。连续床边超声心动图监测发现患者左心室收缩功能逐步恢复,住院第 5 天左心室射血分数为 65%,随后 TnI、BNP、CK 等指标降至正常范围,心率维持在 80～90 次/min,血压维持在(100～120)/(50～60)mmHg,于住院第 22 天行心脏 MRI(图 10-5),未见心肌微循环障碍和瘢痕。患者遂转至泌尿科行腹腔镜右肾上腺肿瘤切除术,病理示右肾上腺嗜铬细胞瘤(5.5 cm×5.0 cm×3.0 cm)。术后患者生命体征平稳予出院。术后 10 个月随访,患者心率 70～80 次/min,血压无明显波动(120/80 mmHg),无心悸、胸闷、出汗等症状。

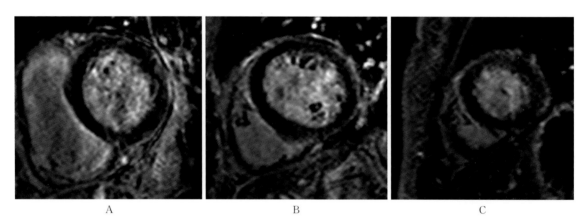

| A | B | C |

图 10-5　患者第二次入院第 22 天的心脏磁共振成像:PSIR 序列,分别从左心室短轴基底水平(A)、乳头肌水平(B)和心尖水平(C)观察心肌瘢痕,均未见

问题与思考3

· 由于梅奥诊所提出的 Takotsubo 心肌病诊断标准中,将嗜铬细胞瘤作为排除标准,故嗜铬细胞瘤患者出现 Takotsubo 心肌病表现称为 Takotsubo 型心肌病(Takotsubo-pattern cardiomyopathy)。本例患者发病前几天冠脉造影未见冠脉狭窄,LVEF 正常,而在短期内出现左心室收缩功能障碍,以乳头肌和心尖部为主,心尖部膨展,用药后 5 天内恢复正常,心脏 MRI 未见心肌灌注异常和瘢痕,符合 Takotsubo 型心肌病的发病和转归过程,这一类型比较少见。

· 讨论 ·

嗜铬细胞瘤系由交感神经系统的嗜铬细胞分化所形成的一类罕见的肿瘤,发病率约为 0.8/100 000 人年,在高血压病患者中发病率为 0.1%～0.6%。嗜铬细胞瘤向血液中持续或间断释放大量儿茶酚胺,造成心肌长期损害,引起心脏结构与功能异常,导致儿茶酚胺性心肌病。循环中高浓度的儿茶酚胺及其氧化产物可直接或间接产生心肌毒性,通过下调 β 肾上腺素能受体的水平和功能,导致细胞膜通透性增加、细胞溶质内钙离子浓度增高、心肌损伤和坏死,还可引起强烈的血管收缩、冠状动脉痉挛、内

皮损伤造成心肌缺血,加重心肌损害。临床可表现为左心室肥厚、心肌梗死、心律失常、心力衰竭等,其中类似于 Takotsubo 型心肌病的表现最为少见,可能由于整个心脏的交感神经分布种类和密度不同,心尖部心肌更容易受到突然增加的儿茶酚胺的影响。当循环中儿茶酚胺浓度下降时,心肌顿抑解除,心脏功能得以恢复。据报道,嗜铬细胞瘤患者 Takotsubo 型心肌病发生率为 1.4%～8.3%。当面对 Takotsubo 型心肌病表现的患者时,结合临床表现不要忽略嗜铬细胞瘤的筛查。治疗初期,患者血压波动剧烈,给使用 α 受体阻滞剂和 β 受体阻滞剂带来风险。α 受体阻滞剂是抑制儿茶酚胺引起的一系列不良效应,包括心肌毒性的必用药物,如果单用 β 受体阻滞剂,将因失去了对 α 受体缩血管作用的拮抗导致血管急度收缩,引发严重高血压。嗜铬细胞瘤虽然是一种良性肿瘤,但可因多种因素导致嗜铬细胞瘤危象,危及生命,所以在临床上我们要善于从蛛丝马迹中寻找线索,尽早诊断。

·病例启示·

(1) 嗜铬细胞瘤是一种可危及生命的少见疾病,需引起临床医生的足够重视,从蛛丝马迹中寻找线索。

(2) 当诊断 Takotsubo 型心肌病后,进一步排除可能引起 Takotsubo 型心肌病发生的病因是必要的。

(3) 超声心动图是一项简便、价格低廉、可重复性高的检查手段,对于不能脱离监护设备和药物支持的危重患者来说,它可以提供重要的临床信息。

(4) 儿茶酚胺性心肌病药物治疗特点:以 α 受体阻滞剂为主;切不可单用 β 受体阻滞剂;应个体化治疗。

王 玮 姜 萌
上海交通大学医学院附属仁济医院

参考文献

[1] Ferreira VM, Marcelino M, Piechnik SK, et al. Pheochromocytoma is characterized by catecholamine-mediated myocarditis, focal and diffuse myocardial fibrosis, and myocardial dysfunction [J]. J Am Coll Cardiol, 2016,67(20): 2364 - 2374.
[2] Lenders JW, Eisenhofer G, Mannelli M, et al. Phaeochromocytoma [J]. Lancet, 2005,366(9486): 665 - 675.
[3] Edmondson EF, Bright JM, Halsey CH, et al. Pathologic and cardiovascular characterization of pheochromocytoma-associated cardiomyopathy in dogs [J]. Vet Pathol, 2015,52(2): 338 - 343.
[4] Pierpont GL, De Master EG, Cohn JN. Regional differences in adrenergic function within the left ventricle [J]. Am J Physiol, 1984,246(6 Pt 2): H824 - 829.
[5] Kawano H, Okada R, Yano K. Histological study on the distribution of autonomic nerves in the human heart [J]. Heart Vessels, 2003,18(1): 32 - 39.
[6] Park JH, Kim KS, Sul JY, et al. Prevalence and patterns of left ventricular dysfunction in patients with pheochromocytoma [J]. J Cardiovasc Ultrasound, 2011,19(2): 76 - 82.
[7] Zelinka T, Petrák O, Turková H, et al. High incidence of cardiovascular complications in pheochromocytoma [J]. Horm Metab Res, 2012,44(5): 379 - 384.
[8] Giavarini A, Chedid A, Bobrie G, et al. Acute catecholamine cardiomyopathy in patients with phaeochromocytoma or functional paraganglioma [J]. Heart, 2013,99(19): 1438 - 1444.

病例 11　儿茶酚胺敏感性室性心动过速

关键词·晕厥；室性心动过速；全皮下 ICD；儿茶酚胺敏感性多形性室性心动过速

·病史摘要·

患者，男性，学生，16 岁。因"发作性心悸、晕厥 5 年"于 2019 - 02 - 27 入院。

患者 5 年前无明显诱因晨起出现头晕、黑矇、晕厥，伴小便失禁，症状持续 1 min 左右，自行苏醒，醒后胸痛、恶心、呕吐，遂到当地某医院就诊，做相关检查后诊断为"贫血"，未应用药物。2016 年 12 月 14 日，患者在学校课外活动时突发意识丧失，伴四肢抽搐、口唇发绀、疼痛刺激无反应，立即送至医院就诊，在急诊行持续胸外心脏按压、气管插管简易呼吸器辅助通气，其间心电监护提示心室颤动，给予电除颤 1 次。经积极抢救后，患者呼吸、心跳恢复，意识转清。诊断为"心律失常，心室颤动，频发室性期前收缩，房性心动过速，阵发性心房颤动，心搏骤停，吸入性肺炎，缺氧缺血性脑病，离子通道病，长 QT 综合征"。行冠状动脉造影显示三支血管均未见明显狭窄。静息心肌显像示静态心肌血流灌注正常，经积极治疗后症状改善，院外服用"倍他乐克片 12.5 mg 每日 2 次，稳心颗粒 5 g，每日 3 次"。2017 年在北京做基因检测结论：发现 *RYR2* 基因与儿茶酚胺敏感性多形性室性心动过速 1 型（OMIM：604772）、致心律失常型右心室发育不良 2 型（OMIM：600996）相关性较高的变异。近 5 年来上述症状反复发作，共晕厥 6 次，每次持续约 2 min 左右，自行恢复，院外曾诊断为"癫痫"，治疗效果欠佳，为进一步诊疗，于 2019 - 02 - 18 到我院门诊就治，心脏超声：①左心室大小正常高值；②三尖瓣微量反流；③心脏各腔室未见确切血栓形成；④心内未见分流；⑤左心室心功能检查示 FS 34%，LVEF 62%，SV 94 mL/B；胸部正侧位片示双肺未见实质性病变；肺静脉 64 层 CT 血管成像示肺静脉 CT 血管成像未见明显异常；腹部彩超示轻度脂肪肝，胆、胰、脾、双肾二维及彩色多普勒超声未见异常。院外口服"达吡加群酯片 110 mg，2 次/d"，结合 2019 - 01 - 23 动态心电图示：①窦性心律伴窦性心动过速及窦性心动过缓（平均心率 97 次/min，最慢心率 48 次/min，最快心率 174 次/min）；②频发多源房性期前收缩，短阵房性心动过速、阵发性心房颤动（共有 53 387 次）；③频发室性期前收缩（共有 1 883 次）；④偶发房性逸搏及逸搏心律；⑤ST - T 改变。门诊以"阵发性房颤，晕厥，长 QT 间期综合征，频发室性期前收缩"收入住院。病程中，患者精神、食欲及睡眠欠佳，大小便正常，体重较前无明显变化。

入院后 72 h 动态心电图示（第一天）窦性心律不齐伴窦性心动过速，平均心率 68 次/min，最慢心率 46 次/min，最快心率 127 次/min；偶发多源房性期前收缩，偶伴差传，共有 172 次；频发多源室性期前收缩，可见成对，多源室性心动过速，共有 1 580 次，其中有 100 次阵发性室性心动过速和 43 次成对室性期前收缩，有 40 阵室性二联律；偶发房性逸搏及逸搏心律，ST - T 改变：部分时间 ST 在 Ⅱ、Ⅲ、aVF、V4～V6 水平及下斜压低 0.05～0.15 mV，伴 T 波倒置、双向及低平，QT 间期延长。（第二天）窦性心律不齐伴窦性心动过速及窦性心动过缓，平均心率 64 次/min，最慢心率 45 次/min，最快心率 156 次/min；偶发房性期前收缩，共有 36 次；多源室性期前收缩，短阵多源室性心动过速，共有 629 次，其中有 4 次阵发性室性心动过速和 2 次成对室性期前收缩，有 14 阵室性二联律和 2 阵室性三联律；ST - T 改变：部分时间 ST 在Ⅱ、Ⅲ、aVF、V4～V6 水平及下斜压低 0.05～0.20 mV，伴 T 波倒置、双向及低平，QT 间期延长。（第三天）窦性心律不齐伴窦性心动过速及窦性心动过缓，平均心率 67 次/min，最慢心率 45 次/min,最快心率 132 次/min;偶发房性期前收缩,短阵房性心动过速,共有 52 次;频发多源室性期前收缩,短阵多源室性心动过速,共有 2 181 次,其中有 53 次阵发性室性心动过速和 69 次成对室性期前收缩,有 40 阵室性二联律和 1 阵室性三联律;ST - T 改变:部分时间 ST 在 Ⅱ、Ⅲ、aVF、V4～V6 水平及下斜压低 0.05～0.20 mV,伴 T 波倒置、双向及低平,QT 间期延长。

既往史、个人史:无特殊。

家族史:父母健在,有一弟弟,家族中无晕厥及遗传病史,其弟健康状况良好,无特殊疾病。

· 体格检查 ·

患者神志清,血压 105/84 mmHg,双肺呼吸清晰对称,心前区无隆起,心尖搏动正常,心率 87 次/min,心律不规则,心脏各瓣膜未闻及病理性杂音,腹部平软,腹部无压痛及反跳痛,肝脾肋缘下未扪及,双下肢无水肿。

· 辅助检查 ·

(1) 2019 - 01 - 23

▶ 动态心电图:①窦性心律伴窦性心动过速及窦性心动过缓(平均心率 97 次/min,最慢心率 48 次/min,最快心率 174 次/min);②频发多源房性期前收缩,短阵房性心动过速、阵发性心房颤动(共有 53 387 次);③频发室性期前收缩(共有 1 883 次);④偶发房性逸搏及逸搏心律;⑤ST - T 改变。

(2) 2019 - 02 - 19

▶ 心电图:①窦性心动过速;②左心室高电压。

▶ 超声心动图:①左心室大小正常高值;②三尖瓣微量反流;③心内未见分流;④心脏各腔室未见确切血栓形成。左心室心功能检查示 FS 34%,LVEF 62%,SV 94 mL/B(图 11-1)。

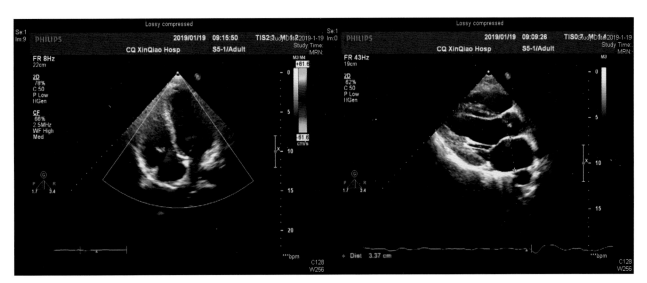

图 11-1 超声心动图

▶ 胸部正侧位片:双肺未见实质性病变(图 11-2)。

▶ 肺静脉 64 层 CT 血管成像:肺静脉 CT 血管成像未见明显异常。

▶ 腹部彩超:①轻度脂肪肝;②胆、胰、脾、双肾二维及彩色多普勒超声未见异常。

▶ 实验室检查:游离脂肪酸(NEFA)0.79 mmol/L(↑)、TG 2.18 mmol/L(↑);淋巴细胞亚群、输血前检查、肝炎十项、大便常规、凝血六项、肝功能、肾功能、电解质、心肌酶谱、血糖、血常规、尿常规、甲功八项、心力衰竭标志物无异常。

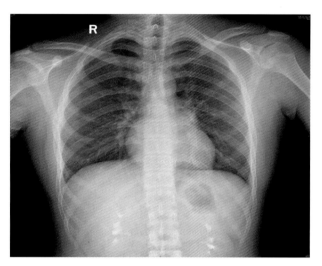

图 11-2　胸部 X 线

问题与思考1

　　患者为年轻男性,以运动或激动后出现晕厥为主要临床表现,且无器质性心脏病,院外有心室颤动发作及心肺复苏病史,患者诊断是儿茶酚胺敏感性多形性室性心动过速(CPVT)还是长 QT 综合征?

· 院外常规心电图:窦性心律,心率 61 次/min,QTC 453 ms。我科常规心电图:窦性心律,心率 84 次/min,QTC 439 ms。正常心电图;入院后动态心电图提示窦性心律,快频率依赖性室性期前收缩、室性心动过速(心室率在 110 次/min 左右),继后出现多形性室性心动过速,双向性室性心动过速(图 11-3)。

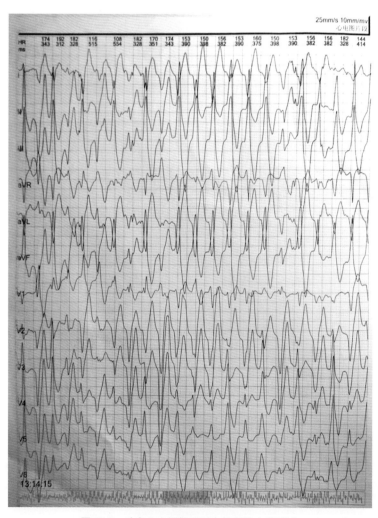

图 11-3　动态心电图提示双向性室性心动过速

· 结合 2017 年在北京基因检测结论：发现 *RYR2* 基因与儿茶酚胺敏感性多形性室性心动过速 1 型（OMIM：604772）、致心律失常性右心室发育不良 2 型（OMIM：600996）相关性较高的变异。心电图与快频率相关的双向性室性心动过速，且无器质性心脏病的晕厥病史，该患者诊断是儿茶酚胺敏感性多形性室性心动过速。

问题 与 **思考** 2

根据指南离子通道疾病患者，出现过心搏骤停，属心脏性猝死二级预防，预期生存时间超过 1 年，推荐植入 ICD。该患者选择皮下 ICD 还是经静脉 ICD 植入？

· 72 h 动态心电图结果提示：患者基础心率在 60～70 次/min，不依赖起搏器，患者心脏超声提示：结构基本正常，无须左、右心室同步治疗，年轻患者的儿茶酚胺敏感性多形性室性心动过速、心室颤动，心肺复苏后患者应考虑避免经静脉 ICD 除颤导线长期植入体内可能发生的并发症。综合评估确定患者不依赖无痛 ΛTP 治疗。

· 与患者充分沟通后，选择植入 S - ICD。术前对患者进行了体表心电图筛查，左、右两侧主要向量、次要向量和备选向量测量结果均符合筛查标准，综合以上，可以植入 S - ICD。

· **最终诊断** ·

（1）心律失常：①阵发性心房颤动；②儿茶酚胺敏感性多形性室性心动过速；③频发室性期前收缩；④短阵室性心动过速；⑤短阵房性心动过速。

（2）心肺复苏术后。

（3）轻度脂肪肝。

（4）高甘油三酯血症。

· **治疗方案** ·

患者在静脉复合麻醉下行全皮下心律转复除颤器（S - ICD）植入术，术中诱颤成功，术后予美托洛尔缓释片 47.5 mg 口服，QD，顺利出院。

· **讨论** ·

儿茶酚胺敏感性多形性室性心动过速（CPVT）是一种具有遗传特征的原发性心电疾病，以运动或激动后出现晕厥、猝死为主要临床表现，多无器质性心脏病，患者多为青少年，静息心电图基本正常；恶性程度高，未经治疗者，80% 的患者有晕厥症状，死亡率达 30%～50%；人群中患病率约为 1/10 000。

RYR2 基因表达的 RYR2 通道主要分布在心肌细胞肌浆网上，主要作用是调节细胞浆内游离钙离子浓度与平衡的，影响兴奋收缩偶联。研究表明，机体内儿茶酚胺水平的升高，可使突变的 RYR2 通道出现过度开放，导致舒张期肌浆网大量的钙离子外漏，使细胞胞质内的钙离子异常增加，导致钙超载，诱发延迟后除极。该患儿心率（窦性）增快时发室性期前收缩，另外多形性室性心动过速中有短阵双向性室性心动过速，且该患者的基因为 *RYR2* 变异，提示基因检测很重要。

1978 年由 Coumel 等报道了这类疾病不仅表现为室性心动过速、晕厥和猝死，还发现部分患者有家族聚集现象，但也有散发的病例。他们把具有这种临床特征的疾病称为儿茶酚胺敏感性多形性室性心动过速。Coumel 总结 CPVT 具有三个典型特征：①心律失常的发生与肾上腺素分泌增多（运动或情绪激动）有关；②心律失常发生时表现为典型的双向性室性心动过速，而在休息时心电图无明显异常；③心脏结构正常。该患者符合这三个条件。

儿茶酚胺敏感性室性心动过速的发病率低，在临床常常较难诊断，但由于该病的恶性程度高，故快速及时的诊断及治疗至关重要。本患者反复发生一过性的晕厥，曾诊断为"贫血、长 QT 综合征、癫痫"，并给予癫痫药物服用仍无效。该病具有较强的隐匿性，常规的心电图、心脏超声不能发现异常，该患者动态心电图提示多形性室性心动过速中有短阵双向性室性心动过速，且呈快频率依赖性。因此，动态心电图对是该类患者必需的检查，建议患者适度的运动可以增加诊断准确性。

·病例启示·

（1）儿茶酚胺敏感性多形性室性心动过速发病隐匿，极易误诊、漏诊。动态心电图检查是一种无创、简便有效的筛查手段。对于临床上疑诊儿茶酚胺敏感性多形性室性心动过速推荐行动态心电图检查。

动态心电图检查为确诊 CPVT 敏感且有效的检查。对于运动或情绪激动后的晕厥，伴动态心电图出现快频率依赖的室性期前收缩、且有短暂双向性室性心动过速的多形性室性心动过速可以诊断 CPVT。

（2）诊断 CPVT 基因筛查是必要的。

（3）全皮下 ICD 的植入是优选方案。①年轻的 CPVT 患者；②心室颤动，心肺复苏后，属心脏性猝死二级预防；③无明确心动过缓，非除颤后起搏依赖；④应考虑避免经静脉 ICD 除颤导线长期植入体内可能发生的并发症；⑤综合评估确定患者不依赖无痛 ATP 治疗。术前对患者进行了体表心电图筛查，左右两侧主要向量、次要向量和备选向量测量结果均符合筛查标准，综合以上，可以植入 S‑ICD。术后应服用大剂量的 β 受体阻滞剂。

（4）心电图平板运动试验是用于诊断 CPVT 最主要的检查方式，且重复性好，也可用于评估药物治疗效果。如有条件可进行心电图运动平板试验检查。

成小凤　刘小燕　李　平　何永铭　钟杭美　王　江
陆军军医大学新桥医院

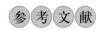

［1］Reid DS，Tynan M，Braidwood L，et al. Bidirectional tachycardia in a child：a study using His bundle electrography［J］. Br Heart J，1975，37 (3)：339‑443.

［2］Leenhardt A，Lucet V，Denjoy I，et al. Catecholaminergic polymorphic ventricular tachycardia in children：a 7-year follow-up of 21 patients ［J］. Circulation，1995，91(5)：1512‑1519.

［3］Priori SG，Napolitano C，Memmi M，et al. Clinical and molecular characterization of patients with catecholaminergic polymorphic ventricular tachycardia［J］. Circulation，2002，106(1)：69‑74.

［4］Patanè S. Long-QT syndrome，brugada syndrome，and catecholaminergic polymorphic ventricular tachycardia：a tale of 3 diseases［J］. J Am Coll Cardiol，2016，67(23)：2805.

［5］Monteforte N，Priori SG. The long QT syndrome and catecholaminergic polymorphic ventricular tachycardia［J］. Pacing Clin Electrophysiol，2009，32 Suppl 2：S52‑57.

病例 12 抗癌之路，步步惊"心"

关键词 · 蒽环类药物；心力衰竭；肿瘤心脏病学

·病史摘要·

患者，女性，27 岁，因"反复眼睑及双下肢水肿 3 年余，再发伴胸闷、气短 1 周"就诊于心血管内科。患者 3 年前无明显诱因出现反复眼睑及双下肢水肿，渐出现腹胀，多次就医行辅助检查提示胸腔积液、腹腔积液、心包积液，经利尿、腹腔穿刺抽液、胸腔穿刺抽液治疗后好转。院外长期口服呋塞米治疗，剂量逐渐增大，最大量可达 360 mg/d。2 年前再次出现间断腹胀，进行性加重伴乏力、干咳，行心脏超声心动图提示左心室舒张期末内径 47 mm，左心室射血分数 25%，予强心、利尿治疗，其间持续服用呋塞米利尿治疗。入院前 1 周无明显诱因眼睑及双下肢水肿症状再发，伴胸闷、气短、乏力、纳差。

·体格检查·

体温 36.2 ℃，血压 90/60 mmHg，脉搏 128 次/min，BMI 27 kg/m²。慢性病面容，口唇发绀，端坐位呼吸，颈静脉怒张，肝颈静脉回流征（＋），心尖搏动位于第 5 肋间左锁骨中线外 0.5 cm，心律齐，三尖瓣区可闻及 3/6 级收缩期吹风样杂音，无心包摩擦音，双肺呼吸音粗，右下肺呼吸音减弱。腹部膨隆，无压痛，肝脾未触及，移动性浊音（＋）；双下肢对称性凹陷性水肿。

·辅助检查·

▶ NT‐proBNP：3 098 pg/mL。

▶ hs‐TnI：0.013 μg/L。

▶ 肝功能：GPT 1 212 U/L（↑），GOT 1 045 U/L（↑）。

▶ 超声心动图：左心室内径 47 mm，左心室射血分数 30%，三尖瓣中度关闭不全，下腔静脉增宽（约 20 mm），RVSP 70 mmHg。

问题与思考 1

· 该患者有体循环、肺循环淤血的症状及体征，同时 NT‐proBNP 升高、心脏超声 LVEF 明显降低、下腔静脉增宽、肺动脉压力升高，根据《中国心力衰竭诊断和治疗指南 2018》该患者射血分数降低的心力衰竭诊断明确。患者为青年女性，无缺血性心脏病的诊断依据，无压力及容量负荷过重相关病史（如高血压、主动脉瓣狭窄、肺动脉瓣狭窄、心脏瓣膜关闭不全等），无心肌病家族史，无自身免疫病、内分泌代谢性疾病、心律失常的病史，那么，该患者心力衰竭的病因究竟为何？

追问既往病史，患者 16 岁时因周身乏力伴皮肤瘀点、瘀斑，就诊于当地医院，诊断"急性非淋巴细胞白血病 M2a 型"。2006 年 7 月至 2012 年 3 月共接受 18 个周期化疗，多次化疗方案以蒽环类药物为基础，柔红霉素累积量达 520 mg，米托蒽醌累积剂量 60 mg。

问题与思考 2

· 该患者既往确诊急性非淋巴细胞白血病 M2a 型，经化疗后缓解，其间经历了 6 年共 18 个周期的化疗，化疗方案以蒽环类药物为主。化疗后 3 年，患者始出现心力衰竭症状，考虑为化疗药物相关的心脏毒性。《2016 年 ESC 癌症治疗与心血管毒性立场声明》中将抗肿瘤治疗引起的心血管毒性分为九大类，其中以心肌功能不全及心力衰竭最常见。《中国心力衰竭诊断和治疗指南 2018》中也将"心脏毒性损伤"列为仅次于缺血性心肌病的第二大心肌病变病因。肿瘤治疗相关性心力衰竭是放疗、化疗、靶向治疗最常见的不良反应之一，接受过蒽环类药物化疗和（或）纵隔放疗的儿童癌症幸存者,发生心功能不全的风险高达15倍。蒽环类用药后几个小时心肌损伤发生率达1%,用药几周或几年达1.6%~5%,且该类药物心肌损伤呈剂量依赖性:累积量200 mg/m² 可引起左心室舒张功能障碍;累积量400 mg/m² 心脏损伤发生率达3%~5%;累积量550 mg/m² 心脏损伤发生率达7%~26%;累积量700 mg/m² 的心脏损伤高达18%~48%。抗肿瘤治疗相关心肌毒性的诊断方法包括心电图、心脏影像学(心脏超声心动图、CMR)和生物标志物(脑钠肽、肌钙蛋白)。肿瘤相关性心功能不全定义为:LVEF 下降幅度>10%,且低于正常值下限。应用二维斑点追踪技术,进行超声应变分析,可发现早期心肌损伤。整体纵向应变(GLS)可早期预测 LVEF 下降,GLS 较基线水平下降15%提示早期亚临床左心室功能不全。

·临床诊断·

(1)射血分数降低的心力衰竭,心功能 Ⅳ 级 C 期,抗肿瘤约物相关性心肌损伤。

(2)急性非淋巴细胞白血病 M2a 型缓解期。

问题与思考3

抗肿瘤相关心力衰竭如何预防和治疗?

·治疗决策需要平衡抗肿瘤的疗效和潜在的心脏毒性。对于接受高剂量蒽环毒素的患者,联合

应用心脏保护剂右丙亚胺或持续输注脂质体阿霉素可能是降低心脏毒性风险的选择。有关预防性使用 ACEI/ARB、β 受体阻滞剂来预防化疗引起的心毒性的证据是很有限的。但已有临床症状和体征提示心功能不全,目前研究 ACEI/ARB、β 受体阻滞剂、右丙亚胺、醛固酮受体拮抗剂、他汀等药物对抗肿瘤治疗所致心肌损害有保护作用。对于症状性心力衰竭,应按照已确定的心力衰竭指南进行治疗,ACEI/ARB 和 β 受体阻滞剂是治疗症状性心力衰竭的基石药物。可根据患者的情况使用利尿剂、醛固酮受体拮抗剂和地高辛。

·治疗方案·

(1)利尿。

(2)改善心室重构(螺内酯 20 mg,BID,po;比索洛尔 2.5 mg,QD,po;培哚普利叔丁胺 1 mg,QD,po)。

(3)患者胸闷、气短好转,眼睑及双下肢水肿消退后出院。

·治疗转归·

4 个月后患者因"呼吸困难加重 1 周"再次就诊于我科,超声心动图提示 LVEF 26%,全心大(图12-1A),三尖瓣重度关闭不全,左心室总体纵向应变减低(图 12-1B);胸部 CT 可见双侧胸腔积液(图12-2),腹部超声提示淤血肝。治疗上以强心、利尿、

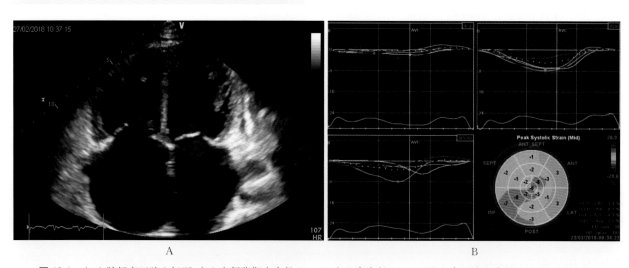

图 12-1 A. 心脏超声四腔心切面,左心室舒张期末内径 50 mm,左心房内径 51 mm,左心房四腔心内径 43 mm×65 mm,右心房四腔心内径 53 mm×68 mm;B. 左心室心肌应变率曲线,左心室总体纵向应变减低

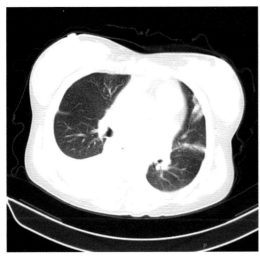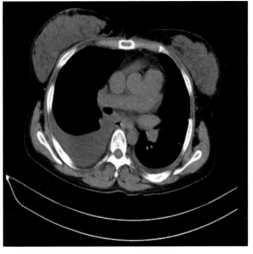

图 12-2 胸部 CT 肺窗可见双侧肺炎,纵隔窗可见双侧胸腔积液,右侧为著

改善心肌重构为主,同时予对症及营养支持治疗。心电图示心房颤动,加用利伐沙班抗凝治疗,患者呼吸困难缓解出院。1 个月后患者入院拟行心房颤动转律治疗,心电图检查提示心房扑动。心脏超声心动图示 LVEF 20%。转律前行食管超声检查提示左心耳血栓(0.8 cm×0.5 cm)。患者暂无法行转律治疗,继续予利伐沙班抗凝治疗。患者经规范抗心力衰竭治疗后病情平稳,出院后 1 个月于家中猝死。

·讨论·

随着精准医学和放化疗技术的不断进展,恶性肿瘤患者生存期明显延长,抗肿瘤治疗相关的心血管毒性也日益凸显,基于此,一门新兴的交叉性学科——肿瘤心脏病学(cardio-oncology)应运而生。肿瘤心脏病学是研究肿瘤患者心血管疾病发生发展风险评估、诊断、治疗及预后随访的学科,对有心血管高危因素的肿瘤患者进行筛查,进而对其早期干预,以期最大限度地保护患者的心功能。

心肌功能不全/心力衰竭是癌症治疗相对常见和严重的不良反应。蒽环类诱导的心脏毒性病理生理机制:①与铁离子螯合,诱发产生氧自由基;②诱发心肌细胞膜脂质过氧化及心肌线粒体 DNA 损伤;③导致永久性心肌细胞损伤及心肌细胞死亡等。最常被接受的病理生理机制是氧化应激假说,这表明活性氧的产生和细胞膜脂质过氧化损伤心肌细胞。根据出现症状的时间分类,蒽环类药物导致的心肌

毒性在临床上可以分为急性、慢性和迟发性。急性毒性通常发生在给药后的几个小时或几天内,其表现主要有短暂、一过性的心律失常,其中以窦性心动过速最为常见。部分急性损伤为可逆性,停药后会得到一定的改善。慢性损伤发生在治疗结束后数月到一年内,在临床中较为常见,主要表现为左心室顺应性和射血分数下降,最终可导致心力衰竭。迟发性心脏毒性一般见于化疗结束 1 年甚至数年后,主要临床表现为充血性心力衰竭和扩张型心肌病以及心律失常等,与药物累积剂量和用药次数呈正相关性。

蒽环类药物的心肌毒性在不同人群中个体差异较大,蒽环类相关心脏毒性的危险因素包括终生累积剂量、任何增加心脏易感性的疾病,包括已有的心脏基础疾病、高血压、糖尿病、联合使用其他化疗药物或纵隔放射治疗、年龄较大(大于 65 岁)等。故应用该类药物或其他引起心脏损伤的药物的患者应进行风险评估,包括临床病史、体格检查以及心脏功能的检测。早期发现心肌损伤至关重要,这对化疗方案选择、启动心肌保护时机或增加心功能监测频率的临床决策有重要的影响。

在抗肿瘤治疗前进行心血管风险评估是预防心力衰竭的关键,可早期识别可能出现心脏毒性的高危患者,以进行早期预防和干预。此外,加强在抗肿瘤治疗中及治疗后的长期随访和筛查。目前,随着抗肿瘤治疗新药的推陈出新,抗肿瘤治疗相关心力

衰竭的预防与治疗还需要多学科的综合评估和进一步深入研究。

·病例启示·

（1）重视抗肿瘤治疗前的基线心血管疾病风险评估与监测。接受肿瘤治疗的患者，首先应根据基线情况评估心血管危险因素，早期识别可能出现心脏毒性的高危患者。在整个治疗过程中及治疗后，应建立详细的心血管管理计划，推荐建立肿瘤心脏病单元，以规范抗肿瘤治疗中对心血管疾病进行全程管理。

（2）加强抗肿瘤治疗后相关心力衰竭的长期监测与随访。建议在化疗/胸部放疗前、中、后密切监测左心功能来确定抗肿瘤治疗相关心脏毒性的发生。对于应用较大剂量蒽环类药物和高危患者，当阿霉素累积剂量达到 240 mg/m² 时，需尽早行心功能监测。

张艳丽　刘　莹
大连医科大学附属第一医院

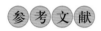

［1］Oeffinger KC, Mertens AC, Sklar CA, et al. Chronic health conditions in adult survivors of childhood cancer ［J］. N Engl J Med, 2006,355(15)：1572 – 1582.

［2］Hall PS, Harshman LC, Srinivas S, et al. The frequency and severity of cardiovascular toxicity from targeted therapy in advanced renal cell carcinoma patients ［J］. JACC Heart Fail, 2013,1(1)：72 – 78.

［3］Siegel R, DeSantis C, Virgo K, et al. Cancer treatment and survivorship statistics, 2012 ［J］. CA Cancer J Clin, 2012,62：220 – 241.

［4］Swain SM, Whaley FS, Ewer MS. Congestive heart failure in patients treated with doxorubicin: a retrospective analysis of three trials ［J］. Cancer, 2003,97：2869 – 2879.

［5］Herrmann J, Lerman A, Sandhu NP, et al. Evaluation and management of patients with heart disease and cancer: cardio-oncology ［J］. Mayo Clin Proc, 2014,89：1287 – 1306.

［6］Steinherz LJ, Steinherz PG, Tan CT, et al. Cardiac toxicity 4 to 20 years after completing anthracycline therapy ［J］. JAMA, 1991,266：1672 – 1677.

［7］Pituskin E, Mackey JR, Koshman S, et al. Multidisciplinary approach to novel therapies in cardio-oncology research (MANTICORE 101-Breast): a randomized trial for the prevention of trastuzumab-associated cardiotoxicity ［J］. J Clin Oncol, 2017,35(8)：870 – 877.

病例 13 谁是真凶——围产期心力衰竭

关键词·围产期心力衰竭；主动脉瓣关闭不全；马方综合征；精准医学

·病史摘要·

患者，女性，34 岁，因"纳差、胸闷半个月，憋喘伴双下肢水肿 3 天"收住入院。

患者剖宫产后半月（2016 - 05 - 06）起无诱因下出现上腹部不适伴纳差、胸闷，未予重视。2 周后（2016 - 05 - 19）患者自觉腹部不适加重至外院消化科就诊，胃镜示浅表性胃炎、反流性食管炎，口服奥美拉唑无改善。3 天前患者自觉胸闷加重，伴夜间喘憋干咳，不能平卧，双下肢水肿至大腿。外院心脏内科就诊，查心肌蛋白无异常，NT-proBNP 8 274 pg/mL，心脏超声心动图示全心扩大，LVEF 42%。为求进一步诊治，以"急性心力衰竭"收住我院心力衰竭中心。

追问病史，患者半月前行剖宫产一女婴，G1P1，妊娠期正规产检，无妊娠合并症，产前心超报告无异常，妊娠期体重增加 17 kg。

病程中，患者无胸背疼痛，无发热、心悸，无肢体偏瘫，无感觉异常，大便无殊，近期小便减少，恶露无异常。患者否认烟酒嗜好，否认吸食注射毒品史，否认服用特殊药物史。父母均有高血压病史，口服降压药（单药），血压控制良好。

·体格检查·

体温 36.5 ℃，脉搏 100 次/min，呼吸 24 次/min，血压 96/71 mmHg（左右手）。高枕卧位，头颅外形无异常，视力正常，皮肤黏膜无黄染、皮疹、出血点，口腔无溃疡；胸廓、脊柱、四肢无畸形；颈静脉充盈，双肺呼吸音粗，两肺底少许湿啰音，无哮鸣音；心界扩大，心率 100 次/min，主动脉瓣第一及第二听诊区可闻及 4 级叹气样舒张期杂音，向胸骨左缘及心尖传导，伴震颤；腹软，左上腹部轻压痛，肝肋下 2 指，肝颈静脉回流征（＋），移动性浊音（－），无腹部血管杂音；双下肢水肿至会阴。

问题与思考 1

·患者为年轻初产妇，妊娠期无特殊情况，产后半月渐起纳差，病程初期疑似消化道不适，胃镜检查无明显异常。后纳差加重伴气促，夜间需高枕卧位，并出现双下肢水肿。结合临床症状、B 型脑钠肽前体及心脏超声检查结果，初步诊断为急性心力衰竭；探寻心力衰竭病因，患者产后半月发病，围产期心肌病不可排除；患者发病前无呼吸道及消化道感染病史，起病以来心肌蛋白未见异常，不符合急性心肌炎表现；患者查体于主动脉瓣听诊区闻及 4 级舒张期杂音，提示存在重度主动脉关闭不全，病程中无发热及产褥热，感染性心内膜炎依据不足。那么主动脉关闭不全是急性心力衰竭的"因"还是"果"？

·辅助检查 1·

▶ 血常规：WBC 6.76×10^9/L，NE 53.2%，Hb 128 g/L，PLT 238×10^9/L。

▶ 肝功能：前白蛋白 152 mg/L（↓），GPT 85 U/L（↑），GOT 49 U/L（↑），Alb 28 g/L（↓）。

▶ 肾功能：Ur 5.4 mmol/L，Cr 95 μmol/L，UA 489 μmol/L（↑）。

▶ 电解质：钾 2.83 mmol/L（↓），钠 137 mmol/L，钙 2.08 mmol/L，磷 1.44 mmol/L。

▶ 心肌蛋白：LDH 241 U/L（↑），CK 222 U/L，CK - MB 2.8 ng/mL，MYO 46.5 ng/mL，TnI 0.03 ng/mL。

▶ ESR：3 mm/h。

▶ 止凝血及弥散性血管内凝血：APTT 30.2 s，PT 13.2 s，INR 1.11，TT 21.90 s（↑），Fg 1.7 g/L

（↓），FDPs 15.1 mg/L（↑），D-二聚体定量 4.75 mg/L（↑）。

▶ NT-proBNP：7 748 pg/mL（↑）。

▶ 病毒指标：丙肝病毒抗体（HCV-Ab）阴性，艾滋病毒抗体（HIV）阴性，甲肝病毒抗体 IgM 阴性，乙肝病毒表面抗原阴性，乙肝病毒表面抗体＞1 000.00 mU/mL 阳性（↑），乙肝病毒 e 抗原 0.323（—），乙肝病毒 e 抗体 1.88（—），乙肝病毒核心抗体 0.08（—），乙肝病毒核心抗体 IgM 0.07（—）。

· 辅助检查 2 ·

▶ 心电图：①胸前导联 R 波递增不良；②Ⅲ、aVF 呈 QS 型；③T 波轻度改变（图 13-1）。

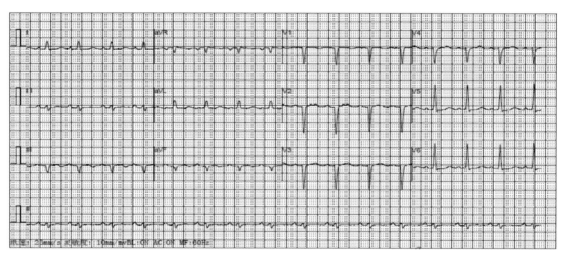

图 13-1　心电图

▶ 床边胸片：心脏明显增大；两侧肺门影增大模糊；双肺纹理模糊，广泛渗出；双侧胸腔积液（图 13-2）。

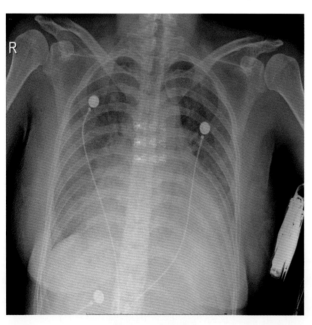

图 13-2　床边胸片

▶ 心脏超声：主动脉根部内径 59 mm，左心房内径 45 mm，左心室舒张期末内径 71 mm，左心室收缩期末内径 56 mm，室间隔厚度 9 mm，左心室后壁厚度 9 mm，主动脉根部（包括主动脉窦部及窦管交界）及升主动脉近端明显增宽，呈瘤样扩张，最宽处内径约 74 mm。胸骨上凹切面观中升主动脉远端显示不清，主动脉弓部及降主动脉起始部未见明显增宽。左心室室壁不增厚，静息状态下左心室室壁收缩活动普遍减弱。主动脉瓣呈三叶型，局部回声增强，开放不受限，关闭差。主动脉瓣环径约 19 mm。主动脉瓣重度反流，反流束冲击二尖瓣前叶，左心室射血分数 42%（图 13-3）。

▶ 主动脉薄层 CTA：主动脉根部管径明显增宽，径约 71.6 mm，根部局部见条形低密度影；全心增大，以左心室明显，少量心包积液；主动脉、头臂干、胸主动脉、腹主动脉及其分支显示清晰，无明显狭窄或充盈缺损影。诊断：升主动脉瘤，窦部可疑内膜片（图 13-4）。

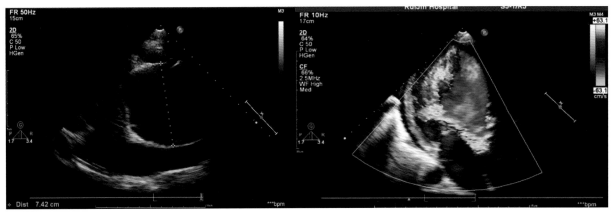

图 13-3　心脏超声示主动脉瓣重度反流主动脉根部(包括主动脉窦部及窦管交界)及
升主动脉近端明显增宽,呈瘤样扩张,最宽处内径 74 mm

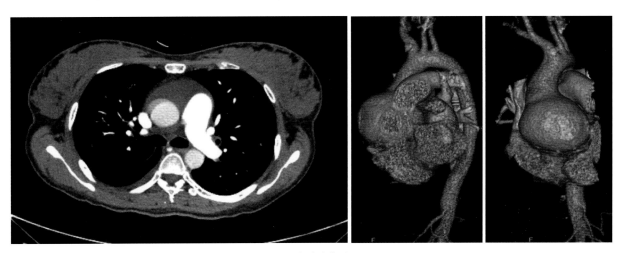

图 13-4　主动脉薄层 CTA

问题与思考2

· 患者血生化检查结果除肝功能异常及 NT-proBNP 升高外,其余结果对病因诊断无明显提示作用,查体提示存在重度主动脉瓣关闭不全,入院复查心脏超声示主动脉根部(包括主动脉窦部及窦管交界)及升主动脉近端明显增宽,呈瘤样扩张,最宽处内径约 74 mm;进一步行主动脉薄层 CTA 示升主动脉瘤,窦部可疑内膜片,综合上述检查结果患者主动脉疾病诊断明确,且具有急诊手术干预指征,当天转入心脏外科。根据《2014 ESC 主动脉疾病诊断和治疗指南》,主动脉疾病可分为:主动脉瘤、急性主动脉综合征和遗传相关性主动脉疾病(如马方综合征),那么该患者升主动脉扩张的原因是什么?

·治疗经过·

结合患者病史及检查结果,患者升主动脉瘤,Stanford A 型,DeBakey Ⅱ型诊断明确,且动脉瘤最宽处内径 74 mm,随时存在破裂猝死风险,转心外科行 Bentall 手术即带瓣人工血管主动脉根部替换+双侧冠状动脉开口移植术,术中示:升主动脉巨大动脉瘤,直径 75 mm,升主动脉远端直径 24 mm;主动脉呈慢性夹层改变,窦管交界内膜多处撕裂,局部可见撕裂内膜片;主动脉瓣叶卷曲,无增厚,重度反流。术后组织病理提示:主动脉壁、主动脉瓣纤维组织增生伴胶原化及黏液变性。

患者既往无高血压病史,无烟酒史,无心血管疾病猝死家族史,遂建议患者完善马方综合征相关基因检测,结果显示:患者 FBN1(fibrillin-1)基因第 35 外显子的 4 453 位碱基发生错义突变 c.4453T＞G(Cysl 485 Gly)。*FBN1* 基因编码微纤维蛋白,该基因缺陷或突变是马方综合征的重要病因,目前已知 *FBN1* 基因存在 201 种突变。

问题与思考3

· 马方综合征是常染色体显性遗传性结缔组织病,发病率 1/5 000～1/10 000,25%～30% 为散发;弹力纤维断裂、黏多糖沉积、细胞外基质增加是该病的病理基础,患者可有眼、骨骼、心血管系统、呼吸系统、中枢神经系统及皮肤肌肉受累的表现。手指细长(指征)、晶状体半脱位、骨关节松弛、主动脉扩张是该病四大特征性表现。结合本例患者,患者无指征、晶状体脱位等异常(图 13-5),仅有心脏大血管的典型表现(如主动脉根部扩张、主动脉瘤、主动脉夹层),同时携带马方综合征典型基因改变,诊断为马方综合征(顿挫型)。

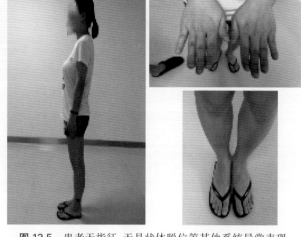

图 13-5　患者无指征,无晶状体脱位等其他系统异常表现

·最终诊断·

(1) 急性心力衰竭 NYHA Ⅳ级。

(2) 马方综合征(顿挫型),升主动脉瘤,Stanford A 型,DeBakey Ⅱ型,Bentall 术后。

(3) 重度主动脉瓣关闭不全。

(4) 肝功能异常。

·随访·

患者术后长期口服华法林(每天 1 次,1 次 8.75 mg,INR 控制于 1.8～2.2)、琥珀酸美托洛尔缓释片(每天 1 次,1 次 23.75 mg,后因窦性心动过缓停药)和贝那普利[每天 1 次,1 次 10 mg,血压维持在(100～110)/(65～75)mmHg]治疗,术后 3 个月随访心脏超声,示心脏大小恢复正常,左心室射血分数 62%,6 min 步行 475 m。下表为患者术后随访数据(表 13-1)。

·讨论·

围产期是全身血液循环变化最大、心脏负担最重

表 13-1　患者术后随访数据

项目	2016-5-23	2016-6-1 (术后5天)	2016-6-30 (出院20天)	2016-8	2016-9	2017-6	2017-11	2018-6	2018-11
主动脉根部内径(mm)	59(最宽处 74)	28	36	35	31	/	30	/	30
左心房内径(mm)	45	42	41	37	37		37		38
左心室舒张期末内径(mm)	71	64	53	51	51		52		50
左心室收缩期末内径(mm)	56	47	37	34	33		31		32
左心室射血分数(%)	42	50	54	62	62		71		67
INR	/	/	1.8	2.01	2.18	2.09	1.73	1.85	1.76
GPT(U/L)	85	46	41	37	22	11	/	/	23
GOT(U/L)	49	52	43	40	26	20	/	/	40
NT-proBNP(pg/mL)	7 748	5 880	1 068	287	148.2	108.2	/	/	48.6

的时期,极易诱发心力衰竭,对孕妇和胎儿的健康和生命造成极大威胁。围产期心力衰竭(简称围产期心衰)发病隐匿,由于妊娠本身会引起劳累、气短、心悸等症状,常影响对心力衰竭早期阶段的识别。如果孕妇出现与妊娠期不匹配的症状、体征,如静息性或恶化性呼吸困难,3级以上的心脏杂音等,需进行全面的心脏评估以寻找病因。围产期心衰的病因主要分为心脏基础疾病与非心脏基础疾病,前者以先天性心脏病、风湿性心脏病为主,后者包括妊娠期高血压(尤其是先兆子痫)、围产期心肌病等,诊断时需加以鉴别。本例患者的诊断经历了病史完善-查体阳性体征发现-影像学检查-基因学检查层层挖掘,体现了精准医学的诊治理念。

本例马方综合征患者在产后以急性心力衰竭起病,发病全程无胸背部疼痛症状,类似病例鲜有报道。查阅现有文献,2007年意大利学者报道2例白种女性发生产后主动脉夹层的病例:其中1例为33岁妇女,剖宫产术后5天以“突发左下肢无力和呼吸困难”入院;主动脉CTA示升主动脉近段扩张(55 mm),主动脉夹层改变,与本例患者相似,均以左心功能不全为首发症状,但术后并未确诊马方综合征。回顾1999—2009年间的英文文献,共收集报道39例妊娠马方综合征患者,其中18例发生升主动脉夹层,9例发生降主动脉夹层,2例全主动脉夹层;发生主动脉夹层的患者中,5位发病于妊娠13～20周,18位发病于妊娠24～40周,6位发病于产后

0～3个月,但上述患者均以胸背部疼痛为首发症状。回顾2011—2013年中国南方地区11例在妊娠期或围生期发生主动脉夹层的马方综合征患者,仅1例以呼吸困难为首发主诉入院,而该例患者妊娠前已确诊马方综合征。

目前认为,妊娠期及围产期是马方综合征患者发生急性主动脉夹层或主动脉破裂的高危期,这可能与妊娠期高容量高动力的血流动力学状态对血管壁压力增加以及妊娠期激素水平改变导致血管壁黏蛋白的减少和弹力纤维的丢失相关。该例患者病情凶险,诊治是及时且成功的,可以为围产期心衰的救治提供宝贵的经验和借鉴。

·病例启示·

(1)围产期心衰病因复杂,包括先天性心脏病、风湿性心脏病、妊娠期高血压、围产期心肌病等,应根据不同的病因对症处理,故病因诊断极为重要。

(2)马方综合征的临床表现多样性,极易误诊和漏诊,在诊治过程中应时刻保持警惕,对于无胸背部疼痛、无高血压病史及典型症状者,基因检测可以提供诊断依据。

(3)不可过度依赖影像学检查而忽视了临床查体的重要性,阳性体征可能为疾病诊断提供重要线索。

陈燕佳　金　玮
上海交通大学医学院附属瑞金医院

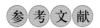

[1] Savi C, Villa L, Civardi L, et al. Two consecutive cases of type A aortic dissection after delivery [J]. Minerva Anestesiol, 2007,73(6): 381 - 383.

[2] Ahmad WA, Khanom M, Yaakob ZH. Heart failure in pregnancy: an overview [J]. Int J Clin Pract, 2011,65(8): 848 - 851.

[3] Hall ME, George EM, Granger JP. The heart during pregnancy [J]. Rev Esp Cardiol, 2011,64(11): 1045 - 1050.

[4] Yang G, Peng W, Zhao Q, et al. Aortic dissection in women during the course of pregnancy or puerperium: a report of 11 cases in central south China. Int J Clin Exp Med, 2015,8(7): 11607 - 11612.

[5] Goland S, Elkayam U. Cardiovascular problems in pregnant women with marfan syndrome [J]. Circulation, 2009,119(4): 619 - 623.

[6] Erbel R, Aboyans V, Boileau C, et al. 2014 ESC Guidelines on the diagnosis and treatment of aortic diseases: document covering acute and chronic aortic diseases of the thoracic and abdominal aorta of the adult. the task force for the diagnosis and treatment of aortic diseases of the European Society of Cardiology (ESC) [J]. Eur Heart J, 2014,35(41): 2873 - 2926.

[7] Lamers RJ Jr, Janevski BK. A forme fruste of Marfan's syndrome: case history [J]. Angiology, 1990,41(10): 888 - 892.

[8] He R, Guo DC, Sun W, et al. Characterization of the inflammatory cells in ascending thoracic aortic aneurysms in patients with Marfan syndrome, familial thoracic aortic aneurysms and sporadic aneurysms [J]. Thorac Cardiovasc Surg, 2008,136(4): 922 - 929.

病例 14 周围神经受损伴心肌损伤

关键词 · 心肌淀粉样变；周围神经损害

·病史摘要·

患者,男性,53岁,因"胸部麻木感1年余,加重伴胸闷1个月"入院。

患者1年多前感胸部麻木,无明显胸闷、胸痛,未予重视,1个月前自觉症状逐渐加重,双下肢乏力,伴后背部麻木感,在外院就诊,诊断为"双下肢神经元受损伴周围神经损伤"(相关报告缺失,家属口述),予"地塞米松"静滴、补液等对症治疗后出现胸闷,伴黑矇1次(为大便起身后出现),伴短暂意识丧失(具体持续时间不详),后自行苏醒。现为进一步诊治入住我院。

既往"轻度抑郁症"半年余,未予治疗。曾在当地医院检查为"RH-"血型,父亲40多岁因"食管癌"去世。

·体格检查·

神志清,血压100/60 mmHg,皮肤、黏膜无发绀,右侧颧骨处可见一血肿,大小约5 cm×5 cm,肺部听诊呼吸音稍粗,心脏相对浊音界略向左扩大。

心率70次/min,律齐,各瓣膜听诊区未及明显杂音。腹平软,肝脾肋下未触及,双下肢无水肿。

问题与思考1

· 患者为中老年男性,因当地医院诊断为"双下肢神经元受损伴周围神经损伤",予激素对症治疗,但效果不佳,而后除胸部麻木症状加重外,出现胸闷、黑矇及短暂意识丧失。病情加重提示:患者神经元受损加重的原因是什么,是原发性,还是继发性神经病变?患者出现黑矇及短暂意识丧失的病因是什么?用一元论解释,还是合并心脑血管问题,如严重心律失常、心肌缺血、心肌病导致的心力衰竭或是短暂性脑缺血发作等,我们先来看患者入院前于当地医院所做检查。

·辅助检查1·

▶ 心电图:窦性心律,肢导联低电压,胸导联R波递增不良(图14-1)。

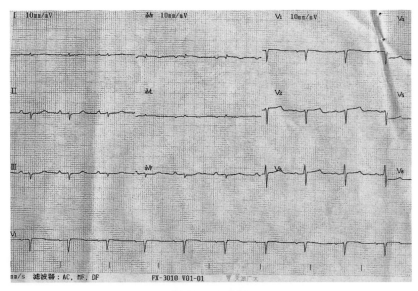

图14-1 心电图

肌电图（EMG）：静止时，左胫前肌可见较多量的、正相电位，右脊旁肌 L5 见少量正相电位，右股四头肌内侧头及右腓肠肌中间头未见自发电位。轻收缩时，左胫前肌及右腓肠肌中间头 MUP 时限增宽、电压正常，右腓肠肌中间头因运动不利，仅引出少量 MUP，右股四头肌内侧头及右脊旁肌 L5 MUO 时限、电压正常。重收缩时，右股四头肌内侧头、左胫前肌及右脊旁肌 L5 呈混合相、电压正常。

MCV：双侧股神经 MCV 均正常。双侧胫神经、上侧腓总神经 CMAP 波幅均明显下降，MCV 减慢。

SCV：右侧腓肠神经 SNAP 波幅正常，SCV 减慢。左侧腓肠神经 SNAP 未引出。

F 波：右侧胫神经 F 波潜伏期延长，引出率正常。

检查意见：双下肢神经源性受损伴周围性损伤。

外院心脏超声：

升主动脉内径 30 mm，MV 65 cm/s。

主动脉瓣环内径 23 mm，TV 65 cm/s。

窦部前后径 33 mm，AV 121 cm/s。

右心室流出道 27 mm，PV 92 cm/s。

左心房前后径 36 mm，E/A 0.9 cm/s。

室间隔厚度 9 mm。

左心室舒张期末前后径 46 mm。

右心室前后径 25 mm。

主肺动脉内径 23 mm。

各房室内径正常，室壁不厚，运动协调。主动脉瓣三叶式，局灶性增厚，回声增强，启闭尚可。余瓣膜结构未见明显异常。主动脉、肺动脉内径正常。心包腔内探及液性暗区 1～2 mm。

多普勒检查：二尖瓣和三尖瓣微量反流，主动脉瓣微量反流。

检查意见：左心室舒张功能减退，微量心包积液。

问题与思考 2

患者外院检查资料较少，除肌电图示"双下肢神经元性受损伴周围神经损伤"外，只有心电图和心脏超声的检查，但是从这仅有的两项检查中我们也能发现点线索。患者的心电图示窦性心律；一度房室传导阻滞；肢体导联 QRS 波低电压，胸导联 R 波递增不良。肢体导联广泛的 QRS 波低电压及胸导联 R 波递增不良与心脏超声提示的左心室舒张功能降低及微量心包积液并不匹配，表明心脏很可能还存在其他病变。可以明确除了下肢神经元及周围神经病变，患者的心脏病变是下一步诊断的重点，心电图是心血管疾病最基本的检测工具，从中可以发掘出许多线索。入院后我们完善了相关的检查。

· 辅助检查 2 ·

血常规：WBC 5.6×10^9/L，NE 54%，PLT 183×10^9/L。

生化：GPT 72 U/L，GOT 41 U/L，CK 51 U/L，TC 3.6 mmol/L，LDL 1.82 mmol/L，Alb 37 g/L，Cr 54 μmol/L，钾 4.2 mmol/L，UA 362 μmol/L。

cTnT：0.12 μg/L。

凝血六项：INR 1.12，D-二聚体 0.05。

NT-proBNP：3 128 pg/mL。

· 辅助检查 3 ·

入院后心电图示广泛导联低电压（图 14-2）。

胸部 CT：双肺纹理增多紊乱，双下肺呈网格状改变，心影明显增大，双侧肋膈角钝。提示双肺间质性改变，心影明显增大，双侧胸腔积液。

心超：左右房室内径正常范围，右心室、室间隔、左心室后壁稍增厚伴收缩活动减弱，LVEF 43%，中等量心包积液（图 14-3，视频 14-1）。

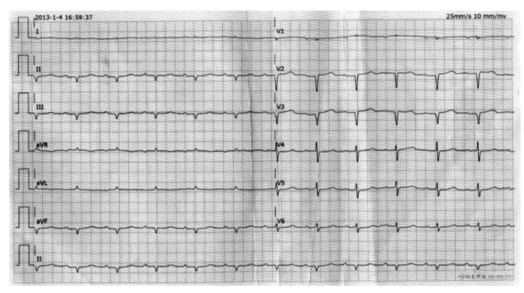

图 14-2　入我院后心电图

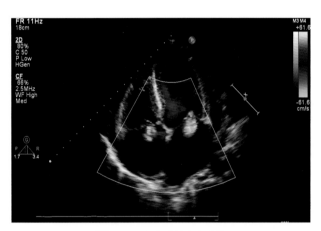

图 14-3　入院后超声心动图

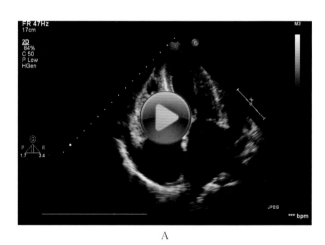

A

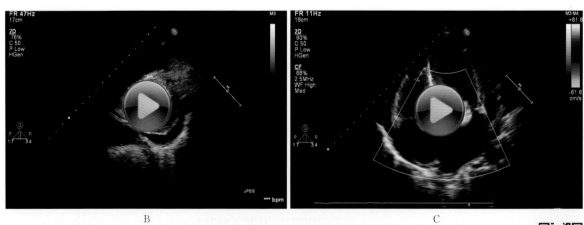

B

C

视频 14-1　心脏超声

A. 四腔心切面；B. 短轴切面；C. 胸骨旁长轴切面

问题 与 思考 3

· 根据患者血液学检查指标,除生化中 GPT 稍有升高外,cTnT 及 NT - proBNP 明显异常,为诊断提供了非常有价值的线索,明确了心肌损伤及可能并存的心力衰竭。入院后复查了心超,发现了具有更为重要诊断价值的阳性结果:心电图中可以发现窦性心动过缓,一度房室传导阻滞,胸导联 R 波递增不良及肢体导联的低电压。而心脏超声中出现明显的室间隔和左心室后壁对称性增厚,一般不考虑肥厚型心肌病,更多的要考虑限制型心肌病——心肌淀粉样变的可能性。我们知道心肌淀粉样变是一种少见的心肌病,具有典型限制型心肌病的临床表现,多于 40 岁以后发病,且临床症状进行性加重,此病为全身

进行性疾病,可以累及多个脏器,文献有报道称可以累及神经系统、消化系统、泌尿系统等。而心脏超声是其首选的非侵入性检查方法,既可诊断又可评价心脏受累的情况。结合患者住院期间胸部以下麻木的症状未有缓解,考虑是否为神经系统受累,且出现腹泻的症状,活动耐力也进行性下降。用一元论来解释病因,高度怀疑患者为心肌淀粉样病变。

· 辅助检查 4 ·

▶ 心脏 MRI:延迟成像示左心室和右心室心内膜见广泛的延迟强化,左心室后壁基底部及右心室外侧壁心肌可见局部全层延迟强化(图 14-4,视频 14-2)。

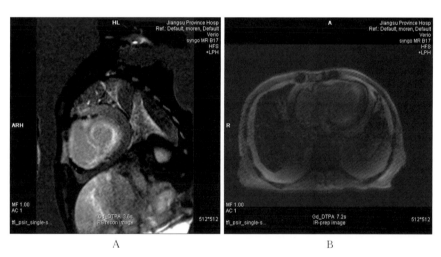

图 14-4 心脏超声 MRI

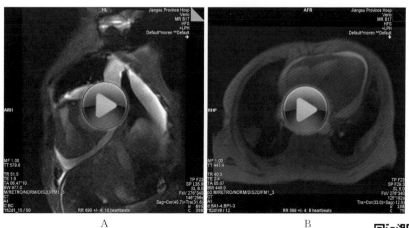

视频 14-2 心脏 MRI
A. 短轴切面;B. 四腔心切面

左下肢腓肠肌神经活检病理结果：左侧部分腓肠神经神经纤维组织退行性改变伴萎缩，神经周围结缔组织退行性改变，刚果红染色阳性（图14-5）。

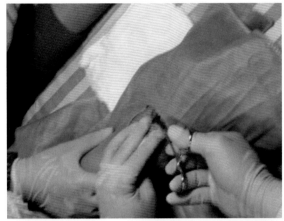

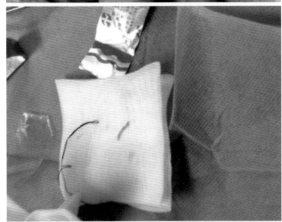

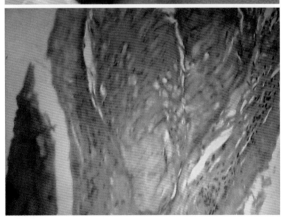

图 14-5　病理标本

问题与思考4

· 考虑到患者存在周围神经病变，为了明确是否可以用一元论来解释周围神经病变，我们进行了

左下肢腓肠肌神经活检，结果为神经纤维组织退行性病变，刚果红染色阳性。为进一步明确淀粉样病变的诊断，我们建议患者行心脏MRI检查，结果示左心室和右心室心内膜见广泛的延迟强化，左心室后壁基底部及右心室外侧壁心肌可见局部全层延迟强化。综合考虑病理学和心脏影像的结果考虑心肌淀粉样病变、心包积液、心功能不全。

· 至此，我们再一次回顾患者病史及相关检查：胸部以下的麻木症状，住院期间胸闷、腹泻、活动耐量下降、持续的低血压，心电图胸导联及肢体导联的低电压，心超中室壁及室间隔对称性增厚，心脏MRI中心内膜及心室壁广泛的延迟强化。据此，我们可以基本明确患者心肌淀粉样病变的诊断。

· 最后诊断 ·

（1）限制型心肌病：心肌淀粉样变性，心功能Ⅱ级。

（2）心律失常：一度房室传导阻滞。

（3）中等量心包积液。

· 治疗与随访 ·

患者住院期间予升压、补液、营养神经等对症支持治疗，明确诊断后患者拒绝进一步完善检查及治疗，予以出院。后随访，患者死亡。

· 讨论 ·

心肌淀粉样变性是由原发性或继发性因素致使淀粉样物质沉积于心肌组织，从而引起心脏舒缩功能和（或）传导系统障碍，具有典型限制型心肌病临床表现的一组疾病。所谓淀粉样变性主要有两种形式：①转甲状腺素蛋白异常型（ATTR）淀粉样变性；②轻链蛋白（AL）淀粉样变性，也就是通常我们所说的原发性淀粉样变性。

心肌淀粉样变性临床罕见，症状多表现为运动耐力下降、易乏力、呼吸困难及下肢水肿等，由于这些症状不具有特异性，早期诊断尤为困难。诊断的金标准为心肌组织的活检,但由于此项检查为侵入性检查,并且活检取到的组织有可能未发生淀粉样变性,因此并不是首选。而本例患者首先引起我们注意的是心电图以及心脏超声的异常,对于心肌淀粉样变性,心电图及心超往往是诊断的突破口。典型的心电图通常表现为肢体导联低电压、胸导联 R 波递增不良、V5 和 V6 导联 R 波电压明显降低。心脏超声的表现则更为重要,经典超声心动图将心肌淀粉样变性描述为浸润性限制型心肌病:左心室壁厚度≥12 mm,且心肌呈现斑点样回声增强;左心室容积正常或缩小;室间隔增厚;50% 可有少量心包积液,提示预后差。患者入院前后的心电图都表现为肢体导联的低电压,心脏超声可以发现明显的室间隔及室壁的增厚,并且有心包积液的产生,住院期间患者病情进展迅速,出现胸闷,活动后呼吸困难,低血压等症状,随访结果也提示预后差。

最后,我们为患者行心脏 MRI 检查。心脏 MR 能够直接评估心肌组织特征,延迟钆显像(LGE)及

T1 定量成像是检测心肌淀粉样变浸润的常用方法。特征性的钆延迟现象(LGE)表现为心内膜弥漫、环形延迟钆强化和清除延迟。而患者的上述心脏 MR 结果也更加证实了我们的诊断。

· 病例启示 ·

(1)心肌淀粉样变性在临床上较为少见,且发病症状不典型,较易漏诊、误诊。心电图及心脏超声往往是诊断的关键。

(2)心肌淀粉样变性进展快,预后差。未经治疗的 AL 型淀粉样变平均生存期 13 个月,仅 5% 患者生存期长于 10 年,累及心脏的患者生存期更短,出现心力衰竭的患者平均为 6 个月。因此,相对于明确心肌淀粉样变性后的支持治疗,早发现、早诊断才是重中之重。

徐东杰　李新立
江苏省人民医院

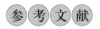

[1] Agha AM, Parwani P, Guha A, et al. Role of cardiovascular imaging for the diagnosis and prognosis of cardiac amyloidosis [J]. Open Heart, 5(2),e000881.

[2] Upadhya B, Pisani B, Kitzman DW. Evolution of a geriatric syndrome: pathophysiology and treatment of heart failure with preserved ejection fraction [J]. J Am Geriatr Soc, 2017,65(11): 2431 - 2440.

[3] Gladden JD, Chaanine AH, Redfield MM. Heart failure with preserved ejection fraction [J]. Annu Rev Med, 2018,69: 65 - 79.

[4] Sipe JD, Benson MD, Buxbaum JN, et al. Amyloid fibril proteins and amyloidosis: chemical identification and clinical classification International Society of Amyloidosis 2016 Nomenclature. Guidelines [J]. Amyloid, 2016,23(4): 209 - 213.

[5] Bhogal S, Ladia V, Sitwala P, et al. Cardiac amyloidosis: an updated review with emphasis on diagnosis and future directions [J]. Curr Probl Cardiol, 2018,43(1): 10 - 34.

[6] aus dSF, Bauer R, Aurich M, et al. Green tea extract as a treatment for patients with wild-type transthyretin amyloidosis: an observational study [J]. Drug Des Devel Ther, 2015,9: 6319 - 6325.

[7] Richards DB, Cookson LM, Berges AC, et al. Therapeutic clearance of amyloid by antibodies to serum amyloid P component [J]. N Engl J Med, 2015,373(12): 1106 - 1114.

第二章

罕见病

病例 15　反复胸闷气短、下肢水肿，什么原因导致的 HFpEF——心肌淀粉样变性合并冠心病

关键词 · 低电压；病理性 Q 波；低血压；心肌肥厚；凝血功能异常；X 因子缺乏

· 病史摘要 ·

患者，男性，61 岁，因"反复胸闷、气促，伴下肢水肿 4 个月"于 2017 年 5 月入我院。患者自 2017 年年初开始出现反复胸闷、气促，活动时明显，活动耐量受限，休息状态可减轻，并伴有双下肢水肿。2017 年 3 月曾在当地医院住院，诊断为冠心病、心功能不全，行冠脉造影示左前降支近段狭窄 70%，中、远段狭窄 75%～80%，中间支近段狭窄 85%～90%，并予支架介入及药物治疗。但患者术后仍有胸闷、水肿，并伴有头晕、心悸、乏力、腹胀等不适，为进一步诊治于 2017 年 5 月入住我院。

患者有高血压病史 10 年，糖尿病病史 3 年，血压血糖控制基本可。有缺铁性贫血病史。否认手术外伤史、过敏史、输血史。吸烟史 40×20 年支，否认疫区驻留史。否认家族遗传病病史，否认家族传染病病史，父母均健康。

问题与思考 1

· 患者为老年男性，反复活动后胸闷、气促，有高血压、糖尿病、吸烟等危险因素，外院住院检查明确有冠心病。故首先考虑患者症状与冠心病有关，其反复出现下肢水肿及活动耐量受限，需要考虑是否出现缺血性心力衰竭，故入院后给予进一步检查。

· 首次入院（2017 - 05）·

体格检查：血压 95/62 mmHg，心率 98 次/min，律齐，两下肺可闻及湿啰音，腹部软，肝、脾未及肿大，双下肢水肿。

· 辅助检查 1 ·

▷　心电图：窦性心律，不完全性右束支传导阻滞，V1～V4 导联 r 波递增不良，ST - T 改变，肢体导联低电压（图 14-1）。

▷　超声心动图：二尖瓣、主动脉瓣轻度反流，中度肺动脉高压，少量心包积液，LVEF 67%。

▷　胸部正侧位片：右中肺炎症，右侧胸膜反应，右侧部分肋骨骨皮质稍扭曲。

▷　心脏标志物：cTnT 0.084 ng/mL（↑），BNP 458 pg/mL（↑）。

▷　凝血功能：PT 18.8 s（↑），APTT 48.2 s（↑），INR 1.63（↑）。

▷　血清铁：4.2 μmol/L（↓）。转铁蛋白饱和度：8%（↓）。

▷　生化检查：肝肾功能、电解质等正常。

▷　粪便常规：粪隐血（＋）。

· 辅助检查 2 ·

▷　腹部 CT：双侧少量胸腔积液，肝淤血，胆囊窝积液，腹部、盆腔少量积液。

▷　胃肠镜：糜烂性胃炎、结肠炎。

▷　骨髓穿刺：缺铁性贫血。

▷　MDS 免疫分型：1.5% 幼稚细胞群体，未见异常表达。

· 诊疗经过 ·

入院后完善检查，予以抗血小板、调脂稳定斑块、减轻心肌耗氧、利尿改善心功能、控制血糖、补铁等治疗后好转出院。出院诊断：冠心病，PCI 术后，心功能不全，糖尿病，缺铁性贫血，凝血功能异常。出院用药：拜阿司匹林 0.1 g（QD），氯吡格雷 75 mg（QD），美托洛尔缓释片 11.875 mg（QD），瑞舒伐他丁 10 mg（QN），欣康 40 mg（QD），呋塞米 20 mg（QD），螺内酯 20 mg（QD），琥珀酸亚铁 0.1 g（TID），雷贝拉唑 10 mg（QD），以及胰岛素。嘱血液科门诊查找凝血功能异常的病因。

·第二次入院（2017-07）·

病史：继5月份出院后，患者胸闷逐渐加重，活动耐量进一步减退，水肿、腹胀、右下肢坠痛情况加重，并出现反复牙龈出血及持续粪便隐血试验阳性，随访血红蛋白进行性下降。于当地采取护胃、利尿、抗感染治疗后，再次转入我院治疗。

·体格检查·

血压92/64 mmHg，轻度贫血貌，皮肤巩膜无黄染。颈静脉显露，心界不大，心率95次/min，律齐，未闻及杂音。两下肺可闻及湿啰音。腹部平软，肝脾未及肿大，肝区叩击痛（+）。移动性浊音（+）。双下肢足背动脉搏动正常。双下肢水肿至膝部。

问题与思考2

·患者上次出院后，病程中一直存在牙龈出血、粪便隐血试验阳性等，停用阿司匹林后，血红蛋白仍然进行性下降。虽然缺铁性贫血是慢性心力衰竭患者常见的并发症，在门诊患者中患病率可能超过50%，且可能导致心力衰竭患者症状持续，但单纯缺铁性贫血难以解释患者出凝血功能异常、反复出血。因此，贫血可能不是本患者心力衰竭加重的主因。患者PT、APTT延长，存在凝血功能异常，此前骨髓穿刺已排除MDS可能，究竟是什么原因导致患者目前的状况呢？于是，患者入院后进一步进行了相关检查。

·辅助检查3·

▸ 血常规：RBC 4.02×10^{12}/L，Hb 92 g/L，HCT 433.4%，MCV 77.3 fL，MCH 23.8 pg，MCHC 308 g/L，PLT 303×10^9/L，WBC 8.97×10^9/L，NE 79.2%（↑）。

▸ 粪便常规：粪便隐血试验（+）。

▸ 生化检查：肝肾功能、电解质、血脂正常。FBG 7.2 mmol/L（↑），HbA1C 7.2%（↑）。

▸ 心脏标志物：cTnT 0.101 ng/mL（↑），NT-proBNP 2 690 pg/mL（↑），CK-MB正常。

▸ 凝血功能：PT 25.4 s（↑），INR 2.39（↑），APTT 42.6 s（↑），TT 22.3 s（↑），Fg 199 mg/dL。

▸ 贫血：血清铁6.6 μmol/L，铁蛋白10 μg/L，转铁蛋白饱和度11%，总铁结合力60 μmol/L。网织红细胞比例1.8%（↑），叶酸、维生素B_{12}正常。

▸ 凝血因子活性：Ⅱ因子76.6%，Ⅴ因子107.9%，Ⅶ因子41.9%，Ⅷ因子243.8%（↑），Ⅸ因子47.7%，Ⅹ因子9.2%（↓），Ⅺ因子58.6%，Ⅻ因子39.3%。蛋白C活性、蛋白S活性正常，抗凝血酶Ⅲ活性70.1%。

▸ 凝血纠正试验：APTT、PT均可被纠正，提示凝血因子缺乏。

▸ 免疫固定电泳：弱阳性，λ带。

▸ 心电图：窦性心律，QRS电轴右偏，肢体导联低电压，T波改变（图15-1）。

▸ 超声心动图：①左心房内径增大（47 mm×65 mm），左心室室壁各节段均增厚（心肌回声呈细颗粒状增

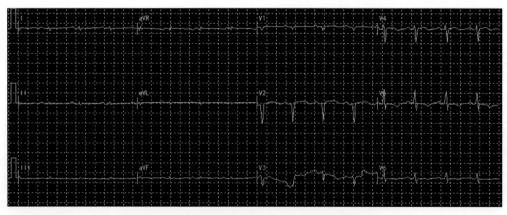

图15-1　心电图：表现为低电压，前壁导联病理性Q波

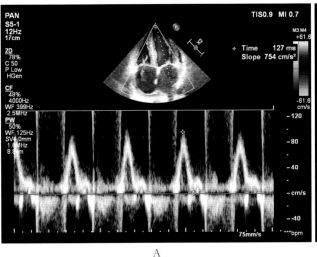

A

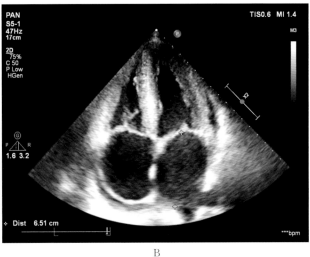

B

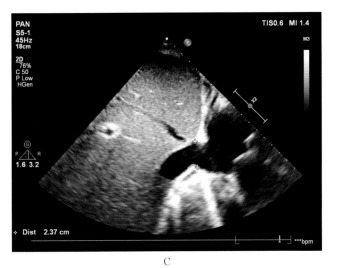

C

图 15-2 超声心动图

A. 提示 A/E 峰显著升高；B. 可见双房明显增大；C. 可见下腔静脉明显增宽

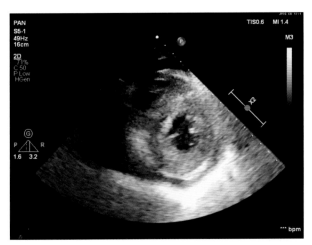

视频 15-1 超声心动图

强），左心室舒张功能显著减退；②右心房内径增大（46 mm×62 mm），右心室室壁肥厚 8 mm，TAPSE 11 mm。下腔静脉增宽 24 mm。中度三尖瓣反流；③少量心包积液；④LVEF 64%（图 15-2，视频 15-1）。

问题与思考3

· 患者本次入院进行了更为细致和全面的检查，心超检查提示双房增大，室壁肥厚，左心室舒张功能减退，LVEF 大于 50%，NT-proBNP 较前进一步增高，符合射血分数保留的心力衰竭（HFpEF）表现。HFpEF 的病因具有高度异质性，高血压、心房颤动、糖尿病、冠心病是 HFpEF 常见合并症，也有 10%～15% 的患者有限制型心肌病或缩窄性心包炎。本患者在病因鉴别方面，需要考虑：①原发性心肌损害：患者存在冠心病、高血压，是否是缺血性心力衰竭或者是高血压性心脏病导致的心力衰竭？但患者无心肌梗死病史，冠脉病变并非很严重，且已行介入治疗，心脏超声检查无心脏扩大室壁收缩活动减弱等表现，缺血性心力衰竭不支持；其高血压多年控制良好，心超虽有室壁增厚，但并非均匀性增厚，且心肌回声异常，不能由高血压简单解释。②继发性心肌损害：如内分泌代谢性疾病（如糖尿病心肌病变）、系统性浸润性疾病（如心肌淀粉样变）、结缔组织病等并发心肌损害。患者一直有 cTnT 低水平增高，说明持续存在心肌损伤，本次入院前在血液科门诊检查免疫固定电泳弱阳性，心脏超声提示室壁增厚伴心肌回声呈细颗粒状增强，心电图存在低电压，结合其入院后检查提示凝血因子异常，此时需要考虑系统性疾病累及心脏，即心肌淀粉样变性的可能。故接下来进一步行骨髓穿刺＋活检，皮下脂肪活检，复查免疫固定电泳，血清/尿游离轻链等协助诊断。

·进一步检查·

▶ 免疫固定电泳：弱阳性，λ 带；M 蛋白浓度 2.1 g/L；M 蛋白百分比 3.0％。

▶ 免疫球蛋白：IgG、IgA、IgM、IgE（一），κ 轻链 3.85 g/L，λ 轻链 1.67 g/L。

▶ 血清游离轻链：κ/λ 比值 0.101（↓），游离轻链 κ 30 mg/L，游离轻链 λ 297 mg/L（↑）。

▶ 尿化学和尿系列蛋白：尿 κ 轻链 13.2 mg/L（↑）λ 轻链 30.3 mg/L（↑）。

▶ 骨髓穿刺：增生活跃，浆细胞比例升高 5.5％，部分体积较小。红系小细胞低色素。

▶ 骨髓活检：浆细胞数目稍增多，占 8％，呈多克隆性。T、B 淋巴细胞数目增多。可见较多 Rusell 小体形成。刚果红（＋）。

▶ 皮下脂肪活检：纤维增生，刚果红（＋）。

▶ PET - CT：全身多处糖代谢不增高的稍大淋巴结，考虑慢性炎症可能；右侧小腿肌肉糖代谢增高灶考虑炎性病变。

问题与思考4

· 基于以上资料，基本可以判断患者目前顽固性心力衰竭合并凝血功能异常的病因为：淀粉样变性累及心脏。淀粉样变累及心脏即淀粉样物质沉积于心肌内，临床上早期常表现舒张功能减退，后演变为限制型心肌病或难治性心力衰竭。AL 型系统性淀粉样变是最常见的类型，病理表现为免疫球蛋白轻链沉积，90％的患者血清游离轻链浓度升高，尤其是 λ 型轻链更明显。组织学诊断标准为：组织活检刚果红染色阳性，目前临床上多取心外组织（如皮下脂肪、骨髓、唾液腺等）。此类型90％的患者会累及心脏导致心肌淀粉样变性，此外，有相当一部分患者有 X 因子缺乏。此类型淀粉样变累及心脏后，通常进展迅速，因此患者症状进行性加重，频繁地再住院。心血管系统受累的常见表现为舒张功能不全（颈静脉怒张、肝脏肿大、腹水、下肢水肿等）、心律失常（以心房颤动和传导阻滞多见）、低血压、心绞痛等。患者骨髓及皮下脂肪组织刚果红染色阳性，血清游离轻链显著升高，结合临床症状、体征及病史明确诊断后转血液科治疗。

·最终诊断·

（1）淀粉样变性（累及心脏）。
（2）心力衰竭（HFpEF）。
（3）冠心病，PCI 术后。
（4）继发性 X 因子缺乏。
（5）缺铁性贫血。
（6）糖尿病。

·治疗方案·

转入血液科启用万珂化疗。其他用药：氯吡格雷 75 mg（QD），瑞舒伐他丁 10 mg（QN），呋塞米 20 mg（BID），螺内酯 20 mg（QD），琥珀酸亚铁 0.1 g（TID），兰索拉唑 15 mg（QD）。

·讨论·

淀粉样变性是多种原因造成的淀粉样物质在体内脏器细胞间质沉积,致使受累脏器功能逐渐衰竭的一种临床综合征。累及部位包括心脏、肝脏、肾脏、胃肠道、神经系统、皮肤等。按照淀粉样纤维丝形成的前体蛋白类型可以分为 AL 型、AH 型、AA型、遗传性和老年性等。其中系统性轻链型淀粉样变(AL 型)是临床上最常见的类型,此类型患者多为多器官受累,病情重,进展快,诊断和治疗困难。患者在合并慢性心力衰竭后,中位生存期仅为 6 个月。心脏受累表现:活动后胸闷气短、下肢水肿、腹水、晕厥等限制型心肌病表现。心电图常见肢体导联低电压,假性心肌梗死波形,胸前导联标准 R波递增不良。超声心动图常见心室壁和室间隔对称性肥厚(平均厚度>12 mm),合并特征性回声增强(颗粒状、雪花状),心房扩大,瓣膜增厚或反流,心包积液,左心室舒张功能减退。另外现在磁共振可见弥漫性透壁性的延迟强化,成粉尘样改变。

本病例中患者首次入院时心电图已有肢体导联低电压及 R 波递增不良的表现,并且血压一直处于较低水平,但由于患者既往明确的冠心病及介入治疗史,极易被认为冠心病心肌缺血导致的心功能不全。并且,由于最初缺乏警惕,心脏超声检查亦未能及时发现心肌回声异常等表现。待患者心力衰竭进行性加重,合并持续心肌损害、凝血功能异常等再次入院,引起重视,进一步检查方解开其真正的病因面纱。因此,对于心力衰竭患者,首次心脏超声检查非常重要,一定要细致,对于发现心室肥厚但心电图电压不高的患者,首先就应想到淀粉样变性的可能性。另外,需要对初发患者进行较为详细的病因筛查,免疫固定电泳、血/尿轻链等均可以作为初发心力衰竭患者进行病因筛查的常规项目。

此外,淀粉样变性沉积在肝肾脾等器官中的物质对某些凝血因子具有亲和力,另外循环中存在干扰纤维蛋白形成的成分,经常引起凝血功能的障碍导致贫血,其中 X 因子缺乏最为常见(约 25%)。因此对于心力衰竭合并继发性 X 因子缺乏,一定要考虑淀粉样变性的可能。

组织活检发现刚果红染色阳性的无定形物质沉积是诊断淀粉样变的金标准。心脏、肝、肾等受累器官活检有较高的阳性检出率。但对于无条件进行心肌活检的单位,目前临床上更常用的是骨髓、腹壁皮下脂肪、唇腺等易取得组织部位的活检,且多部位联合取活检可提高阳性率。单克隆免疫球蛋白检测,包括免疫固定电泳,血、尿游离轻链检测,尤其是血清游离轻链,在诊断、疗效判断和预后方面都有重要的意义。

·病例启示·

(1)心肌淀粉样变性,一部分患者以心功能不全为首发表现,在合并其他心血管疾病时极易被误诊或漏诊。对于初发的 HFpEF 患者,存在室壁肥厚但心电图低电压,血压不高,应考虑心肌淀粉样变可能。由于此疾病进展快、死亡率高,因此早期确诊对患者预后十分重要,详细的体检、心电图及超声心动图对尽早甄别出心肌淀粉样变有重要价值。

(2)不明原因持续的凝血功能障碍和 X 因子缺乏,在排除先天性原因后,也应想到淀粉样变性的可能。

(3)对于可疑淀粉样变性的患者,常规检测血清游离轻链可以提高诊断的敏感性。确诊后大多需转至血液科进一步治疗。

崔晓通 宋昱 周京敏

复旦大学附属中山医院

[1] Gillmore JD, Wechalekar A, Bird J, et al. Guidelines on the diagnosis and investigation of AL amyloidosis [J]. British Journal of Haematology, 2015,168(2):207-218.

[2] Kumar SK, Callander NS, Alsina M, et al. Multiple myeloma, version 3. 2017, NCCN clinical practice guidelines in Oncology [J]. J Natl Compr Canc Netw, 2017,15(2):230-269.

[3] Mohammed SF, Mirzoyev SA, Edwards WD, et al. Left ventricular amyloid deposition in patients with heart failure and preserved ejection fraction [J]. JACC: Heart Failure, 2014,2(2):113-122.

[4] Mesquita ET, Jorge, Lagoeiro AJ, et al. Cardiac amyloidosis and its new clinical phenotype: heart failure with preserved ejection fraction

［J］. Arq Bras Cardiol，2017，109.

［5］ 张聪丽，冯俊，沈恺妮，等. 血清游离轻链检测在原发性轻链型淀粉样变中的诊断及预后价值［J］. 中华血液学杂志，2016，37（11）：942－945.

［6］ Furuhata M，Doki N，Hishima T，et al. Acquired factor X deficiency associated with atypical AL-amyloidosis［J］. Internal Medicine，2014，53（16）：1841－1845.

［7］ Mollee P，Merlini G. Free light chain testing for the diagnosis，monitoring and prognostication of AL amyloidosis［J］. Clinical Chemistry & Laboratory Medicine，2016，54（6）：921－927.

病例 16 心房颤动射频消融术后呼吸困难、端坐呼吸——急性心源性单侧肺水肿

关键词·心房颤动；射频消融术；呼吸困难；心源性单侧肺水肿

·病史摘要·

患者，女性，64岁，因"活动后喘憋5个月、加重10天"于2017年10月10日入院。患者5个月前开始出现活动后喘憋，劳累时加重，休息后缓解，伴纳差、恶心、全身乏力，夜间需高枕卧位，无心悸、胸闷、胸痛，无发热、咳嗽、咳痰、咯血，无夜间阵发性呼吸困难。曾因"肺炎"致上述症状加重于外院住院治疗，予利尿、强心治疗后上述症状好转。10天前自行停药后症状加重，至我院急诊就诊，查血 NT - proBNP 7 516 pg/mL，予相关治疗后症状较前减轻，为进一步诊治收入院。

既往高血压病史7年，未规律诊治；心房颤动病史5年，近5个月来心室率波动于80～180次/min，未系统诊治；诊断"焦虑症"4年；发现二尖瓣关闭不全5个月；28年前因"室速"于外院行射频消融术，3年前曾于外院行冠脉造影检查未见异常。否认吸烟、饮酒史。

·入院体检·

体温36.0℃，脉搏90次/min，呼吸17次/min，血压148/94 mmHg。颈静脉无怒张，肝颈静脉回流征阴性；双肺呼吸音清，未闻及干、湿啰音；心率105次/min，律不齐，二尖瓣听诊区可闻及3/6级收缩期吹风样杂音；腹软，无压痛及反跳痛，肝脾未触及；双下肢无水肿。

问题与思考1

·患者老年女性，因活动后喘憋入院，有高血压及心房颤动病史且控制不佳，5个月前发现二尖瓣关闭不全，结合体格检查及急诊血 NT - proBNP 结果，临床诊断慢性心功能不全急性加重，但需进一步明确或除外导致心功能不全的基础心脏病如心肌病、心脏瓣膜病、冠心病、高血压心脏病等，故入院后进行了相关检查。

·辅助检查·

▷ 血常规正常，甲状腺功能正常。
▷ 血生化、肝肾功能、电解质、肌酸激酶等正常。
▷ BNP：463 pg/mL。
▷ cTnI：0.08 ng/mL。
▷ 心电图：心房颤动伴快速心室率及左束支传导阻滞（图 16-1）。

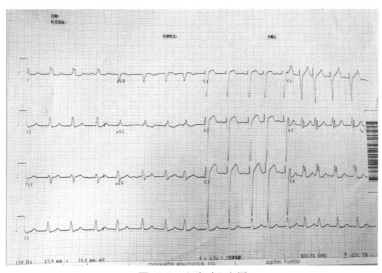

图 16-1 入院时心电图

▶ 胸片：心影偏大（图 16-2）。

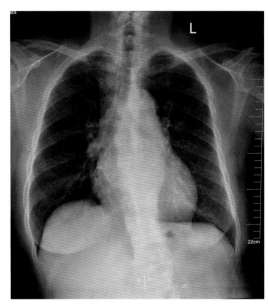

图 16-2 入院时胸片

▶ 超声心动图：双心房扩大（左心房 48 mm，右心房 42 mm），二尖瓣中度关闭不全，三尖瓣轻度关闭不全，LVEF 50%。

问题与思考2

• 根据病史及入院后相关检查尤其是超声心动图检查，可除外心肌病及严重心脏瓣膜病，冠心病、高血压心脏病亦可基本排除，患者老年女性、有高血压及心房颤动等基础疾病，LVEF 50%，诊断为慢性射血分数保留的心力衰竭、心功能Ⅲ级，其心力衰竭症状的出现及加重与长期心房颤动心室率控制不佳明显相关。因此，除常规利尿等治疗之外，心房颤动的管理（包括心室率控制及节律控制）对患者症状的改善及预后具有重要意义。

·住院经过 1·

入院后给予利尿、控制心室率等治疗后，患者症状明显改善，NT-proBNP 较前明显下降，静息心室率控制于 80～110 次/min。2017 年 10 月 19 日行经导管房颤射频消融术，手术过程顺利，术后恢复窦性心律。

术后次日凌晨患者出现干咳、喘憋，逐渐加重并出现端坐呼吸、咳粉红色泡沫痰，查体：神清，体温 36.8 ℃，脉搏 72 次/min，呼吸 28 次/min，血压 156/78 mmHg。右肺可闻及中量湿啰音。心率 72 次/min，律齐。

问题与思考3

• 患者房颤射频消融术后次日出现喘憋、端坐呼吸、咳粉红色泡沫痰等急性左心衰竭表现，在迅速积极抢救的同时应仔细鉴别是否有肺出血、肺静脉狭窄/血栓形成、急性感染、急性心肌损伤/心肌梗死、急性心脏瓣膜损伤、心包积液/心脏压塞等紧急情况。

·住院经过 2·

急查血常规 WBC 12.34×10⁹/L，中性分叶核粒细胞 85.2%，Hb 119 g/L；血生化 Na⁺ 136.8 mmol/L，K⁺ 3.8 mmol/L，Cr 115 μmol/L；BNP 123.71 pg/mL；TnI 1.41 ng/mL；D-二聚体阴性。床旁心电图提示窦性心律、V2～V5 导联 T 波倒置，胸片提示右肺大片渗出斑片影、心影增大（图 16-3A）。床旁超声心动图检查提示二尖瓣中至重度关闭不全，LVEF 53%，未见节段性室壁运动异常及心包积液（图 16-4）。

考虑患者情况不除外肺出血、感染及肺水肿等情况，立即予吸氧、静脉利尿剂、扩血管、抗感染等并停用抗凝治疗，紧急行胸部 CT 检查提示右肺大片渗出斑片影（图 16-5）。

经上述处理后患者症状数小时后即缓解，次日复查胸片提示右肺斑片影明显消退（图 16-3B），血常规提示血红蛋白无明显下降，多次复查超声心动图并于 1 周后复查胸部增强 CT（图 16-6）未见肺静脉狭窄。综合考虑患者为房颤射频消融术后急性心源性单侧肺水肿。经综合治疗后患者病情平稳，于 2017 年 11 月 3 日出院。

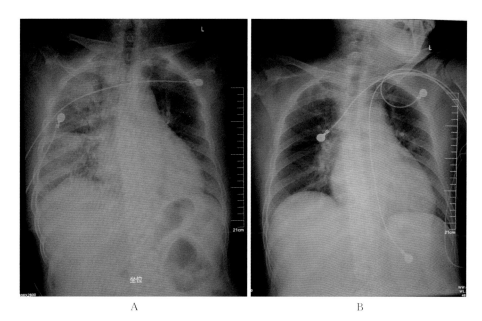

图 16-3　A. 2017 年 10 月 20 日床旁胸片提示右肺大片渗出斑片影，心影增大；
B. 2017 年 10 月 21 日床旁胸片提示右肺大片渗出斑片影已消退

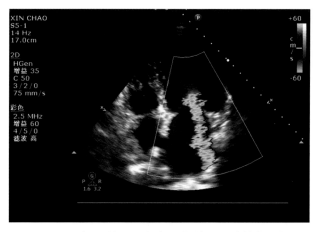

图 16-4　2017 年 10 月 23 日超声心动图提示二尖瓣中重度反流

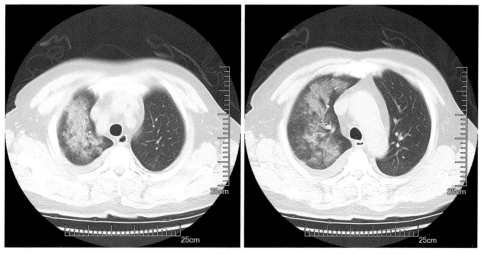

图 16-5　2017 年 10 月 20 日胸部 CT 平扫提示右肺大片渗出斑片影

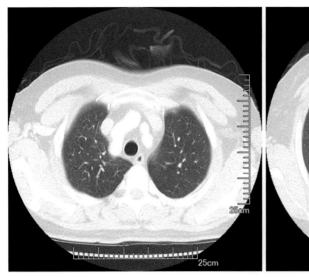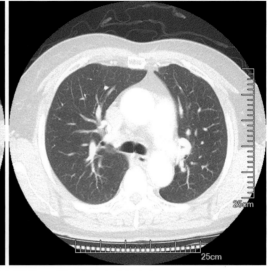

图 16-6　2017 年 10 月 27 日胸部增强 CT 提示右肺斑片影消失

· 最终诊断 ·

（1）急性心源性单侧肺水肿。

（2）持续性房颤射频消融术后。

（3）慢性射血分数保留的心力衰竭。

（4）二尖瓣中度关闭不全。

（5）高血压。

· 治疗方案 ·

急性期给予静脉利尿剂及扩张血管等治疗后症状缓解，改为托拉塞米、螺内酯口服利尿，琥珀酸美托洛尔缓释片控制心室率及血压，房颤射频消融术后常规抗凝治疗，监测出入量及体重。经综合治疗后患者病情稳定出院，门诊随诊定期复查心电图及超声心动图。

· 讨论 ·

急性心源性肺水肿主要表现为端坐呼吸、咳粉红色泡沫痰、呼吸和心率增快及低氧血症，典型 X 线胸片表现为以肺门为中心的双肺对称性渗出（所谓"蝴蝶影"），根据病史及相关检查多不难诊断。心源性单侧肺水肿（unilateral pulmonary edema，UPE）比较罕见，文献报道多伴有严重二尖瓣反流，胸片表现常被误诊为肺炎、误吸和肺泡出血等其他单侧肺内渗出性疾病或延误诊断，死亡率高。Attias 等研究发现 UPE 占全部心源性肺水肿的 2.1%，其中

89% 为右侧肺水肿，全部伴有重度二尖瓣反流；与双侧肺水肿相比，UPE 住院死亡率更高（39% vs. 8%）。

本例患者在房颤射频消融术后次日出现呼吸困难、端坐呼吸、咳粉红色泡沫痰，查血象升高，胸片提示右肺大量斑片渗出影，虽无发热，但误吸或肺炎仍不能除外，但是经给予利尿等治疗后患者症状迅速缓解，复查胸片提示右肺病变迅速吸收，不符合肺炎的表现。因患者房颤射频消融术前及术中给予肝素化、术后使用抗凝治疗，肺出血应予考虑，且据发病当日影像学检查亦不能除外肺出血，但是复查血常规提示血红蛋白较前无明显下降，根据患者对治疗的反应及之后影像学的演变，肺出血可予排除。患者血 D-二聚体阴性，多次复查超声心动图及胸部 CT 检查未提示有肺动脉高压，不支持肺栓塞或肺梗死。肺静脉狭窄是房颤射频消融术后的并发症之一，常为晚期并发症，发生率为 2%～8%，多于术后 2～6 个月出现，临床表现为活动或劳累后呼吸困难、反复咳嗽、胸痛和咯血等；近年来随着消融技术的改进和发展，严重肺静脉狭窄的发生率已明显降低。本例患者经治疗后症状迅速缓解，多次行超声心动图并行胸部增强 CT 均未发现有肺静脉狭窄。患者有慢性心功能不全的基础，超声心动图检查提示有中重度二尖瓣关闭不全，综合其病史、临床表现及治疗反应，该患者诊断为 UPE。

· 病例启示 ·

UPE 是急性失代偿性心力衰竭的罕见表现,常因误诊或延误诊断而不能早期正确处理,致使其死亡率较双侧肺水肿更高。因此,提高对 UPE 的认识,迅速而正确的诊断至关重要。

张瑞生 王 华

北京医院

[1] Kashiura M, Tateishi K, Yokoyama T, et al. Unilateral cardiogenic pulmonary edema associated with acute mitral regurgitation [J]. Acute Medicine & Surgery, 2017, 4: 119 - 122.

[2] 王张生,许澎,朱文青,等. 酷似肺炎的单侧肺水肿 1 例并文献复习[J]. 复旦学报(医学版). 2016, 43: 500 - 501.

[3] Attias, D, Mansencal, N, Auvert B, et al. Prevalence, characteristics, and outcomes of patients presenting with cardiogenic unilateral pulmonary edema [J]. Circulation, 2010, 122: 1109 - 1115.

病例 17　罕见暴发性心肌炎合并横纹肌溶解

关键词 · 心肌炎；横纹肌溶解；胸腺瘤；受体、药物

· 病史摘要 ·

患者，男性，43 岁，因"胸闷伴全身酸痛 2 天"收住入院。

现病史：2 天前无明显诱因出现胸闷，伴全身酸痛、乏力、轻度呼吸困难，无胸痛，无意识障碍，无咳嗽、咳痰，无恶心、呕吐，无夜间阵发呼吸困难及水肿，未予特殊治疗，自觉症状进行性加重。

既往史：否认高血压、冠心病、糖尿病等心血管疾病史。2006 年因"纵隔占位"行手术治疗，术后病理报告提示"B2 型胸腺瘤"，术后患者未规范放化疗。2011 年发现肿瘤复发合并肺、腹腔及脊柱多发转移，坚持行干细胞（DC - CIK）生物治疗约 5 年，病情缓慢进展。2016 年 12 月因"腰椎占位压迫"行"腰椎占位切除术"，术后病理提示 B3 型胸腺瘤。此后肿瘤进展，于 2 周前接受单次剂量纳武单抗（nivolumab）静脉注射治疗。

入院查体：血压 110/72 mmHg，呼吸 24 次/min，脉搏 80 次/min，SpO₂ 97%；烦躁，呼吸稍急促，双肺呼吸音粗，未闻及干、湿啰音。心率 80 次/min，律齐，心音稍弱，各个瓣膜听诊区未闻及病理杂音，腹部平软，无压痛反跳痛，双下肢无水肿。四肢肌力、肌张力无异常，生理性反射存在，病理征未引出。

· 辅助检查 1 ·

▶ 血气分析：pH 7.39，PCO_2 40.7 mmHg，PO_2 76 mmHg，血氧饱和度 95%，Lac 2.2 mmol/L。

▶ 血常规：WBC 11.2×10^9/L，NE 60.7%，Hb 146 g/L，PLT 183 g/L。

▶ 血凝四项：PT 12 s，APTT 36 s，INR 1.07，D - 二聚体 118 ng/mL。

▶ 肝肾功能：GPT 853 U/L，TB 13.5 μmol/L，DB 7.7 mmol/L，Alb 31.5 g/L。BUN 6.7 mmol/L，Scr 60.6 μmol/L。

▶ 电解质：钠 132 mmol/L，氯 97 mmol/L，钾 5.1 mmol/L。

▶ 心肌酶：GOT 3 063 U/L，LDH 2 618 U/L，CK 43 130 U/L，CK - MB 1 270.9 U/L。

▶ 心肌梗死三项：TnI 16.9 ng/mL，MYO 1 000 ng/mL。NT - proBNP 1 738 pg/mL。

▶ 心电图：窦性心律，PR 间期延长，频发房性期前收缩，右束支传导阻滞（图 17-1）。

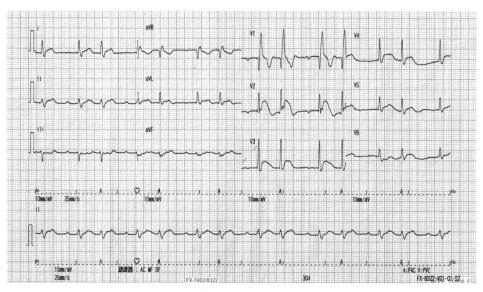

图 17-1　心电图

超声心动图：室间隔 12 mm，左心房内径 33 mm，左心室舒张期末内径 40 mm，左心室收缩期末内径 30 mm，右心房内径 31 mm，室间隔运动减弱，射血分数 49%。

·诊治经过·

患者入科后给予补液、营养心肌、对症治疗，但病情进展迅速，次日凌晨突发意识丧失、呼之不应，测血压 93/45 mmHg，心率 110 次/min，血氧饱和度 92%。急查血气分析：pH 7.1，PCO_2 90 mmHg，PO_2 93 mmHg，血氧饱和度 93%，乳酸 5.6 mmol/L。立即给予气管插管、呼吸机辅助呼吸。此后心率、血压逐渐下降，给予胸外按压、应用升压药物、植入 IABP。约半小时恢复呼吸、心跳，但仍呈昏迷状态，血压低约 70/50 mmHg，需较大剂量多巴胺、去甲肾上腺素维持血压。

·辅助检查 2·

急查心梗三项：cTnI 17.1 ng/mL，MYO 1 000 ng/mL，NT－proBNP 4 077 pg/mL。

心肌酶：GOT 2 380 U/L，LDH 3 812 U/L，CK 42 180 U/L，CK－MB 1 073 U/L。

肝肾功能：GPT 831 U/L，TB 8.6 μmol/L，DB 3.4 mmol/L，Alb 36.1 g/L。BUN 10.7 mmol/L，Scr 91 μmol/L。

复查超声心动图：室间隔 13.5 mm，左心房内径 39 mm，左心室舒张期末内径 46 mm，左心室收缩期末内径 33 mm，右心房内径 32 mm，室间隔运动减弱，射血分数 47%。

复查心电图：二度房室传导阻滞，室内传导阻滞，肢体导联低电压，广泛导联 ST 段抬高（图 17-2）。

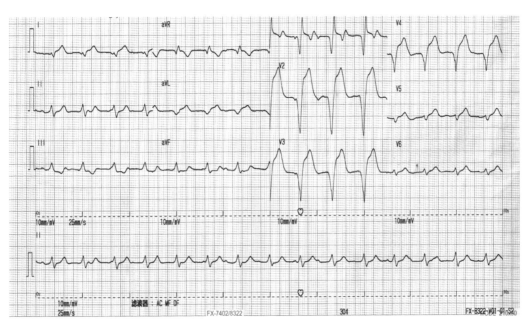

图 17-2 复查心电图

问题与思考 1

·该患者肌钙蛋白显著升高，考虑存在急性心肌损伤，原因未明，是急性广泛前壁心肌梗死，还是暴发心肌炎？前者支持点在于该患者病情变化迅速，且心电图动态变化，可见广泛前壁导联 ST 段弓背上抬，且 V1～V3 导联病理性 Q 波形成；不支持点在于该患者既往无心血管疾病危险因素，发病时多次心肌酶、心肌标志物无动态变化，且超声心动图未见明显室壁活动异常，射血分数仅正常低限。而后者的支持点较多：心肌梗死三项显著异常且无明显酶峰波动,心电图广泛导联改变、合并传导异常,超声心动提示室壁增厚(水肿);不支持点在于该患者无感染、发热等诱因。

· 该患者CK显著升高原因未明,考虑:心肌损伤的反应? 骨骼肌受累、横纹肌溶解? 晚期胸腺瘤并发症肌无力危象? 多发性肌炎? 药物不良反应? 由于该患者心肌酶以CK显著升高为主,CK-MB升高不明显,与CK不成比例,且伴随全身肌肉酸痛症状明显,考虑为骨骼肌受累、横纹肌溶解。进一步分析原因是否为胸腺瘤并发肌无力危象、多发性肌炎或者药物不良反应?

·进一步诊疗经过·

经过多学科联合会诊,拟诊暴发心肌炎合并横纹肌溶解,给予大剂量丙种球蛋白、甲泼尼龙冲击治疗,继续呼吸机辅助呼吸,应用IABP、血管活性药物循环支持,间断给予透析治疗。同时,进一步完善相关辅助检查。

·辅助检查3·

▷ ANA、ENA风湿免疫系列:阴性。

▷ 肌炎相关抗体:阴性。

▷ 胸腺瘤神经肌肉抗体:阴性。抗乙酰胆碱受体抗体轻度升高:1.04 nmol/L(参考值<0.4 nmol/L)。

▷ 血清病毒学抗体:阴性。

▷ 甲状腺功能、肿瘤标志物无明显异常。

▷ 降钙素原、白介素-6、白细胞总数等炎症指标进行性显著升高。

▷ 淋巴细胞亚群分析:总T淋巴细胞92%(55%~84%),CD4⁺细胞16%(27%~51%),CD8⁺细胞76%(15%~44%),NK细胞3%(5%~27%),总B淋巴细胞2%(6%~25%)。

问题与思考2

· 该患者多系统同时受累,病情急剧进展,经过积极抗炎对症治疗,效果不佳,表现为炎症反应剧

烈,白细胞总数、白细胞介素、降钙素原等炎症因子持续、显著升高。但根据实验室检查证据不支持感染、肿瘤进展、风湿免疫类疾病所致心肌炎及肌炎。该患者2周前曾接受药物PD-1抑制剂纳武单抗注射治疗,与发病时间存在一定相关性,考虑由该药物导致的罕见药物反应。通过文献检索,2016年11月《新英格兰医学杂志》曾有个案报道——应用PD-1抑制剂治疗后出现暴发心肌炎及肌炎。通过尸检提示骨骼肌及心肌细胞广泛坏死、大量淋巴细胞浸润、炎症反应剧烈。组织免疫组化提示均为CD3/CD-4-、CD3/CD-8-T淋巴细胞,无B淋巴细胞。伴随PD-L1配体反馈性上调。推测患者骨骼肌及心肌共有的抗原被自身T淋巴细胞错误识别、攻击,导致组织损伤坏死。

·辅助检查4·

▷ 骨骼肌活检:肌肉细胞变性、坏死,伴大量淋巴细胞浸润,免疫组化结果提示CD3/CD4⁺,CD3/CD8⁺T淋巴细胞阳性,CD20⁺B淋巴细胞阴性,PD-L1阳性。提示炎症区域全部为T淋巴细胞,无B淋巴细胞(图17-3)。

心肌活检:与骨骼肌活检结果类似。心肌细胞变性、坏死,伴大量淋巴细胞浸润,免疫组化结果提示CD3/CD4⁺,CD3/CD8⁺T淋巴细胞阳性,CD20⁺B淋巴细胞阴性,PD-L1阳性。提示炎症区域全部为T淋巴细胞,无B淋巴细胞(图17-4)。

·最终结论·

纳武单抗刺激T淋巴细胞过度激活,通过自身免疫反应导致严重的心肌细胞及横纹肌细胞炎症反应、变性坏死。

·疾病预后·

患者心肌损害持续发生,炎症反应剧烈,逐渐合并感染、肝肾功能衰竭,心功能进行性下降,持续处于昏迷状态。于发病第40天死亡。

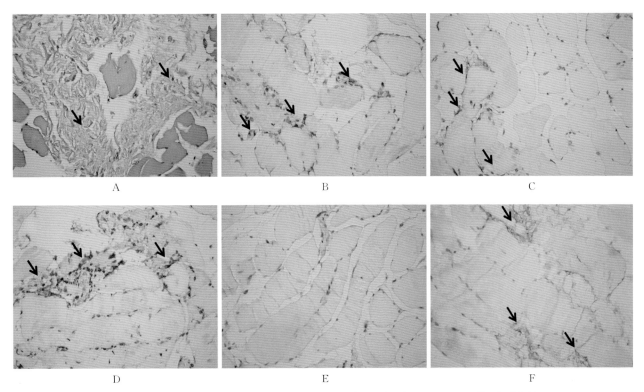

图 17-3 A. 骨骼肌坏死、淋巴细胞浸润；B. CD3 - T 淋巴细胞阳性；C. CD4 - T 淋巴细胞阳性；D. CD8 - T 淋巴细胞阳性；E. CD20（B 淋巴细胞）阴性；F. PD - L1 表达阳性

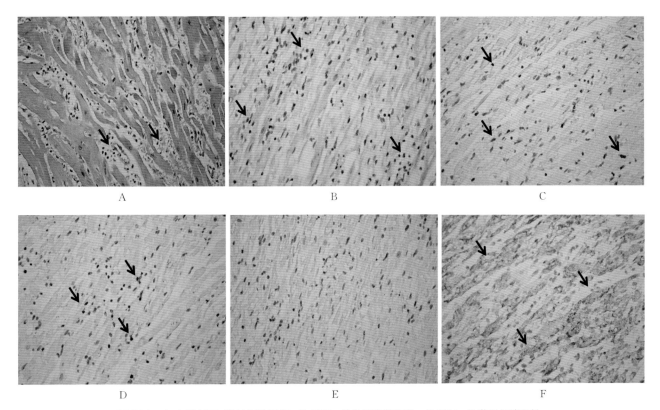

图 17-4 A. 心肌坏死、淋巴细胞浸润；B. CD3 - T 淋巴细胞阳性；C. CD4 - T 淋巴细胞阳性；D. CD8 - T 淋巴细胞阳性；E. CD20（B 淋巴细胞）阴性；F. PD - L1 表达阳性

·讨论·

纳武单抗是一种新型抗肿瘤药物,作为免疫检查点抑制剂(immune checkpoint inhibitors,ICI)的一种,属于程序性细胞死亡受体-1(PD-1)抑制剂。正常状态下,PD-1表达于激活的T淋巴细胞,可抑制免疫反应;肿瘤细胞/正常组织与T淋巴细胞接触时,可刺激PD-1表达,引起免疫耐受。纳武单抗可阻断PD-1,激活T淋巴细胞免疫功能,增强清除肿瘤细胞能力。目前应用于非小细胞肺癌、恶性黑色素瘤等恶性肿瘤的治疗,疗效确切,总体安全性较高。

药物阻断了PD-1,导致机体T淋巴细胞过度激活,可引起少见免疫相关不良反应(immune-related adverse events,irAE)。发病机制:T淋巴细胞错误识别并攻击正常细胞,导致自身炎症免疫反应。患者全身多脏器均可受累及,常见于肝肾等内脏组织,病程轻重程度不一致。心脏受累的情况罕见,发生率小于1%,但是一旦心脏受累及就可出现严重心力衰竭、心肌炎表现,死亡率大于50%,预后不佳。irAE的发病时间不确定,可为首次应用药物后1周至1个月不等,中位时间为2周;与用药的剂量、种类也无明确关系。本例患者为单次应用纳武单抗后2周,突发全身骨骼肌肉、心肌受累,炎症反应剧烈且持续存在,通过临床辅助检查、骨骼肌及心肌的活检证实了药物相关的irAE。

由于irAE发病机制未完全明确,治疗尚无确切方法,多以抗炎、抗免疫为主。本例患者启动了大剂量甲泼尼龙、丙种球蛋白冲击疗法,但心肌炎症反应剧烈,心肌损害持续存在,伴随心功能进行性下降,最终临床死亡。

由于纳武单抗总体安全性较高,不良反应少见,临床应用逐渐增多,但长期疗效、大规模人群随访结果仍有待继续关注。伴随肿瘤患者数量的逐渐增加,肿瘤合并心脏病、肿瘤药物所致特殊心脏不良反应的患者也必然会增加,需要心脏专科医生、肿瘤科医生及其他全科医生共同关注,设立多学科讨论小组共同制定治疗策略将更有利于改善患者的预后。

·病例启示·

随着更多新型抗肿瘤药物的应用,在关注抗肿瘤效果之余,也需要注意药物所致心脏不良反应。

陈　强　张丽伟　黄党生　李远青　姬冬冬
中国人民解放军总医院第四医学中心

参 考 文 献

[1] Chen Q, Huang DS, Zhang LW, et al. Fatal myocarditis and rhabdomyolysis induced by nivolumab during the treatment of type B3 thymoma [J]. Clin Toxicol (Phila), 2018, 56(7): 667-671.
[2] Michot JM, Bigenwald C, Champiat S, et al. Immune-related adverse events with immune checkpoint blockade: a comprehensive review [J]. Eur J Cancer, 2016, 54: 139-148.
[3] Jacobson DL, Gange SJ, Rose NR, et al. Epidemiology and estimated population burden of selected autoimmune diseases in the United States [J]. Clin Immunol Immunopathol, 1997, 84(3): p. 223-243.
[4] Donia M, Pedersen et al. Cancer immunotherapy in patients with preexisting autoimmune disorders [J]. Semin Immunopathol, 2017, 39(3): 333-337.
[5] Keir ME, Liang SC, Guleria I, et al., Tissue expression of PD-L1 mediates peripheral T cell tolerance [J]. J Exp Med, 2006, 203(4): 883-895.
[6] Zander T, Aebi S, Rast AC, et al., Response to pembrolizumab in a patient with relapsing thymoma [J]. J Thorac Oncol, 2016, 11(12): e147-e149.
[7] Lu CS, Liu JH. Pneumonitis in cancer patients receiving anti-PD-1 and radiotherapies: three case reports [J]. Medicine (Baltimore), 2017, 96(1): e5747.
[8] Lewis JE, Wick MR, Scheithauer BW, et al. Thymoma: a clinicopathologic review [J]. Cancer, 1987, 60(11): 2727-2743.
[9] Shirai T, Sano T, Kamijo F, et al. Acetylcholine receptor binding antibody-associated myasthenia gravis and rhabdomyolysis induced by nivolumab in a patient with melanoma [J]. Jpn J Clin Oncol, 2016, 46(1): 86-88.
[10] Tarrio ML, Grabie N, Bu DX, et al. PD-1 protects against inflammation and myocyte damage in T cell-mediated myocarditis [J]. J Immunol, 2012, 188(10): 4876-4884.
[11] Johnson DB, Balko JM, Compton ML, et al. Fulminant myocarditis with combination immune checkpoint blockade [J]. N Engl J Med, 2016, 375(18): 1749-1755.

病例 18 透过现象看本质——血色病累及心肌

关键词·心肌病；皮肤色素沉着；糖尿病；原发性血色病；血色素沉着症；性功能减退；遗传

·病史摘要·

患者，男性，37岁，因"胸闷乏力、双下肢水肿1个月"入院。

患者入院前1个月开始出现活动后胸闷、乏力，继而出现双下肢水肿，症状进行性加重，爬3楼气促明显，夜间尚能平卧。半个月前开始出现腹胀纳差、水肿加重。当地医院就诊发现轻度肝功能异常，BNP升高，心脏扩大伴收缩功能减退，超声提示肝淤血、少量胸腔积液、腹腔积液。经治疗1周效果不佳，转入我院。

5年前发现糖尿病，考虑1型糖尿病，行胰岛素治疗，血糖控制不佳。

否认烟酒嗜好。已婚已育1女，父母子女体健，否认家族性疾病史。

·体格检查·

体温36.2℃，脉搏88次/min，呼吸20次/min，血压107/64 mmHg。神清，精神佳，营养发育可，自主体位，对答流畅。休息状态无明显气促。面部皮肤粗糙晦暗，四肢暴露部位肤色偏暗，无肝掌、蜘蛛痣。头颅无异常，视力、听力正常。颈软，颈静脉显露。两肺呼吸音清。心前区无隆起，心界临界大小，心率88次/min，律齐，未闻及明显杂音。腹部平软，肝肋下4指，剑下2指，脾肋下1指，肝区无明显压痛，肠鸣音尤亢进，移动性浊音（－）。双下肢水肿至膝下。外周动脉搏动佳。神经系统检查（－）。

问题与思考1

·患者为年轻男性，起病前无明显诱因，症状表现为心力衰竭，以左心衰竭起病，很快出现右心衰竭症状，且右心衰竭症状短时间内进行性加重，

出现多浆膜腔积液、肝脾肿大。根据病情发展较迅速需要考虑是否急性或继发性病因，如心肌炎、肺栓塞、系统性疾病累及等。从患者病史及体格检查还发现以下问题：①肤色异常；②糖尿病。心力衰竭与糖尿病、肤色改变之间是否存在相互联系尚待明确。对于心力衰竭，有经验医生的超声心动图检查对病因诊断、病情评估具有重大的意义。接下来需要完善超声心动图及继发性因素的排查。

·辅助检查1·

▶ 血常规：RBC 4.35×10^{12}/L，Hb 135 g/L，PLT 72×10^9/L(↓)，WBC 2.62×10^9/L(↓)，NE 39.7%(↓)，LY 51.1%(↑)。网织红细胞百分比2.1%(↑)。

▶ 尿粪常规：未见异常。

▶ 肝肾功能电解质：TB/DB 15.5/8.2 μmol/L，GPT/GOT 110/119 U/L (↑)，BUN/Cr 67/453 μmol/L(↑)，Na$^+$/K$^+$/Cl$^-$ 135/4.6/93 mmol/L，血脂正常。

▶ 糖代谢：FBG 14.3 mmol/L(↑)，糖化白蛋白27.8%(↑)，HbA1C 7.5%(↑)，酮体正常。

▶ 凝血功能：PT 15.4 s(↑)，APTT 30.4 s，INR 1.42(↑)，Fg 198 mg/dL(↓)，D-二聚体正常。

▶ 心脏标志物：cTnT 0.032 ng/mL(↑)，NT-proBNP 2 085 pg/mL(↑)，CK、CK-MB正常。

▶ 血气分析：pH 7.39，PaO$_2$ 92 mmHg，PaCO$_2$ 42 mmHg，BE －1.0，SpO$_2$ 98%。

▶ 甲状腺激素水平：FT$_3$ 4.0 pmol/L，FT$_4$ 14.4 pmol/L，s-TSH 13.89 μU/mL(↑)。

▶ 风湿免疫炎症：ANA、ENA、dsDNA、ANCA均为阴性。ESR(－)，hs-CRP 6.4 mg/L(↑)。

▶ 肿瘤指标：CEA/AFP/PSA/NSE/CA153/

CA24-2 正常,CA125 53.25 U/mL(↑),CA199 62.72 U/mL(↑)。

▷ 免疫固定电泳、免疫球蛋白:正常。

· **辅助检查 2** ·

▷ 心电图:窦性心律,肢体导联电压偏低,V1~V4 导联 R 波递增不良(图 18-1)。

▷ 超声心动图:LA 43 mm,LVEDD 57 mm,LVEDS 42 mm,IVS 7 mm,LVPW 7 mm,LVEF 32%,PAP 28 mmHg,RA 56 mm,RVEDD 51 mm,TAPSE 10 mm。全心扩大伴左右心室收缩活动减弱,以右心室为著,重度三尖瓣反流(图 18-2)。

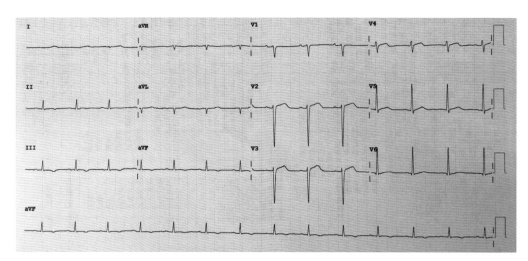

图 18-1　入院心电图

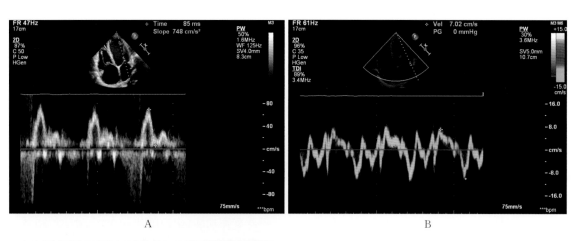

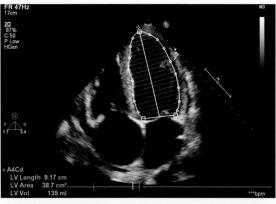

图 18-2　超声心动图

A. E/A 比值;B. E′;C. 四腔心切面

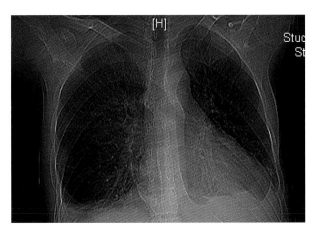

图 18-3　入院胸部 X 线

> 胸部 X 线：两肺渗出，两侧胸腔积液，心影增大（图 18-3）。

> 腹部 CT：肝内小钙化灶，肝脾肿大，胰腺较细

小，双侧少量胸水。

·病情变化·

入院后心电遥测提示 2 次发作阵发性心房颤动（图 18-4），持续 0.5～2 h 自行转律。

入院后患者因腹胀纳差、进食不佳，自行停用胰岛素治疗 2 天，后出现纳差、乏力明显加重，随访血糖等指标如下。

> 随机血糖 37.5 mmol/L（↑↑），血酮体 1.96 mmol/L（↑），血乳酸 1.5 mmol/L。

> 血气分析（吸氧 3 L/min）：pH 7.28（↓），PaO_2 149 mmHg，$PaCO_2$ 46 mmHg，BE −5.1（↓），SpO_2 99%。

给予降糖、补液等对症处理后，血糖下降、酮体转阴性，症状改善。

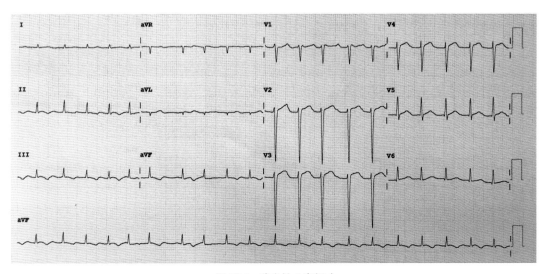

图 18-4　阵发性心房颤动

问题与思考 2

· 患者入院后常规检查并未有显著异常发现，超声心动图提示左、右心室收缩功能均减弱，右心室明显，与临床右心衰竭症状为主相符合，同时发现患者舒张功能受限明显，高度警惕浸润型心肌病可能。从 cTnT 水平及病毒抗体检测不支持心肌炎可能。从肺动脉压不高、D-二聚体正常不支持肺栓塞。目前也无风湿免疫相关的证据。

但以扩张型心肌病解释病情进展存在困难，一般都是左心衰竭进展到后期出现右心衰竭。在此种情况下，心脏 MRI 对于心肌病的鉴别诊断有较大价值。

· 其次，患者血糖波动大，胰岛功能极其脆弱，CT 提示胰腺较细小，是否存在继发性糖尿病可能。在仔细询问各腺体轴功能相关症状时发现患者同时存在性功能障碍。

·辅助检查 3·

▷ 激素水平：睾酮＜0.087 nmol/L（↓↓↓），硫酸脱氢表雄酮 0.4 μmol/L（↓），生长激素正常，甲状旁腺素正常，胰岛相关抗体阴性。

▷ 铁代谢：血清铁 26.9 μmol/L，铁蛋白＞2 000 ng/mL（↑↑↑），总铁结合力 30 μmol/L（↓），转铁蛋白饱和度 90%（↑↑↑），转铁蛋白 1.22 g/L（↓）。

▷ 肌电图：糖尿病周围神经损害改变。

▷ 心脏磁共振：①左心室稍增大，左心室室壁厚度尚可，左心室中部舒张期末内径约 55 mm，左心室整体收缩舒张活动度减弱；②结构相 T2W1 信号较低；③增强后左心室间壁心肌中层少许延迟强化灶（图 18-5、图 18-6）。

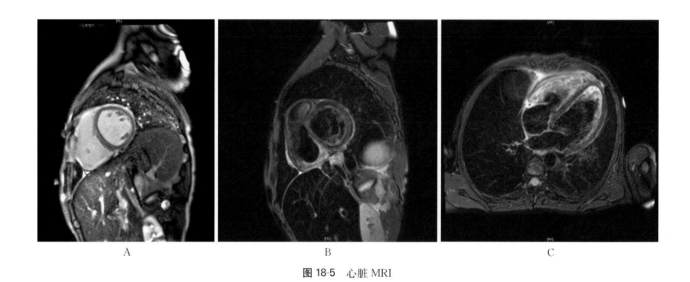

A   B   C

图 18-5 心脏 MRI

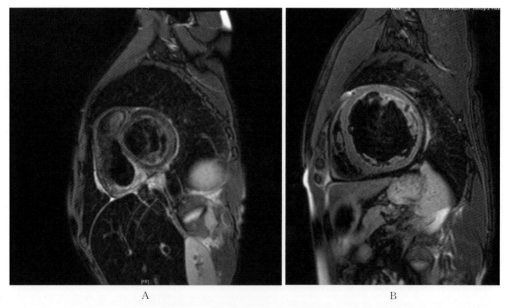

A   B

图 18-6 A. 为本患者；B. 为扩张型心肌病患者。可见本患者心腔扩大尚可，室壁无明显变薄，左右心室肌信号减低明显

问题与思考3

· MRI初次结果仅提示心脏扩大、收缩活动减弱、存在延迟强化,并未提示T2W1心肌低信号情况。根据患者铁代谢检查结果,结合患者皮肤改变、糖尿病、性功能障碍,即刻想到血色病可能,再次解读CMRI并与MRI室沟通,他们豁然开朗,确实发现低信号情况,同期扫描到肝脏低信号尤为明显。可见,MRI对于血色病诊断的巨大价值尚依赖于临床医生及技术员的经验水平,临床医生结合病史解读影像资料是提高临床能力的重要基础。

·辅助检查4·

▶ 腹部MRI:肝脏增大,实质信号不均,T1W1、T2W2像信号明显减低,动态增强后未见异常强化灶。脾脏体积增大,信号减低。胰腺及双侧肾脏无殊。后腹膜未见淋巴结(图18-7)。

▶ 骨髓穿刺:骨髓增生活跃,髓象中性粒细胞系增生活跃伴轻度成熟受限;红系细胞增生活跃且有轻度核小浆少;巨核系细胞增生可。铁染色:外铁(＋＋),内铁(＋)85%,(－)15%。

▶ 肝脏活检病理:肝细胞显著色素沉积,汇管区纤维组织增生,少量炎症细胞浸润。铁染色(＋),铜染色(－)(图18-8)。

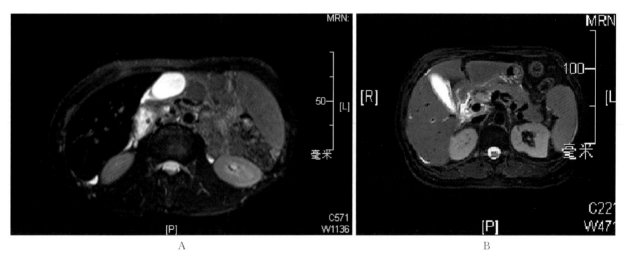

图18-7 A为此患者;B为正常人,可见患者肝脾显著低信号

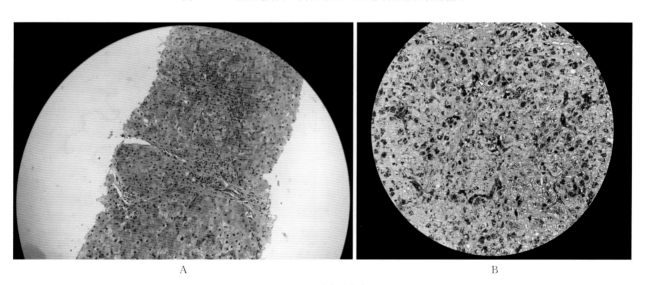

图18-8 肝脏活检病理
A. HE染色;B. 铁染色,箭头所指蓝色颗粒状即为铁沉积

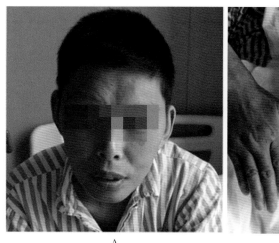
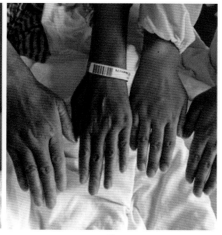

图 18-9　A. 患者颜面皮肤呈现石板灰色,肢体暴露部位呈现暗褐色;B. 与工作人员对照

回顾患者皮肤改变,表现为暴露部位肤色晦暗伴有色素沉着(图 18-9)。

进一步追查继发性血色病原因,患者无贫血、反复输血、过量摄入铁、嗜酒等情况,考虑原发性血色病。

患者女儿无症状,肤色无改变。完善生化检查:血清铁 30 μmol/L(↑),铁蛋白 133.5 ng/mL(正常),总铁结合力 63 μmol/L(正常),转铁蛋白饱和度 48%(↑),转铁蛋白 3.07 g/L(正常)。肝肾功能、血糖、性激素水平均正常。腹部磁共振示肝、脾未见明显信号低下。

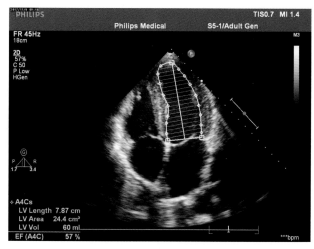

图 18-10　随访超声心动图

· **最终诊断** ·

原发性血色病(累及肝脏、心脏、胰腺、性腺、皮肤)。

· **治疗和随访** ·

患者因经济原因无法承担静脉铁螯合剂治疗,病初采用放血疗法,每周 1～2 次,每次放血 200～400 mL。同时给予华法林抗凝、利尿剂改善症状、ACEI＋BB 改善预后治疗。

建议患者女儿每年监测铁代谢、肝功能检测,必要时随访腹部 MRI。

治疗半年后随访超声心动图提示:左、右心房室内径恢复正常,静息状态收缩功能未见异常(图 18-10,视频 18-1)。

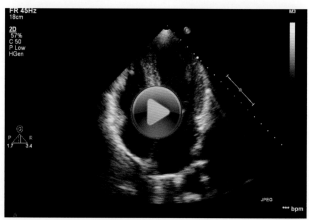

视频 18-1　超声心动图

·讨论·

铁在生物代谢氧化还原反应中是必不可少的，因为它参与细胞呼吸，但当过量时，铁可因其生化特性而损害各种细胞结构，称为血色病。肝脏、皮肤、内分泌系统和心脏是最常累及的器官，临床往往表现为肝损伤、肝硬化甚至肝癌，皮肤特征性的金属颜色或石板灰色、糖尿病、性功能障碍、心力衰竭等。对于合并多器官病变的心肌病患者需要高度警惕。临床上对于扩张型心肌病、限制型心肌病以及怀疑浸润型心肌病患者建议常规行铁代谢检查，转铁蛋白饱和度＞45％以及血清铁水平升高者需要高度警惕并完善进一步磁共振、组织活检，必要时基因检测。

血色病根据病因分为原发性和继发性血色病。原发性血色病是基于遗传相关，由于编码铁调节相关基因突变导致负反馈调节铁吸收的铁调素表达下降而铁吸收过量。原发性血色病具有明显的地域分布差异，在欧洲白种人最常见。继发性血色病主要发生在遗传性贫血患者，包括 α 地中海贫血、β 地中海贫血和镰状细胞性贫血等，由于反复输血以及在无效红细胞生成的情况下胃肠道铁吸收增加导致过量铁暴露和继发性铁超负荷。

心脏受累是血色病长期预后的主要相关因素。早期主要表现为舒张功能障碍，随着病情进展射血分数进行性下降最终进展为终末期射血分数下降的心力衰竭（HFrEF），病程中可合并瓣膜功能异常、快速型心律失常或房室传导阻滞等。由于在疾病的早期呈隐匿状态，常被临床所忽略。铁沉积导致的心肌病变往往是可逆的，即使在疾病的发展阶段，故早期发现并治疗是改变患者预后的关键。

铁沉积的部位和严重程度与血中铁含量不呈线性相关，存在明显个体差异，心脏 MRI 是铁超载心脏累及早期筛查的主要方法，也是评估铁沉积、纤维化程度和随访治疗效果的优选方法。磁共振用于诊断血色病的主要技术为 T2 和 T2 加权技术，但 T2 或 T2 加权图像不是定量技术，并不反映真实的器官损伤，延迟强化技术能用于评估心肌纤维化等不可逆改变。

血色病累及心肌的管理包括早期发现心肌铁超负荷和去铁治疗，以及指南指导下的心力衰竭治疗。在可行的情况下，静脉放血疗法仍然是治疗金标准，当合并严重贫血时铁螯合疗法应该优选。

·病例启示·

（1）心力衰竭的诊断要强调病因学诊断，是后续正确治疗的基础。

（2）对于合并其他系统疾病的心肌病患者，尤其是年轻患者，需要积极寻找继发性因素。

（3）心脏磁共振在心肌病的诊断中具有重要价值，尤其在浸润型心肌病，如淀粉样变性、血色病、结节病、嗜酸性粒细胞增多症等，值得临床推广。

（4）血色病累及心脏在临床上不多见，是决定其长期预后的主要因素，诊断主要依赖于血液铁代谢相关检查以及磁共振诊断。早期发现早期治疗心脏病变往往是可逆的。

徐亚妹　周京敏
复旦大学附属中山医院

[1] Anderson LJ. Assessment of iron overload with T2* magnetic resonance imaging [J]. Progress in Cardiovascular Diseases，2011，54：287 - 294.

[2] Gulati V，Harikrishnan P，Palaniswamy C，et al. Cardiac involvement in hemochromatosis [J]. Cardiology in Review，2014，22：56 - 68.

[3] Murphy CJ，Oudit GY. Iron-overload cardiomyopathy：pathophysiology，diagnosis，and treatment [J]. Journal of Cardiac Failure，2010，16：888 - 900.

[4] Quatre A，Jacquier A，Petit P，et al. MRI monitoring of myocardial iron overload：use of cardiac MRI combined with hepatic MRI in a cohort of multi-transfused patients with thalassaemia [J]. Diagnostic and Interventional Imaging，2014，95：1065 - 1069.

[5] Carpenter JP，He T，Kirk P，et al. On T2* magnetic resonance and cardiac iron [J]. Circulation，2011，123：1519 - 1528.

[6] Tauchenova L，Krizova B，Kubanek M，et al. Successful treatment of iron-overload cardiomyopathy in hereditary hemochromatosis with deferoxamine and deferiprone [J]. Canadian Journal of Cardiology，2016，32：1574 - 1574.

[7] Chow CH，Amm CE，Liu W，et al. Reversal of severe biventricular dysfunction from cardiac hemochromatosis with iron removal [J]. Circulation Heart Failure，2013，6：e14 - e15.

病例 19　一例罕见的心肌病——Emery-Dreifuss 肌营养不良

关键词 · 扩张型心肌病；心力衰竭；肌营养不良

·病史摘要·

患者,男性,33 岁,农民,因"起搏器植入术后 1 年余,反复腹泻伴心累 2 周",于 2017 年 10 月 12 日入院。

入院 1 年多前,因"心肌炎、心房扑动、房性心动过速、三度传导阻滞伴交界性逸搏心律"行心脏双腔永久起搏器植入术(2016-01-17),术后规律服用"倍他乐克、螺内酯、呋塞米、华法林",其间偶有活动后心累、气紧、头晕伴双下肢水肿。入院前 2 周,患者反复腹泻后出现心累伴头晕、胸痛,为牵扯样疼痛,于医院诊治后(BNP 4 860 pg/mL)无明显缓解。门诊以"扩张型心肌病"收入心力衰竭中心。

患者 20 余年前高热惊厥后双足渐进性畸形伴功能障碍考虑"小儿麻痹症",4 年前行矫治手术,目前功能恢复可;20 余年前结核病史,主诉已系统治愈;乙肝病毒携带者。已婚,汉族,吸烟史 10 年,约 20 支/d,已戒烟 5 个月;既往经常饮酒,约 125 g/d,已戒酒 1 年。家族中无类似疾病患者。

·体格检查·

营养差,慢性病容。颈静脉无怒张,无心前区隆起,心尖搏动稍向左下移位,无心包摩擦感,心界稍增大。心率 60 次/min,起搏器心律。三尖瓣区可闻及收缩期杂音,双下肢轻度水肿。双侧踝关节功能障碍,行走时微跛,四肢运动无异常,病理征(—)。

问题与思考1

· 该患者为男性,因"反复腹泻伴心累 2 周"在当地医院住院治疗,具体治疗措施不详,治疗效果不佳且出现心累症状进行性加重,活动后明显,本次入院存在以下问题：①消化道感染症状引起内环境和电解质紊乱,可能为心力衰竭加重的诱因；②心脏疾病。患者既往曾诊断"心肌炎"并安置了永久起搏器,那么是否进一步发展为扩张型心肌病？患者同时具有大量饮酒史,但已戒酒 1 年,酒精性心肌病能否排除？

·辅助检查 1·

▷ 肝、肾功能：hs-TnI 0.043 ng/mL(↑),Na$^+$ 133.9 mmol/L(↓), Alb 24.7 g/L(↓), TP 42.4 g/L(↓), CK 434 U/L(↑), CK-MB 58.8 U/L(↑)。BNP 217.9 pg/mL。

▷ 贫血相关产物、血脂、糖化血红蛋白、甲状腺功能均正常。

▷ 血沉及 hs-CRP 为阴性。

▷ 输血全套提示为小三阳,乙肝病毒定量检测为阴性。

▷ 大小便常规正常。

▷ 心电图：肢导联低电压,起搏器节律(图 19-1)。

▷ 胸片：双肺纹理增多、模糊,目前未见确切斑片影;双肺野可见纤维条索影;双侧胸腔少量积液;心影增大,左上胸见心脏起搏器影;电极位于心影区,起搏器导线影连接(图 19-2)。

▷ 动态心电图(2017-10-18)：窦性心律与起搏心律交替发生,平均为 60 次/min,最快心率 108 次/min,最慢心率 51 次/min;多源性期前收缩 1 861 个;感知功能及起搏功能未见异常。

▷ 胸部 CT(2017-10-23)：右肺下叶前段及后基底段胸膜下小结节影,密度较高,考虑硬结灶,心脏明显增大,双侧胸腔少量积液,纵隔内未见增大淋巴结。

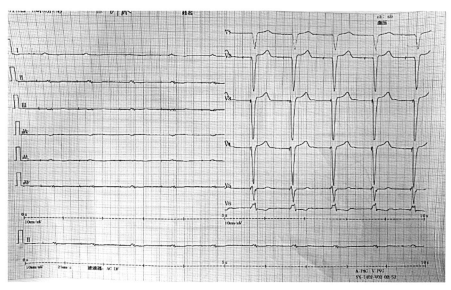

图 19-1　肢导联低电压，起搏器节律

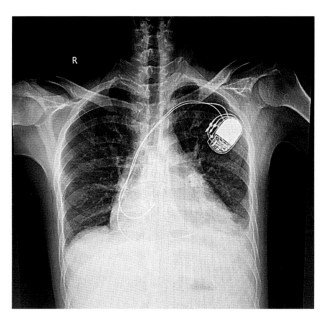

图 19-2　胸部 X 线

> 结肠镜检查(2017-10-26)：未见明显异常。大小便常规为阴性，粪便培养为阴性。

> 心脏彩超(2017-10-13)：起搏器植入术后 2 年，右心增大，三尖瓣重度关闭不全，右心室收缩功能降低，左心室饱满，收缩功能轻度降低，左心房增大，二尖瓣轻中度关闭不全，微量心包积液，右侧胸腔积液，LVEF 值 43%（图 19-3）。

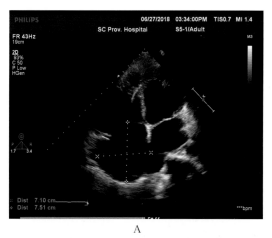

A

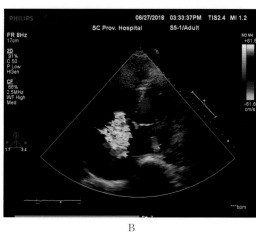

B

图 19-3　超声心动图：A. 四腔心可见右心房、右心室明显扩大；B. 彩色多普勒超声可见三尖瓣重度反流

·辅助检查 2·

▶ 冠脉造影(2016-01-19):未见明显异常。

▶ 胸腹部 CT(2016-01-25):双侧胸腔少量积液,下腔静脉及右侧髂静脉内见导管影,肝右叶见钙化灶,腹腔及盆腔少量积液,双侧肾周筋膜稍增厚。

▶ 腹腔彩超(2017-10-03):肝脏实质回声稍增强,肝静脉增宽,肝脏钙化灶,胆囊壁毛糙增厚,脾大,右肾旋转不良,双肾尿盐沉积。

▶ 心脏磁共振(2016-01-29):心脏各房室增大,心脏收缩功能降低,心包少量积液,三尖瓣关闭不全,心肌延迟扫描见异常强化区,考虑心肌病可能(图 19-4)。

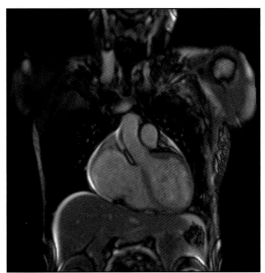

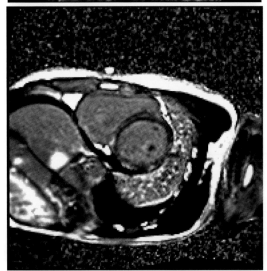

图 19-4　心脏 MRI

问题与思考 2

·结合患者血液学检查指标,肌钙蛋白和 CK、CK-MB 均有升高,而白蛋白低下,无法提供有诊断价值的异常指标。而患者 1 年多前曾因"三度传导阻滞"安置了永久起搏器。心脏超声又提示右心增大及三尖瓣反流明显,而左心饱满,射血分数中间值,我们考虑是否存在起搏器相关性心功能不全,分析如下:①目前起搏器心室电极的植入部位多在右心室心尖部,这是因为将电极放置在右心室心尖部相对容易,且电极的稳定性和安全性较高;②然而目前认为右心室心尖部起搏可导致心肌收缩不同步及左心室舒张功能障碍,最终可导致左心室收缩功能障碍,增加患者的死亡率;③是否需要心脏同步化治疗? 该患者起搏器植入后 2 年,左心室没有进行性增大,LVEF 值在 40% 以上。CRT 是否可改善心功能? 同时,该患者多次院内外心脏超声均提示三尖瓣中度至重度关闭不全,我们下一步是否考虑行三尖瓣瓣膜成形术以改善心功能? 再仔细回顾患者病史,幼年发病,表现为严重的关节挛缩,使患者呈现特殊的行走步态(图 19-5),同时心脏受累早,表现为严重的传导阻滞,心动过缓,心房纤颤,需要安装起搏器。查体见患者上肢肱二头肌和肱三头肌(图 19-6),下肢腓肠肌和胫前肌肌肉萎缩(图 19-7),考虑"进行性肌营养不良症"。

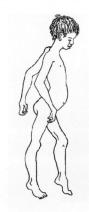

图 19-5　特有步伐

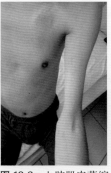

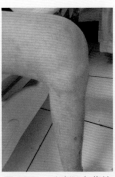

图 19-6　上肢肌肉萎缩　　图 19-7　下肢肌肉萎缩

·辅助检查3·

▶ 骨骼肌活检提示：慢性肌源性肌病改变伴神经源性肌肉改变。

▶ 基因分析：Emery-Dreifuss 肌营养不良（图19-8）。

序号	基因	突变类型	核酸突变	氨基酸突变	突变影响
2	LMNA	杂合	c. 746G>A (exon4)	p. R249Q	较高（有疾病相关报道）

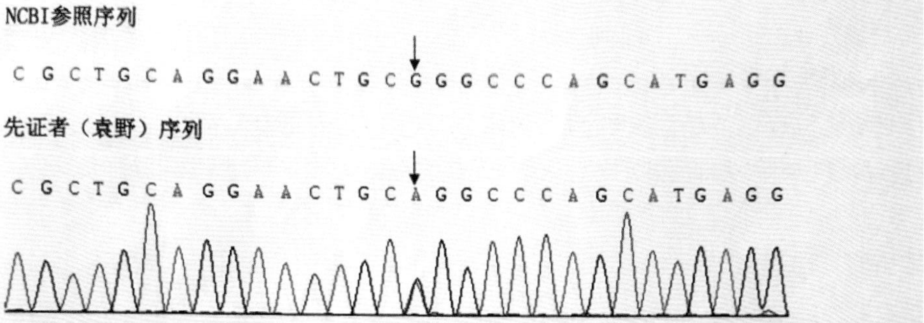

NCBI参照序列

C G C T G C A G G A A C T G C G G G C C C A G C A T G A G G

先证者（袁野）序列

C G C T G C A G G A A C T G C A G G C C C A G C A T G A G G

序号	基因	突变类型	核酸突变	氨基酸突变	突变影响
3	TTN	杂合	c. 68612A>T(exon323)	p. H22871L	可能有害（基于蛋白结构预测）

图 19-8　基因检测结果

问题与思考3

· 该患者行骨骼肌活检后提示慢性肌源性肌病改变伴神经源性肌肉改变。基因分析示Emery-Dreifuss 肌营养不良。故最终考虑诊断进行性肌营养不良症。该患者20余年前高热惊厥后双足渐进性畸形伴功能障碍，4年前于当地医院行矫治手术，一直误认为是"小儿麻痹症"。该病特点：儿童时发病，早期表现为关节挛缩和心脏受累，相继出现对称性肢体肌肉萎缩和无力是本病的临床特征，受累肌肉呈胚腓型；尽管进行性肌肉萎缩和无力十分明显，但CPK仅轻度增高。

·最终诊断·

（1）进行性肌营养不良症（Emery-Dreifuss 型）。

（2）全心扩大，心脏双腔永久起搏器植入术后，起搏器节律，慢性心力衰竭急性失代偿，心功能Ⅱ～Ⅲ级，多浆膜腔积液。

（3）低蛋白血症。

（4）慢性腹泻。

·治疗方案·

治疗以改善症状为主，加强营养，酌情利尿，并建议患者择期行起搏器更换术。

·讨论·

Emery-Dreifuss 肌营养不良症是一种罕见的进行性肌营养不良症的特殊类型，幼年发病，以早期肘、踝、颈部关节挛缩，肱腓肌群无力和萎缩，心肌病三联征为主要特点。本病可由多种遗传方式引起，其临床表现各具有不同的特点，因而形成许多类型。Emery-Dreifuss 肌营养不良症多为X性连锁隐性遗传和常染色体显性遗传，少见常染色体隐性遗传，该患者遗传谱不明确，父母及兄弟姐妹均无相关病史。致病基因定位于 Xq28，其编码蛋白为emerin，通常为女性携带，男性发病。多于2～10岁发病，本型常在早期出现颈、肘、膝、踝关节挛缩,往往先于肌无力;慢性肌无力和肌肉萎缩呈肩胛分布;心脏损害是本病最重要的特征。几乎所有患者均伴有不同程度的心脏损害,可由心脏传导阻滞而突然致死。

心脏受累是本病最严重的并发症,通常随肌无力的进展而逐渐加重,可表现为心肌损害及传导系统缺陷,从而导致传导阻滞、房性或室性心律失常、扩张型心肌病、充血性心力衰竭乃至猝死。

本病目前无特异性治疗措施,以锻炼、理疗、矫形手术、维持呼吸功能等支持治疗为主。对于本病患者应尽早进行心功能检查以便早期发现心脏受累情况,对于心脏传导功能缺陷,治疗包括抗心律失常药物、心脏起搏器、可植入性心脏复律器等,对于广泛心肌损害患者可行心脏再同步化治疗,严重的心力衰竭可能需要心脏移植治疗。

·病例启示·

(1) 肌营养不良(Emery-Dreifuss muscular dystrophy,EDMD)是一种罕见的原发性肌营养不良症的特殊类型,1966 年 Emery 和 Dreifuss 将该症确定为独立的遗传性肌肉疾病。多为性连锁遗传,次为常染色体显性遗传,也可无遗传背景,其临床特征:①早期出现肢体关节挛缩;②缓慢进展的肢体肌肉萎缩与无力;③心肌与心脏传导改变严重。

(2) EDMD 往往在儿童期发病,与其他类型肌营养不良所不同的是,在肌肉出现明显无力和萎缩之前,肘、跟腱和脊柱关节即出现挛缩。相继出现四肢无力,双侧肱二头肌、肱三头肌、胫前肌、腓肠肌尤为明显。其特点是上肢以近心端肌肉受累为主,而下肢则为远心端,最后下肢近心端肌肉也被侵犯。心脏早期被侵犯是本症另一特点,表现为心肌和房室传导系统受累,甚者可造成猝死。本症另一特点是进展缓慢,直至晚期也不出现智力障碍。

(3) EDMD 诊断标准:①早期出现跟腱、肘和脊柱关节挛缩;②缓慢出现肱腓分布为主的双侧对称性肌萎缩;③心脏传导受阻和心肌受累;④肌肉活检显示肌营养不良特征;⑤遗传形式多为性连锁遗传,或常染色体显性遗传,也可以是无任何遗传背景而散发的 EDMD。

(4) 对不明原因 DCM 先证者,建议行家族性临床筛查。IDC 先证者所有一级亲属应该进行超声心动图评价。基因检测结果可能与心律失常风险相关。DCM 基因检测对治疗意义在于:合并心脏传导阻滞(CCD)的 DCM 通常由 LMNA 突变所致。由于 CCD(如一度、二度或三度心脏传导阻滞)和室上性心律失常通常发生于致命性室性心律失常之前,因此建议在猝死发生之前早期植入 ICD。对于携带突变的无临床表现者,早期药物治疗能否阻止或延缓疾病进展,尚不清楚。

袁小媚 孔 洪 伍 鑫 王文艳
四川省医学科学院·四川省人民医院

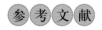

[1] Collins MA, Mandigo TR, Camuglia JM, et al. Emery-Dreifuss muscular dystrophy-linked genes and centronuclear myopathy-linked genes regulate myonuclear movement by distinct mechanisms [J]. Mol Biol Cell, 2017,28(17): 2303 - 2317.
[2] Alexandre Méjat, Valérie Decostre, Juan Li, et al. Lamin A/C-mediated neuromuscular junction defects in Emery-Dreifuss muscular dystrophy [J]. J Cell Biol, 2009,184(1): 31 - 44.
[3] Puckelwartz M, McNally EM. Emery-Dreifuss muscular dystrophy [J]. Handb Clin Neurol, 2011,101: 155 - 66.
[4] Blagova O, Nedostup A, Shumakov D, et al. Dilated cardiomyopathy with severe arrhythmias in Emery-Dreifuss muscular dystrophy: from ablation to heart transplantation [J]. J Atr Fibrillation, 2016,9(4): 1468.
[5] Muchir A, Worman HJ. Emery-Dreifuss muscular dystrophy [J]. Curr Neurol Neurosci Rep, 2007,7(1): 78 - 83.

病例 20 反复血性心包积液的原因追查

关键词 · 心包积液；心脏肿瘤；血管肉瘤

· 病史摘要 ·

患者，女性，31 岁，因"反复气促、乏力 4 月余"入院。

患者于 2016 年 9 月底出现反复出现胸闷、气促、乏力，伴干咳。无咳痰、咯血、发热、盗汗、消瘦，无皮疹、关节疼痛。2016 - 09 - 26 于外院就诊，胸腹部 CT 示多浆膜腔积液，心脏超声示中至大量心包积液，行心包穿刺示血性心包积液，穿刺后患者症状好转出院。2016 - 10 - 28 患者再次因胸闷、气促、乏力伴干咳于外院就诊，辅助检查示肿瘤标志物、免疫球蛋白、自身抗体、补体 C3、C4 均未见异常，T - SPOT 阴性，心脏超声示大量心包积液，穿刺示血性，Rivalta 试验阳性，乳糜试验阴性，未找到肿瘤细胞及抗酸杆菌，穿刺后患者症状缓解。2016 年 11 月底患者出现类似症状，再次就诊，支气管镜检查未见明显异常，盆腔 CT 未见明显异常，B 超提示肝胆胰脾肾未见异常，双侧颈部淋巴结肿大，双侧腋窝未见明显肿大淋巴结，心脏超声仍提示大量心包积液，穿刺为血性，心包积液结核杆菌抗体试验阳性，故于 2016 - 11 - 24 开始给予利福平、异烟肼、乙胺丁醇诊断性抗痨治疗。2017 年 1 月底再发胸闷、气促，就诊我院。

患者为新疆阿拉尔市人，汉族，既往体健；发病前曾有脚踝处铁钉外伤史；否认家族遗传病和传染病患者。

· 体格检查 ·

体温 36.5 ℃，脉搏 100 次/min，呼吸 17 次/min，血压 108/76 mmHg。神清，贫血貌。胸廓无畸形，双肺叩诊清音，听诊呼吸音清。心界增大，心率 100 次/min，律齐，未及病理性杂音。腹部平软，肝脾肋下未及，肝肾区无叩击痛。双下肢无水肿，神经系统检查(一)。

· 辅助检查 1 ·

- ▷ 血常规：Hb 81 g/L，余正常。
- ▷ 肝肾功能、电解质、血糖、血脂正常。
- ▷ T - SPOT 阴性。
- ▷ CRP 17.4 mg/L。
- ▷ 肿瘤标志物全套、自身抗体全套、免疫球蛋白、补体、RF、抗"O"、甲状腺功能均正常。
- ▷ 免疫固定电泳(一)。

· 辅助检查 2 ·

- ▷ 心电图(2017 - 02 - 08)：窦性心律，Ⅱ、Ⅲ、aVF、V3～V6 导联 T 波倒置(图 20-1)。

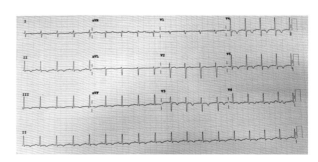

图 20-1 入院心电图

- ▷ 心脏超声(2017 - 02 - 08)：左心房室大小正常，室壁厚度正常，LVEF 70%；中量心包积液(舒张期分布于左心室后方 15 mm，右心室游离壁前方 12 mm，左心室侧方 17 mm，右心室侧方 12 mm，右心房顶周围 7 mm，右心室膈面 18 mm，其内见条索样回声，主要分布于左心室前侧方)。
- ▷ PET - CT(2016 年 10 月底外院检查)(图 20-2)：①心包右心房旁代谢性异常增高灶，恶性病变不除外；心包增厚；双侧胸水；②双肺多发小结节，建议密切随诊；食管下段代谢增高，炎性病变可能，必要时食

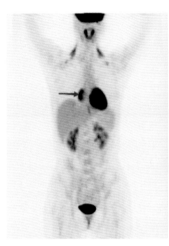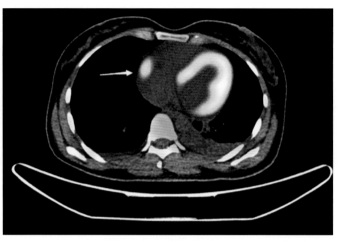

图 20-2　PET-CT,箭头所指为心包右心房旁高代谢灶

管镜检查;③双侧颈肩部棕色脂肪;头、颈、胸、腹部和盆部其余部位未见明确代谢异常增高病灶。

·辅助检查 3·

▶　心包穿刺＋心包积液送检:2017-02-09 行超声定位下心包穿刺引流置管术,引流 500 mL 血性液体。引流液为血性、蛋白定性试验(＋＋),比重 1.04,RBC 3.84×10¹²/L,WBC 2 03×10⁹/L,LY 44%,NE 56%, LDH 455 U/L,Alb 34.94 g/L,Glu 3.6 mmol/L。ADA 15 U/L;LDH(心包积液/血浆)2.23;Alb(心包积液/血浆)0.94;心包积液厚涂片找抗酸杆菌、肿瘤细胞阴性,心包积液细菌培养阴性;血液及心包积液寄生虫检查(包括囊虫、肺吸虫、华支睾吸虫、血吸虫抗体/包虫/旋毛虫、曼氏裂头蚴、弓形虫 IgG、广州管圆线虫/丝虫)阴性。2017-02-10 至 2017-02-14 每天引流 100 mL 左右血性液体。2017-02-15 拔管。

问题与思考1

·患者为年轻女性,既往体健,近 4 个月余出现胸闷气促,每月发作 1 次,具有明确的规律性,每次心脏超声均提示大量心包积液,穿刺为血性,多次心包积液检查未找到肿瘤细胞,曾有 1 次心包积液结核杆菌抗体试验阳性,予以诊断性抗结核治疗后,发作间期延长至 2 个月。本次患者再次

发作至我院就诊后,心包积液为血性、渗出液,考虑病因为何? ①肿瘤:患者曾有外院 PET-CT 提示心包右心房旁代谢性异常增高灶,恶性病变不除外,但胸部 CT 无明显占位提示,且患者多次心包积液找肿瘤细胞均阴性;②结核:患者曾有 1 次心包积液结核杆菌抗体试验阳性,予以诊断性抗结核治疗后发作间期延长,似乎是治疗有效的提示;但患者多次 T-SPOT 检查阴性,心包积液找抗酸杆菌阴性,心包积液 ADA 水平较低;③寄生虫:患者来自新疆,症状发作具有明确规律性,但心包积液及血液寄生虫检查均阴性;④少见疾病如子宫内膜异位症:患者青年女性,每月 1 次症状发作,具有明确规律性,但咨询妇产科医生意见后认为子宫内膜异位症大多数在青春期就会发病,患者没有痛经病史,1 年前育 1 子,且发病时间和月经期并不重合,所以可排除。那是否存在其他疾病可能性,需要进一步做哪些检查?

·辅助检查 4·

▶　复查胸部 CT(平扫＋增强)(2017-02-13):两肺微小结节,建议 3~6 个月后复查;两侧少量胸腔积液,两侧腋窝稍大淋巴结(请放射科与外院胸部 CT 读片比较后发现,右心房处占位病灶较 2016-10 时明显增大)(图 20-3)。

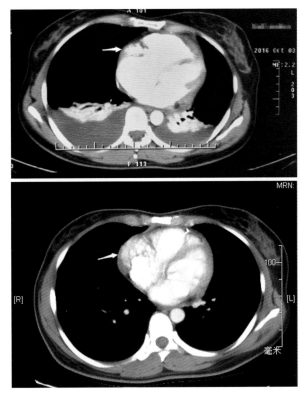

图 20-3　胸部 CT：箭头所指右心房处占位病灶较前明显增大

> 复查心超（2017 - 02 - 15）：右心房壁外侧心包脏层约 42 mm×18 mm 低回声带，内见丰富血流信号（图 20-4）。

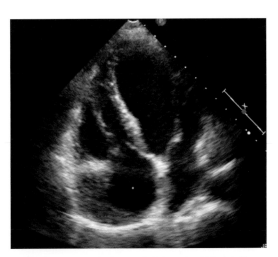

图 20-4　箭头所指右心房外侧心包层低回声带

> 心脏 MRI 平扫＋增强（2017 - 02 - 16）（图 20-5）：右心房前缘占位（与右心房壁关系密切，包绕右冠），血管肉瘤机会大。

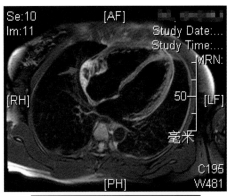

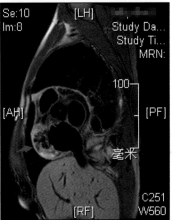

图 20-5　箭头所指右心房前缘占位

问题与思考2

· 患者多次胸部 CT 均未提示右心房占位，心包积液也未找到肿瘤细胞，PET - CT 虽有提示心包右心房旁代谢性异常增高灶，但结核亦可表现为代谢性增高，且诊断性抗结核治疗使患者发病间期延长，为我们的诊断带来了难度。本次复查胸部 CT 与前片比较后，发现了具有诊断价值的阳性提示：右心房处占位较前明显增大，最后行心脏 MRI 可清晰地看到右心房前缘占位，信号混杂，T2WI 上见流空血管影，T1WI 病灶内见小片状高信号（提示病灶内出血）。增强后强化明显且不均匀，上述征象考虑血管肉瘤可能性较大。转移瘤是心脏最常见的恶性肿瘤，血管肉瘤是心脏最常见的原发性恶性肿瘤，约75％位于右心房壁。主要鉴别诊断包括淋巴瘤和横纹肌肉瘤。淋巴瘤也是最好发于右心房，有几点可以帮助鉴别：淋巴瘤发病年龄较血管肉瘤大；淋巴瘤常环绕血管周围生长,血管肉瘤包绕血管一般<180°;淋巴瘤强化一般均匀无坏死,强化程度不及血管肉瘤;DWI上为明显高信号。诊断基本明确后,进一步的治疗如何进行呢?是单纯手术?手术结合放化疗?还是心脏移植呢?

· 辅助检查 5 ·

2017-02-21 心外科在体外循环下行心脏占位切除术+右心房重建术,术中食管心脏超声提示右心房游离壁见跨壁范围约 42 mm×20 mm 蜂窝状团块样回声,彩色多普勒超声见其内丰富血流信号,位

置固定,活动度低。邻近上腔静脉入口。心包腔内见少量积液(图 20-6)。

术中见右心房游离壁黑灰色占位,面积约 4 mm×3 cm,触之略硬,与周围组织分界不清,并与右侧邻近心包粘连(图 20-7)。完整分离并切除右心房肿物约 4 mm×3 mm×1.5 cm,肿物切面黄白色鱼肉样,较多处组织内出血,结构呈海绵状,血窦丰富,与右心房腔内相通,血窦内局部血栓形成。

术后病理巨检为灰黄灰褐不规则组织一枚,大小为 6 mm×3 mm×1.2 cm,结构欠清,另送壁层心包组织,大小为 6 mm×6 mm×5 cm,壁厚 0.3 cm,病理诊断(右心房室沟)血管肉瘤,Ⅲ级,肿瘤浸润心肌组织。

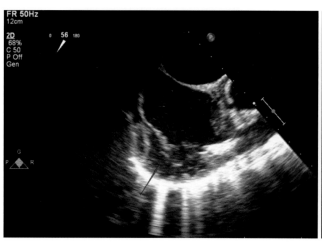
术中食管心超(2D)

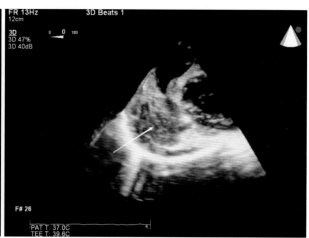
术中食管心超(3D)

图 20-6　术中超声可见箭头所指占位

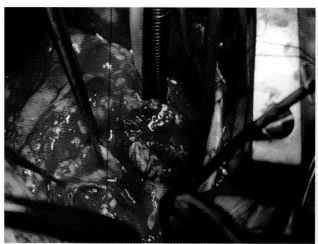

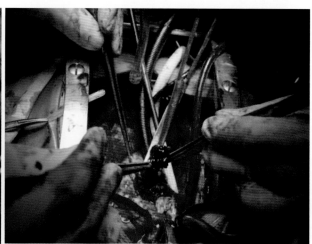

图 20-7　术中所见

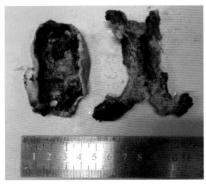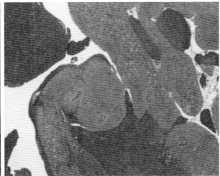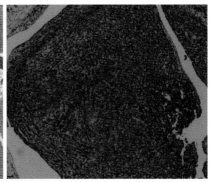

图 20-8　切除的肿瘤组织(大体标本、HE 染色和 CD34⁺免疫组化染色)

壁层心包可见肿瘤组织累及。免疫组化示 CD34（＋），Erg(＋)，Vim(＋)；SS18 分离探针检测结果示未见 *SS18* 基因分离，提示 FISH 检测结果为阴性（图 20-8）。

问题与**思考**3

·间叶来源恶性肿瘤发病率很低，属于少见肿瘤，血管肉瘤发生率则更低，多见于皮肤、肌肉、骨骼，心脏罕见。主要表现为皮下结节、骨痛、肌痛，颌面部累及者多以肿块出血起病。一般没有特异的临床表现，以肿瘤累及位置引起的症状为主。诊断比较困难，基本都依赖于病理。心脏血管肉瘤目前治疗以手术为主，但如果累及范围广，尤其出现转移，则预后极差。目前针对血管肉瘤放化疗都不敏感，但如果是晚期肿瘤患者，还是要考虑接受姑息性的化疗，争取改善症状延长生存期。血管肉瘤的化疗参考软组织肿瘤的有效方案，以大剂量蒽环类药物和铂类药物为主；蒽环类药物对心脏的毒性限制了这类药物在心脏血管肉瘤中的应用；所以这位患者可以考虑采用紫杉类和吉西他滨这一类抗微血管的新型化疗药物；在应用过程中要注意这类药物也有引起心律失常的风险。VEGF 抑制剂在这类肿瘤上效果比较明显；如能检测到基因突变，针对突变基因治疗效果会更好。软组织肉瘤是肿瘤科医生都比较头疼的一个类型，表现多样，发病年龄较轻，如果能手术根治也就不再考虑多用术后辅助化疗，以免化疗药物的心脏毒性影响后续生

存。目前软组织肿瘤的靶向药物也有新的研究进展，如帕唑帕尼，是干扰肿瘤存活和生长所需的新血管生成的新型口服血管生成抑制剂，靶向作用于血管内皮生长因子受体（VEGFR），通过抑制对肿瘤供血的新血管生成而起作用，已经被批准在软组织肿瘤中使用，较目前的化疗方案可能更有效，但同样需注意抗血管类药物的心脏毒性。总体来说，这类患者的预后较差，如果无法手术根治性切除的话，5 年生存率低于 10%。可以试用新辅助化疗，但目前尚无有效方案，所以也很难达到退缩的效果。新进展还在于行全基因检测寻找治疗靶点。

·**术后随访**·

患者术后恢复可，2017-04-13 心脏超声示右心房壁占位术后未见明显异常。2017-04-15 胸部平扫＋增强 CT 示两肺结节，较 2017-02-13 片进展，考虑转移；两侧腋窝稍大淋巴结。提示肺转移，建议化疗。患者回到当地后，完成 4 个疗程的化疗，方案为紫杉醇＋吉西他滨。复查胸部 CT 结节明显减少。

·**讨论**·

原发性心脏肿瘤罕见，尸检结果提示发病率为 0.0017%～0.033%，而恶性肿瘤占 25%。血管肉瘤为最常见的心脏原发性恶性肿瘤。心脏血管肉瘤好发年龄为 30～50 岁，男女比例为(2～3)∶1。心脏血管肉瘤可发生于心脏任何部位，但以右心房最

为常见,约占 93%,特别是右心房和心外膜,其次好发于左心房、右心室、左心室。

原发性心脏血管肉瘤呈浸润性生长和转移,常浸润心肌、瓣膜和心包,甚至可以转移到冠状动脉。肿瘤早期体积较小,对血流动力学影响较小,往往无明显临床症状,不易被发现,致使多数患者就诊时已是肿瘤晚期。超声心动图是早期发现心脏肿瘤的首选方法,可以明确肿瘤的大小、位置、活动度及与心内各结构的关系,但难以全面显示肿瘤向心腔内外扩展情况及与周围组织关系。经食管超声心动图(TEE)可以更好地显示左心房后壁、房间隔、右心和降主动脉。CT 和 MRI 可清晰显示肿瘤浸润心肌,压迫心腔,侵犯心包、大血管及纵隔淋巴结等情况。由于早期诊断困难,恶性程度高,原发性心脏血管肉瘤预后极差,平均生存期为 11~18 个月,5 年存活率 20%。

外科手术切除是首选治疗,可联合放、化疗。手术难以完全切除,术后复发率高。放、化疗可部分缓解患者症状并延缓肿瘤发展,但并无报道提示可提高远期生存率,且放、化疗会显著降低患者的生活质量。

· 病例启示 ·

(1)心包积液反复发作——不要遗漏少见疾病。

(2)心包积液找肿瘤细胞阴性——不要轻易排除肿瘤。

(3)存在大量心包积液时检查可能存在遗漏,对于重要的检查如心脏超声、CT 等需在心包积液引流后进行复查和随访。

章轶琦　张书宁
复旦大学附属中山医院

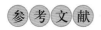

[1] Kurian KC, Weisshaar D, Parekh H, et al. Primary cardiac angiosarcoma: case report and review of the literature [J]. Cardiovasc Pathol, 2006,15(2):110-112.

[2] Reardon MJ, Walkes JC, Benjamin R. Therapy insight: malignant primary cardiac tumors [J]. Nat Clin Pract Cardiovasc Med, 2006,3(10):548-553.

[3] Yoshitake I, Hata M, Sezai A, et al. Cardiac angiosarcoma with cardiac tamponade diagnosed as a ruptured aneurysm of the sinus valsalva [J]. Jpn J Clin Oncol, 2009,39(9):612-615.

[4] Orlandi A, Ferlosio A, Roselli M, et al. Cardiac sarcomas: an update [J]. J Thorac Oncol, 2010,5:1483-1489.

[5] Isambert N, Ray-Coquard I, Italiano A, et al. Primary cardiac sarcomas: a retrospective study of the French Sarcoma Group [J]. Eur J Cancer, 2014,50:128-136.

病例 21 怪异的心力衰竭——甲状旁腺功能减退性心肌病

关键词·胸闷；心力衰竭；低钙血症；甲状旁腺功能减退

·病史摘要·

患者，女性，68 岁，因"胸闷、气短 3 年，加重伴呼吸困难 10 天"收入院。

患者于 3 年前活动后出现胸闷、气短，多汗，无其他伴随不适。经休息数分钟至半小时后症状缓解，未正规治疗，活动耐力逐渐下降。10 天前，受寒后出现咳嗽、咳痰，少量黄色黏痰，间断发热，体温最高可达 38.5 ℃，胸闷、气短加重，伴夜间阵发性呼吸困难。当地诊断为急性心肌梗死、心力衰竭，给予相应治疗后症状未见明显缓解，于我院就诊。

患者既往体健，否认高血压、糖尿病、脑血管疾病病史；否认结核、肝炎等传染病病史。个人史、婚育史、家族史均无特殊。

·辅助检查 1(外院)·

▷ 胸片：两肺纹理增粗紊乱，心影增大。

▷ 超声心动图：左心房增大(4.0 cm)，左心室壁运动幅度明显减低，心肌运动欠协调，左心室收缩功能减低(LVEF 39%)，二尖瓣、主动脉瓣及肺动脉瓣均少量反流。

▷ 心电图：窦性心律，QT 间期延长，以 ST 段延长为主(图 21-1)。

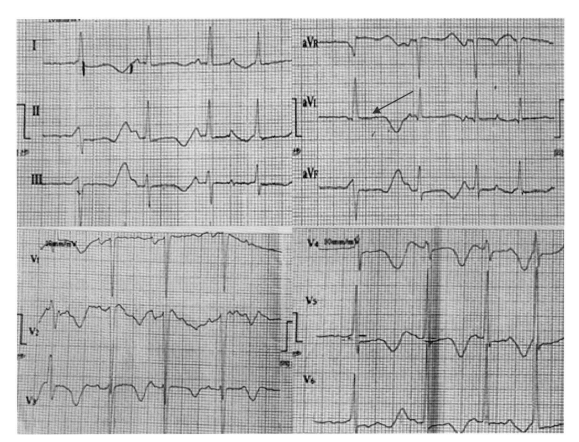

图 21-1　外院心电图

▶ 血常规：WBC 12.9×10⁹/L(↑)，NE# 10.4× 10⁹/L(↑)，NE 80.1%(↑)，CRP 20.15 mg/L(↑)，NT-proBNP 25 351.16 pg/mL(↑)。

▶ 电解质：血钙 1.0 mmol/L(↓)，血磷 2.3 mmol/L(↑)，血镁 1.0 mmol/L，血钾 4.0 mmol/L。

▶ 心肌酶谱 CK-MB 58.0 U/L(↑)，CK 1 721.0 U/L(↑)，LDH 764.0 U/L(↑)，Tn 0.7 ng/mL(↑)。

▶ 尿、便常规未见异常；肝功能、血脂、凝血四项及肾功能均未见异常。

·体格检查·

患者神志清，呼吸稍急促，呼吸 23 次/min，体温 36.4 ℃，脉搏 82 次/min，血压 135/65 mmHg。双肺呼吸音粗，肺底可闻及少许湿啰音及哮鸣音，叩诊心界向左下稍大，双下肢轻度水肿，余未见异常。

问题与思考1

· 患者为已绝经女性，以胸闷、气短多年，近期加重来院，查体双肺干、湿啰音，心电图可见明显 ST-T 改变，外院心肌酶谱均异常升高，心脏彩超、DR 均提示心脏增大，结合受寒后出现咳嗽、咳痰，考虑诊断：①冠状动脉性心脏病，急性非 ST 段抬高型心肌梗死，killip 2 级；②肺部感染；③电解质代谢紊乱，低钙高磷血症。入院后给予阿司匹林、氯吡格雷双联抗血小板、低分子肝素抗凝、他汀类稳定斑块、硝酸酯类药物扩冠治疗。头孢西丁抗感染，氨溴索化痰，托拉塞米、冻干重组人脑利钠肽利尿减轻心脏负担，毛花苷 C 强心等综合治疗。螺内酯片、ACEI 类药物改善心室重构。

·辅助检查 2 ·

▶ 超声心动图：左心增大(LVEDD 5.5 cm，LA 4.2 cm)，二尖瓣、主动脉瓣及肺动脉瓣均轻度反流，左心室收缩功能减低(LVEF 37.2%)。

▶ 胸部 CT：心脏扩大，双肺下叶炎症(图 21-2)。

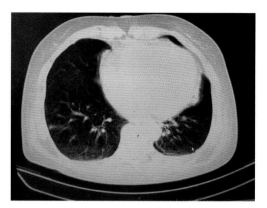

图 21-2　胸部 CT

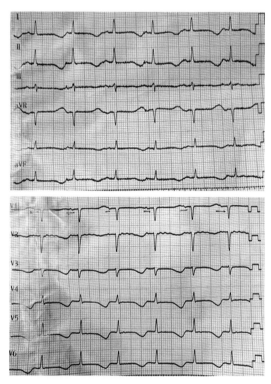

图 21-3　心电图可见明显 QT 延长(600 ms)

▶ 心电图：窦性心律，胸前导联 T 波深倒，ST 段平直、轻度压低，可见房性期前收缩，QT 间期明显延长(约 600 ms)(图 21-3)。

·辅助检查 3 ·

▶ 电解质：钾 3.6 mmol/L，钙 1.0 mmol/L(↓)，血磷 2.73 mmol/L(↑)，血镁 1.1 mmol/L；NT-proBNP 11 200 pg/mL(↑)。

▶ D-二聚体：1.13 mg/L(↑)。

▶ 血气分析：氧分压 97 mmHg。

▸ 心肌三项：CK-MB 2.47 ng/mL(↑)，MYO 159.5 ng/mL(↑)，Tn 0.062 ng/mL(↑)。

▸ 甲状腺功能五项：T_3、T_4 均正常，TSH 7.29 μU/mL(↑)。

▸ 凝血四项、血脂、肾功能、肝功能均大致正常。

▸ 心肌酶谱：CK-MB 18 U/L，CK 1 751 U/L (↑)，LDH 699 U/L(↑)。

▸ 血常规：Hb 115 g/L，NE 83%。

▸ 粪便常规：隐血试验阳性(复查后为阴性)。

▸ 尿常规：微量尿蛋白，尿比重 1.025。

·病情变化·

患者多次于夜间突发呼吸困难，伴喘鸣、出汗，

心率 99 次/min，血压 174/110 mmHg，吸氧状态下血氧饱和度 93%，查体：双肺呼吸音粗，可闻及干、湿啰音，考虑急性左心衰竭，给予利尿、强心、硝普钠扩血管等治疗后效果不佳。

问题与思考2

• 患者外院及入院心肌酶谱均有所升高，但 CK-MB/CK 比值尚不足以诊断急性心肌梗死；其反复出现急性心力衰竭发作，出现不常见的喘鸣，常规抢救药物效果不佳。进一步完善冠状动脉造影检查，了解冠状动脉情况(图 21-4)。

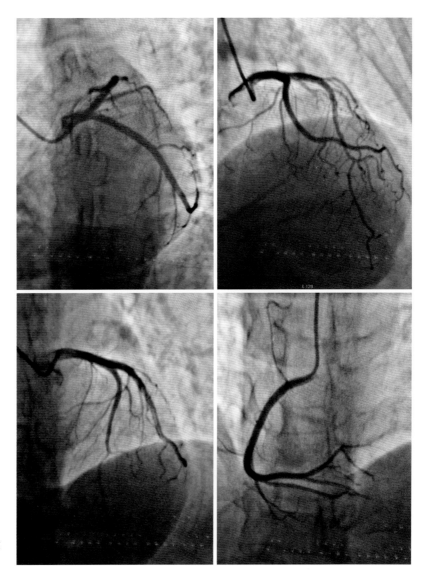

图 21-4 冠状动脉造影：冠状动脉可见少量斑块，未见明显狭窄

问题与思考3

• 患者射血分数明显降低,心力衰竭,冠状动脉造影不支持冠状动脉性心脏病。其自入院以来多次查电解质均可见低血钙、高血磷,心电图可见QT间期明显延长,而肾功能未见异常。追问病史,既往测量血压时多次出现肌肉挛缩,伴肢端麻木。考虑是不是低钙引起的患者心功能降低,且低钙原因是什么?低钙血症多见于以下情况:甲状旁腺功能减退、肾小管疾病、肾功能衰竭、急性胰腺炎、口服利福平等药物。进一步完善相关检查。

· 辅助检查4 ·

➤ 甲状腺抗体未见异常;抗核抗体、抗双链DNA抗体均未见异常。

➤ 甲状旁腺激素:12.27 pg/mL,正常范围。

➤ 电解质:血钙 1.60 mmol/L(↓),血磷 3.29 mmol/L(↑),24 h尿钙9.43 mmol/24 h(↑)。

➤ 束臂加压试验:阳性。

问题与思考4

• 患者有手足抽搐发作史,查体:Chvostek征和Trousseau征阳性(图21-5),实验室检查:低钙(低于2 mmol/L),高磷(高于2 mmol/L),且能排除肾功能不全者(入院时肾功能正常),甲状旁腺功能减退诊断基本上可以确定。此患者PTH在正常范围内考虑原因为严重低钙导致PTH相应增加5~10倍,使PTH在正常范围,因为存在严重低钙,仍属甲状旁腺功能减退。甲状旁腺激素主要生理功能为:①促进磷酸盐排泄,促进肠道对钙的重吸收,进而升血钙,降血磷。②正性变力、变时作用:PTH与心肌细胞膜上的受体结合,激活腺苷酸环化酶,在Mg^{2+}存在的条件下,腺苷三磷酸(ATP)转变为环磷酸腺苷(cAMP),cAMP使无活性的蛋白激酶激活,进而激活磷酸化酶。引起心肌细胞的通透性改变,Ca^{2+}进入心肌细胞,增强兴奋收缩偶联,增强心肌收缩力。③PTH还增加心肌内源性去甲肾上

腺素的释放,与异丙肾上腺素、苯肾上腺素等具有协同作用。鉴于以上机制甲状旁腺功能减退后会导致收缩偶联减弱,心肌收缩力减弱,导致心功能不全。同时低钙血症可引起的QT间期延长,与该患者心电图表现也是相符的。

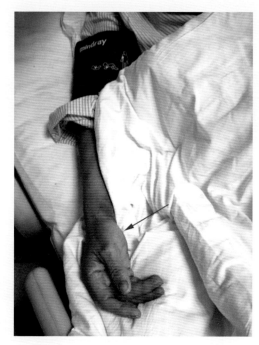

图21-5 束臂加压试验阳性(Trousseau征)

· 最后诊断 ·

(1)甲状旁腺功能减退症,低钙高磷血症,甲状旁腺功能减退性心肌病,心功能Ⅳ级。

(2)肺部感染。

(3)冠状动脉粥样硬化。

· 治疗与随访 ·

转入内分泌科,10%葡萄糖酸钙100 mL静脉滴注,并监测血清钙水平,同时口服维D钙联合骨化三醇促进钙质吸收;头孢孟多联合左氧氟沙星抗感染、茶碱类解痉平喘,阿司匹林抗血小板、利尿减轻心脏负荷等治疗。

(1)出院前

1)电解质:血钙2.04 mmol/L,血磷1.57 mmol/L。

2）心脏彩超：左心房稍大（3.8 cm），心肌运动协调，二、三尖瓣少量反流，肺动脉压稍高，左心室舒张功能减低，LVEDD 4.6 cm，LVEF 61%，心功能较前明显改善。

3）心电图：QT 间期较前明显缩短（图 21-6）。

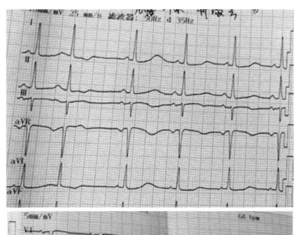

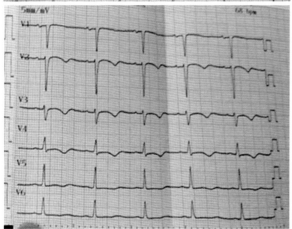

图 21-6　随访心电图可见 QT 较前明显缩短

（2）5 个月后

1）电话随访：口服钙片（碳酸钙 D_3 早 2 片，晚 1 片），骨化三醇 0.5 μg，BID，无胸闷、气短、多汗再发。

2）心脏彩超：LA 4.1 cm，LVEDD 5.2 cm，LVEF 64%，室壁运动协调。

3）血钙浓度波动于 1.9～2.1 mmol/L，血磷在 1.6～1.8 mmol/L。

·讨论·

甲状旁腺功能减退是一种临床综合征，包括特发性甲状旁腺功能减退，继发性甲状旁腺功能减退

及假性甲状旁腺功能减退，其共同特点为钙磷代谢紊乱：低钙、高磷血症。主要表现为手足抽搐。而其功能减退累及心脏却是一个漫长的过程，长期低钙可引起心肌收缩力严重下降，进而导致甲状旁腺功能减退性心肌病。因此病较为少见且缺乏特异的临床表现，与缺血性心肌病、扩张型心肌病临床表现相似，易引起误诊。1981 年，Giles 等通过对相关文献进行复习，提出了甲状旁腺功能减退性心肌病的诊断标准：①甲状旁腺功能减退诊断明确，且长期未获有效治疗；②隐匿出现心脏增大及充血性心力衰竭；③有效控制甲状旁腺功能减退后心力衰竭症状得以纠正；④排除引起心肌病的其他病因。

甲状旁腺功能减退可导致低钙血症，低钙血症时表现为特征性的 ST 段平坦性延长，呈"平锅底"状态。其原因为血钙水平较低，使动作电位 2 期钙离子内流减少而引起 2 期时间延长，而 2 期在心电图上主要表现为 ST 段，因此低钙血症引起的 QT 间期延长实际为 ST 段的延长；当血钙低于 1.5 mmol/L，ST 段延长多与血钙降低的程度呈正比，当血钙恢复后，ST 段很快恢复正常。一般不引起恶性心律失常。重度低钙血症可出现各种期前收缩，偶有心动过速出现。它不同于低钾血症等引起的 QT 间期延长。低钾血症时，主要是 3 相复极变得延迟导致整个动作电位的延长，以 T 波、U 波为主。而大多数能引起 QT 间期延长的药物（如胺碘酮）都与阻滞钾离子通道有关。

甲状旁腺功能减退导致的心脏结构及功能减退是可逆的，经过补钙治疗后心脏结构及功能可以恢复；且曾有报道显示，甲状旁腺功能减退引起的低钙血症导致 QT 间期延长，给予补钙治疗后 QT 间期缩短。

·病例启示·

（1）综合目前国内外文献报道，甲状旁腺功能减退所致心脏损害经补充钙剂等治疗可取得满意疗效。

（2）本病发病率低，受惯性思维的影响，心内科医生容易忽略此病，造成漏诊、误诊。因而应提高对

甲状旁腺功能减退所致心脏损害的认识。

（3）心内科医生对于 QT 间期延长的患者，更多地关注抗心律失常药物、低血钾、心肌缺血、遗传因素的影响，容易忽略钙镁因素。

吴彦民　陈艳霞　贾辛未

河北大学附属医院

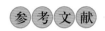

［1］ Vilar JP，Romero G，Fried PA，et al． Molecular basis of parathyroid hormone receptor signaling and trafficking：a family B GPCR paradigm ［J］． Cell Mol Life Sci，2011，68(1)：1-13.

［2］ 陈灏珠，林果为. 实用内科学［M］. 13 版. 北京：人民卫生出版社，2009：1291-1292.

［3］ Gile TD，Iteld BJ，Rives KL． The cardomyopathy of hypoparathyroidism． Another reversible form of heart muscle disease［J］． Chest，1981，79(2)：225-229.

［4］ 卢喜烈. 301 临床心电图［M］. 2 版. 北京：科学技术文献出版社，2011：400-401.

［5］ Ozerkan F，Güng RH，Zoghi M，et al． Cardiac failure secondary to idiopathic hypoparathyroidism：a case report ［J］． Echocardiography，2004，21(7)：609-612.

［6］ Mangat JS，Till J，Bridges N． Hypocalcaemia mimicking long QT syndrome：a case report［J］． Eur J Pediatr，2008，167(2)：233-235.

病例 22　快速进展的呼吸衰竭伴肺动脉高压——肺肿瘤血栓性微血管病

关键词 · 肺肿瘤血栓栓塞性微血管病；气促；肺栓塞；肺高压；右心衰竭；消化道肿瘤

· 病史摘要 ·

患者，女性，37 岁，因"进行性呼吸困难 47 天"收入院。

患者 47 天前持续坐 5 h 的高铁出差，下车提行李上楼梯时突发气促，站立休息 10 余分钟后可缓解。后开始出现活动时气促，并进行性加重，伴有咳嗽，自服口服抗生素治疗（具体不详）症状无缓解。14 天前于当地就诊，心脏彩超示轻度三尖瓣反流；肺功能检查示轻度限制性肺通气障碍；心电图示电轴左偏，未给予治疗。6 天前稍活动即气促，伴头晕、咳嗽、咳痰、大汗淋漓，再次入外院就诊，行肺 CTA 未见肺栓塞，可见双肺支气管炎、右侧胸腔积液；NT-proBNP、D-二聚体、CRP 明显升高，给予抗凝、抗感染、利尿等治疗后症状稍缓解。为进一步诊治 2 天前转入院急诊，予抗感染、强心、扩血管治疗收入院。

患者为职业教师，既往体健，已婚已育（孕 1 产 1），个人史、家族史无特殊。

· 体格检查 ·

体温 36.5 ℃，脉搏 122 次/min，呼吸 20 次/min，血压 102/72 mmHg，血氧饱和度 94%，BMI 29.4。神志清楚，对答切题，呼吸稍促，颈静脉充盈、双下肺少量湿啰音，心界无扩大，心律齐，P2 增强，心脏各瓣膜区未闻及病理性杂音，腹部无压痛、反跳痛，肝颈静脉征阴性，双下肢轻度对称性凹陷性水肿。

问题与思考1

· 患者为青年女性，以进行性加重的气促为主要症状，常见引起气促症状的病因：①呼吸系统疾病，包括肺实质病变、肺间质病变、肺血管病变、胸腔纵隔病变；②心血管系统，包括各种器质性心脏病、心律失常引起的心力衰竭，各种类型的心腔血管流入道流出道的梗阻，心包疾病；③腹腔、膈肌病变；④系统性疾病，如贫血、甲状腺功能亢进等。结合患者病情，主要考虑呼吸系统和心血管系统疾病。肺炎、胸腔积液可通过影像学结果诊断；而 BNP 升高、颈静脉充盈、双下肢水肿，诊断患者心力衰竭（右心衰竭）可以成立；患者右心功能不全的病因又是什么？D-二聚体升高、SO_2 减低但肺动脉 CTA 未见肺栓塞，似乎与病史特点不匹配，患者是否可以完全排除肺栓塞呢？

· 辅助检查 1 ·

▷ D-二聚体：2 840 ng/mL

▷ NT-proBNP：3 056 pg/mL

▷ 动脉血气分析：pH 7.475，PCO_2 25.5 mmHg，PO_2 72 mmHg，血氧饱和度 93.9%，FiO_2 29%，氧合指数 248

▷ 全血常规：WBC $11.92×10^9$/L(↑)，余正常。

▷ CRP：34.3 mg/L。

▷ 凝血指标：Fg 4.16 g/L，余正常。

▷ 抗肺炎支原体抗体：1 : 80。

▷ hs-TnT、PCT、ESR、尿粪常规、肝肾功能、淀粉酶、电解质、血脂、甲状腺功能正常。

· 辅助检查 2 ·

▷ 心电图：窦性心动过速，肢导低电压，Ⅲ、aVF 导联异常 q 波（图 22-1）。

▷ 超声心动图：重度肺动脉高压，中度三尖瓣反流，微量心包积液（图 22-2）。

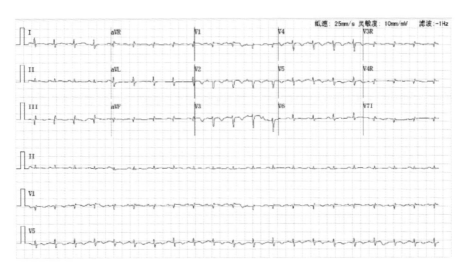

图 22-1　心电图

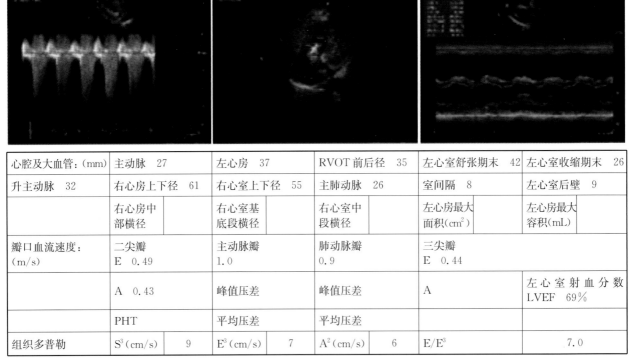

心腔及大血管：(mm)	主动脉　27	左心房　37	RVOT 前后径　35	左心室舒张期末　42	左心室收缩期末　26
升主动脉　32	右心房上下径　61	右心室上下径　55	主肺动脉　26	室间隔　8	左心室后壁　9
	右心房中部横径	右心室基底段横径	右心室中段横径	左心房最大面积(cm²)	左心房最大容积(mL)
瓣口血流速度：(m/s)	二尖瓣 E　0.49	主动脉瓣 1.0	肺动脉瓣 0.9	三尖瓣 E　0.44	
	A　0.43	峰值压差	峰值压差	A	左心室射血分数 LVEF　69%
	PHT	平均压差	平均压差		
组织多普勒	S^3(cm/s)　9	E^3(cm/s)　7	A^2(cm/s)　6	E/E^3	7.0

超声描述

主动脉搏动正常，各瓣膜形态正常；

二尖瓣 EF 斜率减慢，血流频谱呈松弛减退型；

右心房、右心室明显扩大，左心房饱满，室间隔运动平直，房间隔偏向左心房，左心室室壁运动尚好；

房室间隔未见中断，未见 PDA 征；

心包腔见液性暗区，右心房顶 5 mm；

下腔静脉内径 24 mm；

右心室功能参数：三尖瓣瓣环 M 型位移 24 mm；三尖瓣瓣环右心室壁组织速度 S^3 11 cm/s；

CDFI：三尖瓣反流，彩束面积 7.7 cm²，估测肺动脉收缩压 58 mmHg(低估)。

图 22-2　超声心动图

▶ 肺动脉 CTA：可见双肺野多发微小结节影，肺动脉主干及左右肺动脉增宽，双下肺动脉分支可见多发充盈缺损，考虑双肺动脉多发肺动脉栓塞，可疑肺动脉高压（图 22-3）。

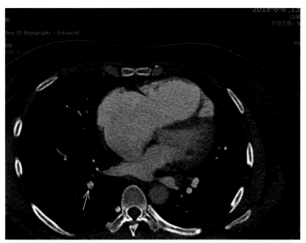

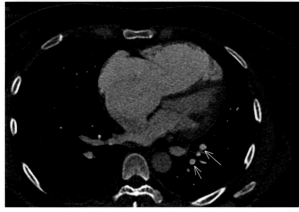

图 22-3　肺动脉 CTA 箭头所指可见充盈缺损

问题与思考 2

• 肺动脉 CTA 可见双侧多发的肺栓塞征，从超声心动图可见左心室腔室大小和左心室射血分数正常，而右心房、右心室扩大功能减退并压迫左心腔，以及重度肺动脉高压。目前考虑肥胖和长时间坐位诱因引起急性肺栓塞，引起阻塞性肺动脉高压致右心室后负荷压力增高，继发后续右心扩大、功能下降等病理生理的改变。

• 根据 2014 年 ESC 肺栓塞指南，需对肺栓塞患者行危险分层筛选死亡率高的患者（Ⅰ B）。

• 据简版肺栓塞严重指数（sPESI）评分：年龄＞80 岁（1 分）、癌症（1 分）、慢性心衰/慢性肺部疾病（1 分）、脉搏≥110 次/min（1 分）、收缩压＜100 mmHg（1 分）、动脉血氧饱和度小于 90%（1 分），患者 sPESI 评分 2 分（30 天死亡率 10.9%）。

• 早期死亡风险分层指标：休克或低血压、sPESI 评分＞1 分、影像学提示右心室功能不全、心脏生物学标志物升高（包括肌钙蛋白、BNP），患者在早期死亡风险分层指标中，无休克或低血压，但其余三项均是阳性，故分层属于中-高危组。

• 该患者是否需要溶栓治疗？针对中危或低危患者指南推荐首选抗凝治疗，对于无休克或低血压的患者不推荐常规全身溶栓治疗（Ⅲ B），推荐对中-高危患者严密监测以及时发现血流动力学失代偿，同时及时再灌注治疗（Ⅰ B）。

• 因此本例肺栓塞患者属于中-高危组，无低血压休克，治疗以抗凝为主，严密监测血流动力学指标。

·初始治疗及病情演变·

经诊断及评估病情后为患者制定了治疗方案：心电监护、吸氧；抗凝：依诺肝素 0.6 mL（ih, Q 12 h），口服华法林剂量滴定至 INR 2～3；纠正心力衰竭：呋塞米 20 mg（po, QD），螺内酯 20 mg（po, QD），毛花苷丙 0.2 mg（iv, QD），以及沐舒坦化痰辅助治疗。但在住院第 4 天，患者休息时即感气促，端坐位无法平卧，血压 100/68 mmHg，心率 118 次/min，呼吸 28 次/min，血氧饱和度 89%（吸氧流量 5 L/min）；颈静脉怒张，双肺呼吸短促，P2 增强，双下肢轻度水肿。复查动脉血气分析：Lac 2.50 mmol/L，pH 7.590，PCO_2 24.0 mmHg，PO_2 42.0 mmHg，SO_2 86%，考虑病情加重转入重症监护室，并给予 BiPAP 无创正压通气支持治疗、多巴胺强心及肺动脉高压靶向药物他达那非 5 mg QD，住院第 8 天在持续的 BiPAP 支持下患者突发气促烦躁，呼吸心搏骤停，床边超声心动图可见右心显著扩大，左心显著受压；心肺复苏下给予气管插管呼吸机支持及 ECMO 心肺支持。

问题与思考3

（1）虽然给予抗凝治疗肺栓塞，在非主干肺血管栓塞下，为什么患者病情进展如此迅速？

· 是否感染加重？患者入院时白细胞和CRP轻度升高，但无发热，PCT正常，入院后体温均正常，多次监测感染指标无明显升高，病毒学指标及肺炎支原体指标复查无异常。复查胸片如图22-4，感染加重。不支持肺部感染引起的呼吸衰竭。

· 是否再次肺栓塞？入院已持续给予全身抗凝治疗，虽入院第5天复查D-二聚体5 590 ng/mL较入院时升高，但复查肺动脉CTA未发现新的栓塞。

· 心力衰竭是否加重？患者入院后通过口服利尿剂治疗，双下肢水肿较入院时减轻，入院第4天复查NT-proBNP 2 791 pg/mL，较入院时下降。

· 肺高压进展，肺循环衰竭：入院后，氧支持强度加大的情况下，动脉氧浓度氧分压持续下降出现Ⅰ型呼吸衰竭，考虑肺高压进展可能性大。

（2）肺动脉高压合并肺栓塞，谁因，谁果，还是都否？

· 重新复习病例的特点年青女性，病情恶化迅速，虽然影像学发现有肺动脉栓塞，但栓塞部位为分支肺血管，并且是不完全性血管阻塞，在给予抗凝治疗下无新发再次肺动脉主干或分叉栓塞情况下引起患者死亡的可能性相对较低，但如果栓塞不是血栓呢？

· 肺高压诊断是明确的，如果不是急性肺栓塞引起的肺高压，那么肺高压的病因又是什么？据2018年第六届WSPH肺高压临床诊断分类（表22-1）所示，本例患者可初步排除第二大类左心疾病引起的肺高压、第三大类肺部或缺氧导致的肺高压，暂无第五大类疾病引起的肺高压。患者入院时辅查风湿结缔组织相关指标：ANA阳性，均质型1∶100，余项目均阴性，经风湿科会诊排除风湿结缔组织疾病。结合病史特点，需要考虑第四大类中的其他肺动脉阻塞性病变，其中肿瘤需要考虑。

（3）其实患者入院行下肢静脉彩超虽未见静脉血栓，但发现右侧股静脉显示不清（图22-5），查体时触及右侧腹股沟淋巴结肿大融合，腹部CT也发现右侧腹股沟淋巴结肿大（图22-6）。淋巴结是炎性肿大，还是肿瘤转移？

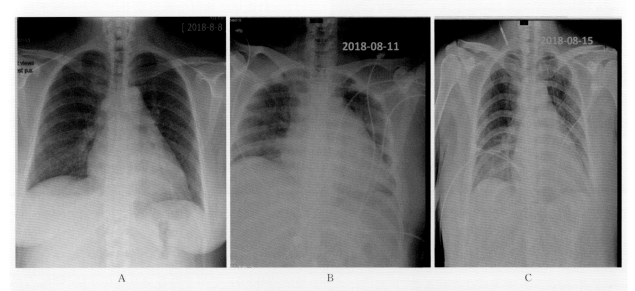

图22-4　A.入院第2天胸片；B.入院第5天胸片；C.入院第9天胸片

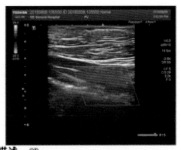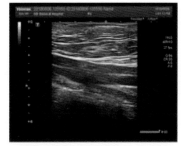

超声描述 2D：
右侧股总静脉、股浅静脉、股深静脉显示不清。左侧股总静脉、股浅静脉、股深静脉、双侧腘静脉管腔走行正常，未见明显狭窄与扩张，管腔内未见明显异常回声。

CDFI：上述管腔内见彩色血流信号显示，未见明显充盈缺损，血流频谱未见明显异常。

图 22-5　下肢静脉彩超

表 22-1　第六届 WSPH 肺高压临床诊断分类（2018）

1. 肺动脉高压（PAH）	
1.1　特发性 PAH	3. 肺部/或缺氧导致的 PH
1.2　急性肺血管扩张试验阳性 PAH	4. 肺动脉阻塞导致的 PH
	4.1　慢性血栓栓塞性肺高血压
1.3　遗传性 PAH	
1.4　药物和毒物相关性 PAH	4.2　其他肺动脉阻塞性病变
1.5　相关因素所致	
结缔组织病、HIV 感染、门静脉高压、先天性心脏病、血吸虫病	血管肉瘤
	其他血管内肿瘤
	动脉炎
1.6　肺静脉/肺毛细血管受累 PAH	先天性动脉狭窄
1.7　新生儿持续性肺高血压	5. 未知因素导致的 PH
	溶血性疾病、系统性疾病、复杂先心病
2. 左心疾病导致的肺高压（PH）	

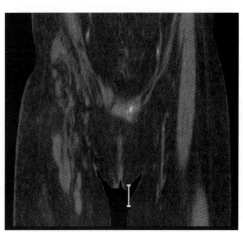

图 22-6　右侧腹股沟肿大淋巴结

·进一步检查·

▶ 易栓指标：AT - Ⅲ 66；PC 63；PS 46。

▶ 肿瘤指标：CA - 125 17.77 U/mL，CA19 - 9 326.00 U/mL，CA72 - 4 88.07 U/mL，CA242 100 U/mL，非小细胞肺癌相关抗原 3.83 ng/mL；NSE 24.43 ng/mL；余肿瘤指标正常。

▶ 腹股沟淋巴结活检：转移性腺癌，大部分为脉管癌栓（图 22-7），免疫组化提示上消化道上皮来源腺癌并转移（图 22-8）。

患者的腹股沟淋巴结活检发现转移性恶性肿瘤，免疫组化的 CK7/CDX2/CK20/CDH17$^+$提示消化道来源，而下消化道标记 SATB2 阴性，肺腺癌、女性生殖道相关免疫组化标记阴性，最终考虑是上消化道来源的恶性肿瘤并转移。患者住院第 7 天复查的胸部增强 CT 可见肺间质病变加重，可见大量的肺

小动脉的出芽征（tree-in-bud）。根据文献病例报道，最终诊断考虑肺肿瘤血栓性微血管病（pulmonary tumor thrombotic microangiopathy，PTTM）。

·最终诊断·

（1）肺肿瘤血栓性微血管病。

（2）肺动脉高压（第四大类），其他血管类肿瘤。

（3）肺栓塞。

（4）心功能Ⅳ级。

（5）上消化道恶性肿瘤并转移。

·治疗方案·

虽然给予患者 ECMO 和呼吸机联合心肺支持，CRRT 维持内环境等治疗，患者处于昏迷状态，迅速出现肝衰竭、DIC 多器官功能衰竭，因淋巴结免疫组

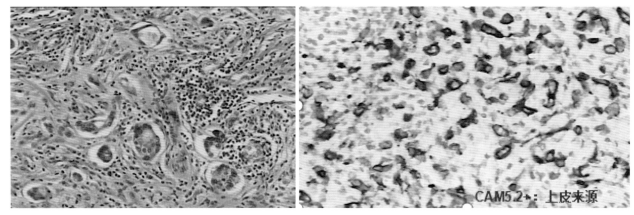

图 22-7　腹股沟淋巴结可见脉管癌栓（HE 染色）　　　图 22-8A　腹股沟淋巴结免疫组化 CAM5.2 阳性

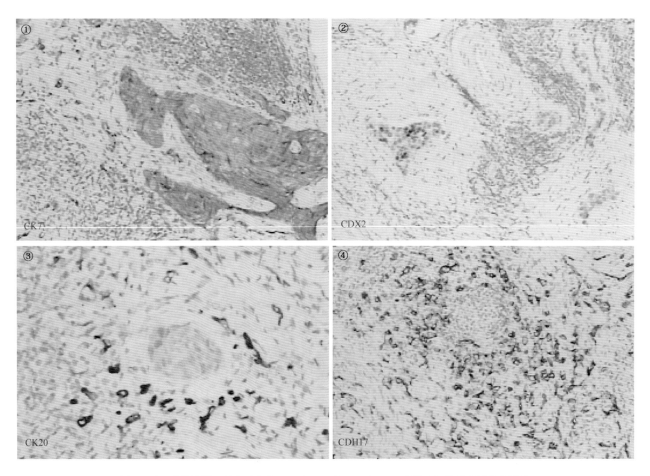

图 22-8B　腹股沟淋巴结免疫组化 CK7/CDX2/CK20/CDH17⁺ 提示消化道来源肿瘤转移

化结果提示恶性肿瘤并转移，患者家属拒绝继续治疗停用 ECMO，住院第 10 天死亡，建议行尸体解剖明确诊断但家属拒绝。

·讨论·

PTTM 是一种恶性肿瘤细胞播散至肺微循环系统引起的非常罕见致命性的恶性肿瘤并发症；Von Herbay 等在 1990 年对 630 例连续尸检的癌症病例进

行回顾后,首次描述了这种疾病。在 21 例诊断 PTTM 的病例中胃癌最为常见,其次是肺、乳腺、前列腺和结肠等恶性肿瘤。PTTM 的定义是肿瘤细胞活化凝血、诱导炎症,产生血管内皮生长因子(vascular endothelial growth factor,VEGF)、血小板聚集因子(platelet-derived growth factor,PDGF)等因子,并诱导纤维细胞内膜增厚及肺小血管血栓。组织学特点非闭塞性微小肿瘤栓子引起内膜成纤维细胞增生血管重构和凝血级联激活。因症状不典型,进展迅速导致死亡,故诊断大部分靠死后尸检,目前全球报道 200 余例。

PTTM 与其他常见的致命疾病有着共同的症状和临床特征,这使得死亡前诊断具有挑战性。气促、D-二聚体、BNP 升高在肺栓塞中非常常见,但当肺 CT 血管造影阴性或非完全性阻塞时,尤其是亚急性肺栓塞死亡的病例需要高度怀疑 PTTM 的可能性。新发重度肺高压合并右心功能不全,同时缺乏典型肺栓塞影像证据也是临床需怀疑 PTTM 的重要线索,此外,当慢性呼吸困难进行性加重又无法用类固醇激素缓解也需考虑是否为 PTTM。

既往报道的 PTTM 病例中,一例 47 岁既往体健的西班牙妇女,因气促、咳嗽、左胸不适症状入院,肺动脉 CTA 未见肺动脉栓塞而诊断为"肺炎"住院治疗,出院 15 天后因气促加重再次入院,复查结果提示肺部渗出、贫血、BNP 和 D-二聚体升高,复查肺 CTA 阴性,肺小动脉的出芽征,28 h 后心脏彩超提示右心室扩大,肺动脉收缩压 79 mmHg,病情进展迅速死亡,尸检发现肺部严重的弥漫性肺微血管内纤维蛋白血栓以及肺小动脉纤维化内膜增厚伴有肺微乳头状腺癌;另一例 58 岁男性,既往前列腺癌史 6 年并接受放疗治疗,因进行性呼吸困难、干咳 2

周入院,入院发现血氧饱和度下降、DDI 升高,肺 CTA 未见主肺动脉栓塞,但见肺间质病变和出芽征,患者入院第 4 天进展为呼吸衰竭,气管插管后几小时后因心搏骤停抢救无效死亡,尸检诊断未分化胃印戒细胞腺癌,肺小动脉广泛转移肿瘤栓塞。本病例因患者家属拒绝尸检,无法经过肺组织学改变证实 PTTM 的诊断,但患者隐匿的上消化道恶性肿瘤的基础上具有典型的 PTTM 特征:新发肺高压、右心衰竭、非完全阻塞的肺栓塞、典型的肺间质弥漫病变和出芽征以及病情迅速进展导致死亡,这些特征与 PTTM 的表现及之前报道的病例高度一致。

截至目前报道的 PTTM 病例均在诊断前后死亡因此特异性治疗经验有限,有个别病例提示溶栓无获益,抗肿瘤治疗如化疗也未延长生存期,还有个别病例发现抗凝、激素和降肺压靶向药物内皮素受体拮抗剂波生坦或许可延长生存期,有研究报道抑制 VEGF 和 PDGF 途径的治疗,如酪氨酸激酶抑制剂可提高存活率。

· 病例启示·

肺肿瘤血栓性微血管病是一种罕见恶性进展导致死亡的疾病,因与其他疾病有类似的临床症状诊断难度高,被漏诊和误诊概率高。如果患者出现气促和呼吸功能迅速恶化的临床表现伴严重的肺动脉高压及右心衰竭而胸部 CT 血管造影没有肺栓塞需高度怀疑 PTTM 的可能,结合影像学肺间质病变和出芽征可以早期诊断,并尝试给予酪氨酸激酶抑制剂苏尼替尼进行治疗,从而延长生存期。

夏 爽 黎励文
广东省人民医院

[1] Von Herbay A, Illes A, Waldherr R, et al. Pulmonary tumor thrombotic microangiopathy with pulmonary hypertension [J]. Cancer, 1990, 66: 587-592.
[2] Godbole R, Ghatol A, Betancourt J, et al. Pulmonary tumor thrombotic microangiopathy: clinical, radiologic, and histologic correlation [J]. J ClinImaging Sci, 2015, 5: 44.
[3] Gorospe Sarasúa L, Ureña-Vacas A, Garcia-Santana E. Radiological diagnosis of pulmonary tumor thrombotic microangiopathy: a non-bronchial cause of tree-in-bud pattern on computed tomography [J]. Arch Bronconeumol, 2017, 52(12): 621-622.
[4] Josh C H, James W F, Jeff H, et al. Pulmonary tumor thrombotic microangiopathy: case report and review of literature [J]. Am J Forensic Med Pathol, 2018, 39(1): 56-60.
[5] Carter C A, Browning R, Oronsky B T, et al. The case of a zebra that was misdiagnosed as a horse: pulmonary tumor thrombotic microangiopathy, a new paraneoplastic syndrome, mimicking PD-1-induced pneumonitis [J]. Case Rep Oncol, 2016, 9(1): 68-75.

病例 23 特殊类型的心肌病——地中海贫血合并铁过载心肌病

关键词·气促；水肿；黄疸；地中海贫血；铁过载

·病史摘要·

患者,男性,55岁,因"双下肢水肿1个月,加重伴气促半个月"入住我科。

患者1个月前无明显诱因出现双下肢水肿伴气促,皮肤、巩膜黄染,咳嗽,咳少许黄痰,无发热,夜间可平卧。半月前开始出现发热,最高体温达38.5℃,伴有呼吸困难、胸闷、心慌,伴有咳嗽、咳黄痰,夜间不能平卧,为求进一步诊治收入院。

起病以来,一般情况差,纳差,睡眠差,大便正常,小便减少,体力明显下降,体重无明显变化。

既往幼时发现贫血,具体诊断不详;幼年时出现皮肤及巩膜黄染,近4年黄染加重,伴纳差,2周前当地某医院B超提示肝内胆管结石,胆囊内泥沙样结石,胆囊内胆汁淤积。4年前开始出现口干、消瘦症状,至当地医院诊断为糖尿病,目前注射胰岛素治疗,血糖控制可。既往输血4次,最近一次为8月于当地某医院输红细胞1 200 mL。1993年因脾亢行脾切除手术;父母及兄妹无特殊病史,两个儿子中有一个确诊为地中海贫血。

·体格检查·

体温 37.7℃,脉搏 90 次/min,呼吸 25 次/min,血压 103/70 mmHg,神志清楚,查体合作,端坐呼吸,全身皮肤巩膜黄染,未见明显色素沉着,全身浅表淋巴结未见肿大;双下肺呼吸音消失,上、中肺可闻湿啰音,无干啰音;心率 90 次/min,心界向左下扩大,心律齐,心音低钝,各瓣膜区未闻及杂音;腹软,无压痛及反跳痛,肝脏肋下未及,脾肋下未及,移动性浊音阴性;双下肢中度凹陷性水肿。

问题与思考1

·患者以"双下肢水肿伴气促,夜间不能平卧"入院,初步考虑诊断为心功能不全。除了积极纠正心力

衰竭治疗,还应排查心功能不全的原因,常见病如缺血性心肌病、糖尿病心肌病、心肌炎、其他类型心肌病等。因此针对病因考虑,我们完善了相关检查。

·辅助检查1·

▶ 血常规:WBC $10.77×10^9/L$(↑),PLT $425×10^9/L$(↑),Hb 87 g/L(↓),网织红细胞21.58%(↑)。

▶ 肝功能:Alb 25.9 g/L(↓),GOT 69 U/L(↑),TB 49.0 $\mu mol/L$(↑)。

▶ 肾功能:BUN 3.17 mmol/L,Cr 32.6 $\mu mol/L$,BUA 262.4 $\mu mol/L$。

▶ 甲功三项:TSH 6.519 $\mu U/ml$(↑),FT_3 2.4 pmol/L(↓),FT_4 8.9 pmol/L(↓)。

▶ BNP 800 pg/mL(↑)。

▶ 风湿全套(阴性)。

▶ 病毒全套(阴性)。

▶ 结核 T-SPOT(阴性);结核芯片(阴性)。

▶ hs-CRP 6.74 mg/L,PCT < 0.13 $\mu g/L$,ESR 6 mm/h。

▶ 肿瘤标志物(阴性)。

·辅助检查2·

▶ 心电图:窦性心律,电轴左偏,肢体导联 QRS 低电压,R 波递增不良(图23-1)。

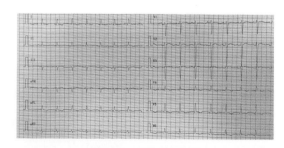

图 23-1 入院时心电图

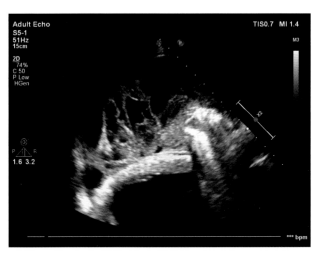

图 23-2　患者床边胸水彩超提示蜂窝样分隔,纤维素样渗出

胸水 B 超:双肺胸水呈蜂窝样分隔,纤维素渗出(图 23-2)。

▶ 甲状腺 B 超:甲状腺质地欠均,血供增多。

▶ 急诊心脏 B 超:左心房 LA 内径 5.4 cm,左心室内径 LV 6.2 cm,右心房内径 RA 4.7 cm,右心室内径 RV 4.1 cm,室间隔 IVS 1.0 cm,射血分数 LVEF 27%,左心扩大,心功能测值减低(图 23-3)。

▶ 外院 CT:①左肺下叶不张;②左肺上叶及右肺下叶膨胀不全;③右肺上叶少许感染;④左侧胸腔积血可能,右侧胸腔微量积液;⑤心影增大,心包积液;⑥肝内胆管结石或钙化灶;⑦胆囊结石;⑧脾脏切除术后改变;⑨盆腹腔积液。

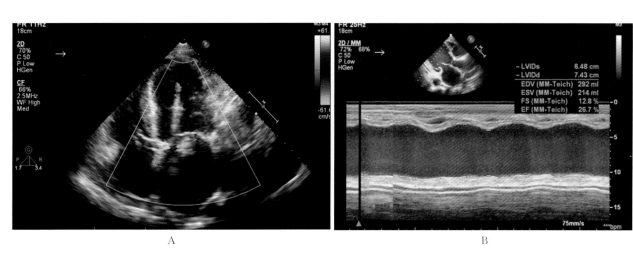

A   B

图 23-3　患者入院时急诊心脏 B 超,可见左心增大,收缩能力明显减低(A 为心尖四腔心切面;B 为射血分数)

·住院经过·

入院后考虑患者初步诊断为:①扩张型心肌病,左心扩大,心功能不全,心功能Ⅳ级;②多浆膜腔积液待查:心源性? 结核? ③黄疸原因待查:肝内胆管结石? 胆囊结石? 溶血性贫血? ④贫血待查:地中海贫血? ⑤2 型糖尿病;⑥甲状腺功能减退。对症给予纠正心衰的常规治疗,利尿扩管及改善心力衰竭预后的"金三角"治疗后,患者急性心力衰竭症状显著改善,但仍有气促、黄疸、贫血、胸腔积液等多脏器问题。

问题与思考 2

·患者以心力衰竭入院,还合并黄疸,贫血及包括胰腺、甲状腺、肝脏在内的多器官损伤,同时发现患者儿子患有地中海贫血,地中海贫血是一类遗传性溶血性贫血,由于反复输注红细胞(常见原因),导致铁离子在不同脏器沉积引起靶器官功能障碍。故以此为切入点完善了地中海贫血的相关病因检查。

·辅助检查 3·

▶ 铁代谢全套:铁蛋白 3 979.5 μg/L(↑),不饱和铁结合力 12.9 μmol/L(↓),总铁结合力 24.56 μmol/L(↓),转铁蛋白 0.93 g/L(↓),可溶性转铁蛋白受体 25.05 mg/L(↑),游离血红蛋白 298 mg/L(↑),叶酸 2.4 ng/mL(↓)。

▶ 血红蛋白电泳:血红蛋白 A 94.3%(↓),血红蛋白 A2 3.7%(↑),血红蛋白 F 2%(↑),未见异常血红蛋白条带。

▸ β 地中海贫血基因检测：IVS - 2 - 654 基因突变杂合。

▸ 心肌 MRI 检查：射血分数 20.5%,左心室室壁较薄,室壁运动弥漫性减弱,前下壁弥漫性铁沉积,T2 测量 15.1 ms(参考范围：正常心肌>20 ms,轻度铁沉积 15～20 ms,中度铁沉积 10～15 ms)(图 23-4)。

▸ 肝脏 MRI 检查：肝脏弥漫性铁沉积。

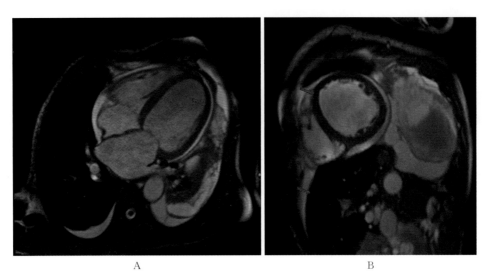

图 23-4 患者心脏 MRI 扫描结果(A 为心室长轴面;B 为心室短轴面),可见心肌 T2 信号弥漫性减低(箭头所示),所及肝脏的 T2 信号也明显降低

问题与思考3

· 该患者检查提示为 β 型地中海贫血,同时合并铁过载现象。磁共振(MRI)T2 显像技术对于诊断脏器铁超载有高度特异性和敏感性,该患者心脏,肝脏 MRI 提示中-重度铁超载,因经费原因该患者未行胰腺及甲状腺 MRI 检查。据患者病史推断,甲状腺及胰腺铁过载可能性大。

· **最终诊断** ·

(1) β 型地中海贫血 IVS - 2 - 654 基因突变杂合

1) 铁过载心肌病,左心扩大,心功能不全,心功能Ⅳ级。

2) 铁过载肝病,肝内胆管结石,胆囊结石。

3) 特殊类型糖尿病(铁过载可能性大)。

4) 甲状腺功能减退(铁过载可能性大)。

(2) 肺部感染,胸腔积液。

· **治疗方案** ·

除了纠正心力衰竭、贫血及降黄等对症处理,针对病因治疗,该患者加用了铁螯合剂(去铁胺),减少铁沉积治疗,半年随访时,患者一般情况可,未再次因心力衰竭入院。

问题与思考4

· 针对病因,利用铁的螯合剂吸附体内过量沉积的铁,清除心肌内沉积的铁,结合游离铁,减少氧自由基形成,减少靶器官损伤,对改善患者预后具有重要意义。

· **讨论** ·

铁过载是铁供给和吸收超过机体的需要,引起体内总铁量过多,沉积于人体一些器官和组织的实质细胞,导致组织损伤,引起纤维化及脏器功能损害,按照发病原因不同分为原发性和继发性铁过载。原发性铁过载是由于相关基因突变(如 HFE 基因),导致原发性铁负荷过多,如血色病。继发性铁过载主要见于铁利用障碍或伴有红细胞无效生成引起的贫血,因反复输血导致体内铁负荷过多,如重型β地中海贫血、铁粒幼红细胞贫血等。体内铁过载可能累及心脏、肝脏、胰腺、甲状腺等多个器官,导致多器官功能障碍。常见的症状有:心力衰竭及心律失常、糖尿病、甲状腺功能减退、甲状旁腺功能减退,生长发育迟缓、慢性肝炎、肝硬化、肝内胆管结石、胆囊结石、视网膜色素沉着、听力减退、感染等。其中心力衰竭和心律失常占患者死亡原因的70%。其发病机制主要是沉积的铁离子对溶酶体和线粒体磷脂膜的过氧化损伤。

典型的铁过载心肌病是以心肌对称性或非对称性肥厚伴随进行性的左室重构和功能失调为特征的。在初期,由于代偿,患者往往没有症状或者仅有轻度心功能不全,可能表现为射血分数保留的心力衰竭;但后期,随着疾病的进展,患者射血分数进行性下降最终导致终末期心力衰竭。此外,瓣膜问题、快速型心律失常、房室传导阻滞可能发生在疾病的任何阶段。铁过载心肌病是一个缓慢进展的过程,一般耗费数十年,才会有临床表现及实验室检查异常。患者可能以心力衰竭收治入院,但当发现其血清铁蛋白升高,多器官功能障碍时,临床医生应利用可用的手段鉴别是否为铁过载心肌病。经过规范化的去铁治疗后,患者因为心功能恶化所致的致死率下降,生存期明显延长。对于高危人群而言,临床医生定期检查其各器官铁沉积情况,在不可逆损伤造成前开始治疗是十分有必要。常见筛查方法有:①生化指标是最常规的筛查手段,当男性血清铁蛋白超过300 $\mu g/L$,绝经女性超过200 $\mu g/L$ 时,铁沉积就可能已经存在;②磁共振 $T2^*$ 显像:$T2^*$ 可以无创检测各个器官如心脏、肝脏等铁沉积情况,它可以作为诊断和随访的重要手段;除了铁沉积情况外,磁共振钆延迟成像可以了解受累心肌纤维化情况;③心肌活检是传统意义上的诊断铁过载心肌病的金标准,但是活检为有创操作,存在一定风险;同时铁非均匀性沉积可能导致假阴性结果,所以对于非典型患者或者筛查而言,活检并不是最佳手段。

铁过载心肌病的治疗主要包括心力衰竭的治疗,心律失常的治疗以及去铁治疗。①心力衰竭的治疗:对于轻度或者无症状的心功能不全患者,小剂量开始使用 ACEI 可以有效延缓心脏扩大和症状出现,β受体阻滞剂也是推荐使用的。对于地中海贫血合并重度心力衰竭治疗主要结合患者症状体征及检查,按照现有的心力衰竭指南进行抗心室重构、利尿、强心等处理,必要时也可进行心脏移植,但是否获益还存在争议;②心律失常的治疗:过度铁沉积于心肌可能造成内分泌紊乱引起心脏电活动异常,引起心律失常,因此应该尽量避免使用负性肌力药物或者引起心律失常的药物;③去铁治疗:利用铁的螯合剂吸附体内过量沉积的铁。目前主要有三种药物:去铁胺、去铁酮、地拉罗司。其中口服的去铁药物如去铁胺和地拉罗司被证实能够更有效清除心肌内沉积的铁,结合游离铁,减少氧自由基形成。研究证实连续两年服用地拉罗司能清除轻中重度心脏铁沉积患者在心脏中沉积的铁,主要不良反应是胃肠道反应和血肌酐升高。

问题与思考5

• 地中海贫血患者的铁过载主要由于长期反复输血引起,结合此患者情况,虽然存在输血史,但并非长期反复输血,那么该患者铁过载是怎样造成的呢?铁调素(HAMP)是维持机体铁代谢平衡的重要激素,它作用于受体膜铁转运蛋白来发挥对铁的负性调控作用。在生理状态下 HAMP 的表达与铁储存量以及血清铁浓度直接相关。高浓度引起 HAMP 水平升高,然后减少铁从肠道细胞吸收以及巨噬细胞向血浆。与之相反,铁浓度降低,HAMP 的水平也下降,增加铁的吸收以及铁向血浆释放。HAMP 受炎症刺激或者红细胞生成下调而增多。目前最新的观点认为,β地中海贫血引起无效的红细胞生成和贫血,这种贫血状态刺激机体反应性增高血清 EPO 和红系祖细胞数量,以补偿运氧能力的下降,骨髓造血的激活,抑制了铁调素活性,促进了胃肠道对铁的吸收。因此,患者虽然没有反复输血史,但是仍然有铁过载的表现。

·病例启示·

（1）心力衰竭原因众多，如何从纷繁复杂原因中抓住重点是诊断的关键，该病例就是从贫血入手进行分析，最终明确诊断。

（2）铁过载心肌病在临床上其实并不是很少见，但大多数患者心力衰竭的临床表现较轻，主要被收入血液科针对血液系统疾病进行治疗，故对于心内科医生而言这个病因相对少见，需要引起我们的重视，详细的病史询问及相关检查有助于诊断，磁共振T2显像有助于了解各个脏器铁沉积情况。

龙琦　程敏
华中科技大学协和医院

［1］Diez-Lopez C，Comin-Colet J，Gonzalez-Costello J. Iron overload cardiomyopathy：from diagnosis to management ［J］. Current opinion in Cardiology，2018，33（3）：334－340.

［2］Borgna-Pignatti C，Gamberini MR. Complications of thalassemia major and their treatment ［J］. Expert Rev Hematol，2011，4（3）：353－366.

［3］Kremastinos DT，Farmakis D. Iron overload cardiomyopathy in clinical practice ［J］. Circulation，2011，124（20）：2253－2263.

［4］Pennell DJ，Udelson JE，Arai AE，et al. Cardiovascular function and treatment in beta-thalassemia major：a consensus statement from the American Heart Association ［J］. Circulation，2013，128（3）：281－308.

［5］Bacon BR，Adams PC，Kowdley KV，et al. Diagnosis and management of hemochromatosis：2011 practice guideline by the American Association for the Study of Liver Diseases ［J］. Hepatology（Baltimore，Md. ），2011，54（1）：328－343.

［6］Auger D，Pennell DJ. Cardiac complications in thalassemia major ［J］. Annals of the New York Academy of Sciences，2016，1368（1）：56－64.

［7］Glickstein H，El RB，Link G，et al. Action of chelators in iron-loaded cardiac cells：accessibility to intracellular labile iron and functional consequences ［J］. Blood，2006，108（9）：3195－3203.

［8］Pennell DJ，Porter JB，Cappellini MD，et al. Continued improvement in myocardial T2* over two years of deferasirox therapy in beta-thalassemia major patients with cardiac iron overload ［J］. Haematologica，2011，96（1）：48－54.

［9］唐旭东，张路，刘锋. 铁过载治疗的新靶点：第56届美国血液学会年会报道［J］. 白血病·淋巴瘤，2015，24（4）：211－213.

［10］Lynch S. Influence of infection/inflammation，thalassemia and nutritional status on iron absorption ［J］. Int J Vitam Nutr Res，2007，77（3）：217－223.

病例 24　同患心肌病的少年兄弟

关键词·心力衰竭；心肌肥厚；预激；基因；糖原累积症；溶酶体；肝功能异常

·病史摘要·

患者，男性，18 岁，江西人。主诉：发现心电图异常 15 年，反复活动后气促 1 年，加重 1 周。

现病史：患者 15 年前于当地医院检查发现"心电图异常"（具体不详），平时可参加体育课但易疲劳。1 年前起登三楼气促，休息数分钟可缓解，未重视。近半年来平地行走约 5 min 即出现气促，伴双下肢水肿、纳差、乏力。1 周前出现反复活动后胸闷、胸痛，持续约 30 min 后可自行缓解，伴有头晕、气短、乏力，夜间可平卧，无端坐呼吸，无双下肢水肿。无头痛、晕厥，无咳嗽、咳痰，无恶心、呕吐，无腹痛、腹泻等。外院查肝功能示 GPT 333 U/L，GOT 575 U/L，查心电图示窦性心律，QRS 波增宽，房性期前收缩，房室连接处逸搏，ST-T 改变；我院查心超示①全心增大，左、右心室壁增厚，心肌回声异常伴整体收缩活动减弱（LVEF 30%，TAPSE 15 mm），中度肺动脉高压，轻度主动脉瓣、二尖瓣、三尖瓣反流。予以多巴胺、米力农、呋塞米等治疗，辅以保肝、补液支持治疗后出院。现为求进一步诊治，来我院就诊。

既往史：否认高血压、糖尿病等慢性疾病史。否认肝炎、结核等传染病史。否认手术史、外伤史，无药物、食物过敏史，否认输血史。患者舅舅于 20 岁时猝死，具体原因不详，患者弟弟 12 岁，有"心电图异常"，但无明显不适，无近亲繁育史。

·体格检查·

体温 36.2 ℃，脉搏 68 次/min，呼吸 18 次/min，血压 104/82 mmHg，身高 150 cm，体重 40 kg，神志清，精神欠佳，颈软。双肺听诊呼吸音清，未闻及干湿性啰音。心界向左下增大，心脏搏动位于左锁骨中线外 3 cm，心率 70 次/min，可闻及期前收缩 2～3 次/min，二尖瓣听诊区可闻及 1 级收缩期杂音。腹部平软，无压痛和反跳痛，肝脾肋下未及，肝肾区无叩击痛。肛门及生殖器未检，双下肢无水肿，四肢肌力无明显异常，肌肉无萎缩。

问题与思考 1

该患者的诊断是什么？还需要哪些进一步检查？

·该患者为年轻男性，活动后气促，运动耐量降低，体检及超声心动图发现全心扩大，LVEF 低下，诊断慢性心力衰竭可以成立。但对于心力衰竭的原因需要进一步分析以下问题：①患者及其弟弟早期出现心电图异常，表现为 QRS 波增宽、ST-T 改变及心律失常，结合患者舅舅猝死，心脏电活动异常是患者发生心力衰竭的原因还是原发疾病首先表现为心律失常，后期出现心力衰竭及猝死？②患者自幼长时间运动后会出现肌肉酸痛，体检发现身材发育较同龄人迟缓，但未发现四肢肌肉及神经系统体检的明显异常阳性体征，是否合并肌肉、骨骼、神经系统疾病？该疾病与心脏异常是否相关？患者超声心动图发现的心室肌肉肥厚与该情况是否相关？③患者外院初步检查发现肝酶升高，是心力衰竭引起的肝功能异常还是同时合并肝脏疾病，或是特殊疾病同时累及心脏和肝脏？

·根据上述分析，患者的进一步检查需要在常规评估的基础上，进一步特别关注和评估肝脏、神经和肌肉系统的异常情况。

·进一步检查 1·

▶ 补充体格检查：智力尚可，可胜任日常对答及简单计算。

▶ 入院血液学检查：GPT 316 U/L，GOT 481 U/L，Cr 60 μmol/L；CK 3 778 U/L，CK - MB 亚型 104 U/L；CK - MM 亚型 3 674 U/L；cTnT 0.260 ng/mL；NT - proBNP 2 154 pg/mL，hs - CRP <0.3 mg/L；HbA1C 6.2%，乳酸 1.85 mmol/L；D -二聚体 0.60 mg/L。

▶ 其余包括血常规、尿常规、粪常规、电解质、出凝血、甲状腺功能、自身抗体、免疫球蛋白、血 β_2 微球蛋白、转铁蛋白、铜蓝蛋白、κ 轻链、λ 轻链、乙肝病毒等均无明显异常。

▶ 肌电图检查：提示存在肌源性损害之电生理表现，累及四肢肌，呈活动性。

▶ 心电图：窦性心律，QRS 波增宽，房性期前收缩，房室连接处逸搏，ST - T 改变(图 24-1)。

▶ 心脏 MRI：左、右心室室壁肥厚伴整体收缩活动减弱，左房室增大，心肌 T1 值减低，二尖瓣和三尖瓣中度反流。肺动脉增宽，心包少量积液(图 24-2)。

▶ 直系家属筛查：患者父亲心脏超声正常；母亲左心房室稍增大，未见明显回声异常；弟弟心脏内径及收缩活动正常，但心肌回声欠均匀。患者弟弟检查同样发现血液生化肝酶及肌酶异常，心电图见预激样 QRS 波改变(图 24-3)。

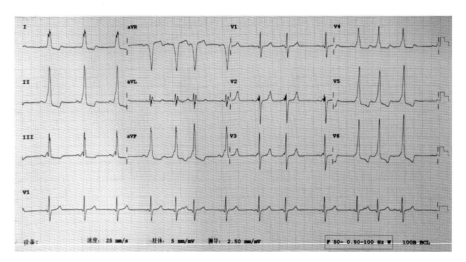

图 24-1　心电图：肢体导联：5 mm/mV；胸前导联 2.5 mm/mV

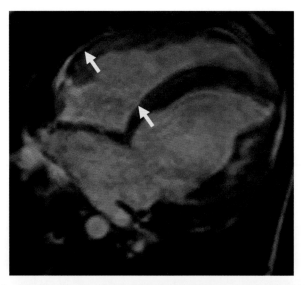

图 24-2　心脏磁共振：左、右心室壁肥厚(图中箭头所示)伴整体收缩活动减弱，左心房室增大，心肌 T1 值减低，可符合系统性疾病心脏累及；二尖瓣、三尖瓣中度反流。肺动脉增宽，心包少量积液

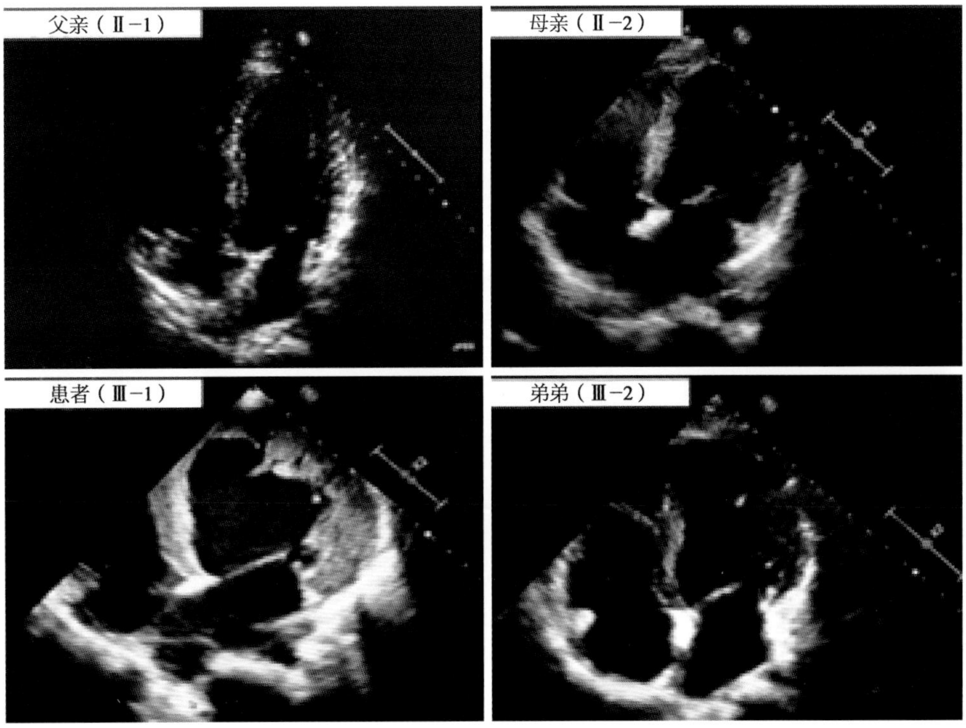

图 24-3　超声心动图

问题与思考2

• 在心力衰竭患者中出现肝酶升高并不少见，通常原因为右心衰竭引起肝淤血，在肝淤血患者往往还有凝血异常。但心力衰竭患者很少出现 CK-MM 升高和肌电图肌源性损伤。此外该患者心超及 MRI 均发现心肌肥厚伴心肌整体收缩活动减弱，通常此种情况常见于左心室前后负荷均增加的情况，如主动脉瓣狭窄合并关闭不全等。肥厚型心肌病扩张相也可以出现左心室肥厚伴扩张，但肥厚型心肌病的 MRI 表现为 T1 值明显升高。心肌炎患者心肌水肿时可出现心肌肥厚伴随收缩性心衰，但也和患者病史以及 MRI 表现不符合。而且无论是主动脉瓣疾病、肥厚型心肌病或是心肌炎，心电图的表现也通常不表现为预激样 QRS 增宽。因此进一步提示该患者可能存在较为少见的病因。

• 经过进一步检查，发现患者及其弟弟均有相似的表现——年轻男性、心肌肥厚、预激样心电图改变、肝酶和肌酶异常，患者有心力衰竭表现而其弟弟心脏功能正常，结合家族中有年轻男性猝死史，需考虑遗传性疾病，特别是以男性、早发心脏、肝脏、肌肉受累为主的系统性疾病作为重点考虑情况。

• 在出现心肌肥厚合并肌病以及预激样心电图改变时，应该高度怀疑 Danon 病。考虑骨骼肌活检较心肌活检更安全，本病例选择骨骼肌活检，同时进行基因学检查，如发现 *LAMP2* 基因突变，可作为诊断 Danon 病的金标准。Danon 病属于糖原累积症中和该患者临床表现最符合的一种类型，除此之外，还需考虑其他代谢性心肌病，因此血尿有机酸质谱分析有助于评估患者是否存在代谢异常相关的其他疾病。

·进一步检查2·

▶ 血串联质谱氨基酸序列分析：蛋氨酸偏高，可能继发于肝功能不良。

▶ 尿液气相色谱质谱：尿有机酸谱未见明显异常。

▶ 肱二头肌肌肉组织活检术，病理报告(图 24-4)：肌束膜未见明显纤维组织增生，肌内膜轻度增生。未见明显炎症细胞浸润。肌细胞轻度大小不等，形态尚

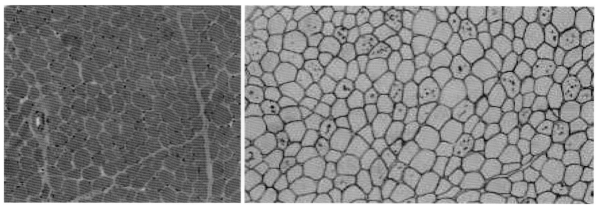

图 24-4 肱二头肌病理

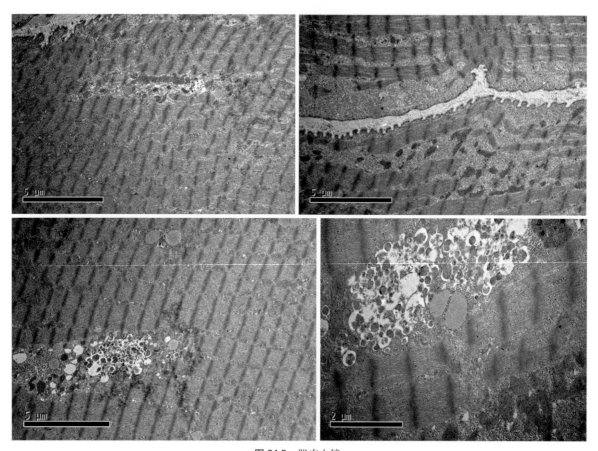

图 24-5 肌肉电镜

规则,可见大量肌纤维空泡,未见明显坏死或新生肌纤维,可见轻度核内移增多。未见明显束周肌纤维萎缩。MGT 未见 RRF 或 RV。NADH 肌原纤维网结构大致正常。COX 未见 COX 阴性纤维,部分肌纤维酶活性轻度欠均匀。SDH 未见 RBF 或 SSV。PAS 肌肉组织 PAS 深染,空泡内可见 PAS 阳性物质沉积,散在肌纤维 PAS 淡染。ORO 部分区域轻度选择性脂滴沉

积倾向。ATP:1 型、2 型纤维呈镶嵌结构排列。R;N;C - Dys(+);α;β;γ - Sar(+);Dysf(+);MHC - I(-),空泡边缘膜蛋白染色阳性。

▶ 肌肉活检电镜报告(图 24-5):肌丝基本正常。核周大量自噬体、脂质泡和髓样体堆积。线粒体未见畸形,肌质网轻度扩张,糖原增多,局部肌原纤维缺失。未见包涵体。超微结构符合肌营养不良改变。

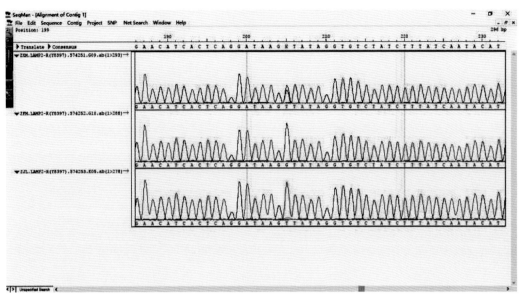

图 24-6　基因测序

▷　基因测序：报告显示患者为溶酶体相关蛋白2基因（*LAMP2*）突变（图24-6）。

根据患者的肌肉病理检查结果以及基因测序，最终诊断为Danon病。但目前Danon病仍没有特效的治疗方法，患者通常治疗效果不佳，可出现快速进展的心力衰竭，且往往发生猝死，因此可考虑植入心律转复除颤器（ICD）以及心脏移植治疗。

·讨论·

Danon病为一种罕见的X连锁显性遗传性溶酶体病，曾称为"酸性麦芽糖酶正常的溶酶体糖原贮积病"，是因为*LAMP2*基因突变所导致Danon病。

临床表现：男性多见，女性往往为携带者而症状不明显。男性往往在青少年期开始出现心肌肥厚，特别是左心室肥厚，伴有预激样心电图改变、T波深倒置，也可出现心房颤动、房室传导阻滞等心律失常表现，并往往死于心力衰竭或猝死。骨骼肌受累多为四肢近端和颈部的骨骼肌疲劳、无力，并且出现肌酸激酶升高。Danon病患者还可出现感知迟缓、注意力分散、情绪不稳定等神经系统异常。此外，实验室检查可发现天冬氨酸转氨酶、丙氨酸转氨酶、乳酸脱氢酶升高。Danon病预后极差，目前无有效的治疗手段，一旦确诊需考虑心脏移植，并建议对直系家属进行遗传病相关咨询。因此对于临床情况难以解释的心肌肥厚，特别是伴有预激样心电图改变时，需警惕Danon病。

此外，预激综合征通常没有家族遗传的特性，而该患者及其弟弟同时存在预激样心电图改变，需要引起临床医生的注意。进一步结合患者兄弟同时具有肝功能异常、超声心动图异常，因此高度提示兄弟二人同时患有Danon病。

需要注意鉴别的是另一种溶酶体病Pompe病，是一种溶酶体内α葡萄糖苷酶的缺陷相关的常染色体隐性遗传的糖原累积症，多在婴儿期发病，累及心肌、骨骼肌，患儿多在1～2岁之内死于心力衰竭。

·病例启示·

Danon病是一种罕见的引起心力衰竭和心源性猝死的严重遗传性疾病，很容易被误诊为肥厚型心肌病或者扩张型心肌病，但心电图的特殊表现可以引起临床医生的警惕。结合患者肝功能异常及其家族史，有助于诊断Danon病。

崔　洁　杨昌生
复旦大学附属中山医院

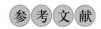

［1］ Danon MJ，Oh SJ，DiMauro S，et al．Lysosomal glycogen storage disease with normal acid maltase［J］．Neurology，1981，31：51．

［2］ Arad M，Maron BJ，Gorham JM，et al．Glycogen storage diseases presenting as hypertrophic cardiomyopathy［J］．N Engl J Med，2005，352：362．

［3］ Viéitez I，Teijeira S，Miranda S，et al．Gene symbol：LAMP2．Disease：glycogen storage disease 2b［J］．Hum Genet，2008，123：113．

［4］ Nishino I，Fu J，Tanji K，et al．Primary LAMP－2 deficiency causes X-linked vacuolar cardiomyopathy and myopathy（Danon disease）［J］．Nature，2000，406：906．

［5］ Maron BJ，Roberts WC，Arad M，et al．Clinical outcome and phenotypic expression in LAMP2 cardiomyopathy［J］．JAMA，2009，301：1253．

病例 25　先天性肌营养不良合并进行性房室传导阻滞

关键词·肌营养不良；房室传导阻滞；电生理检查；心房静止

·病史摘要·

患者，女性，32 岁，因"间歇性胸闷 5 年，加重 1 周"入院。

患者于 5 年前无明显诱因下出现胸闷，自觉压迫感，伴心悸、头晕、恶心、反酸、嗳气、胃纳差，夜间大汗，无明显胸痛，无晕厥、黑矇等，遂于我院就诊，心电图提示房性期前收缩、心房颤动（图 25-1、图 25-2）。予以华法林口服，后自行停药。2 年前症状加重，急诊查心电图：①房扑呈 4：1 房室传导，心

房率 288 次/min，平均心室率 72 次/min；②QRS 电轴左偏（图 25-3）。此次 1 周前胸闷症状加重，伴心悸、头晕，持续时间可达 15 min 以上，休息后可缓解，伴有右上腹隐痛、恶心、欲吐。门诊查心电图：①心房扑动伴三度房室传导阻滞；②房室连接处逸搏心律，心室率 44 次/min（图 25-4）。为求进一步治疗，收入我科，发病以来食欲稍差，精神休息稍差，体力稍差，体重无明显变化，两便正常。

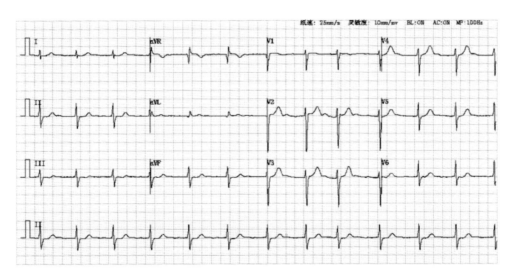

图 25-1　2013 年 7 月心电图（窦性心律，偶发房性期前收缩，一度房室传导阻滞）

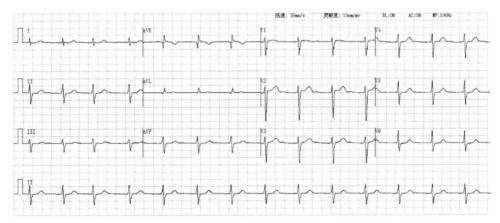

图 25-2　2013 年 8 月心电图（心房颤动，平均心室率 83 次/min）

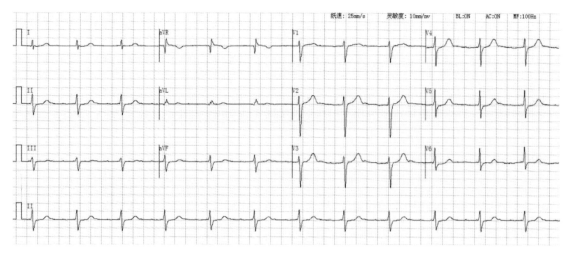

图 25-3　2016 年 3 月心电图(心房扑动呈 4∶1 房室传导,心房率 288 次/min,心室率 72 次/min)

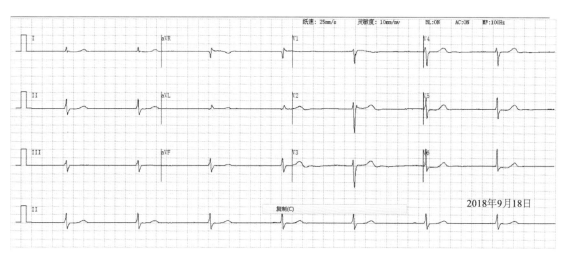

图 25-4　2018 年 9 月心电图(心房扑动伴三度房室传导阻滞,房室连接处逸搏心律,心室率 44 次/min)

既往史:该患者幼儿时即已出现下肢活动障碍,曾至仁济医院就诊,行肌电图等检查明确为进行性肌营养不良。现有乏力、双下肢行走无力、肩背部僵硬感,上楼困难。平时服用维生素。

个人史、月经史:自幼时开始即不参加体育活动。月经史正常。

婚育史:未婚未育。

家族史:患者母亲有进行性肌营养不良病史,11 年前曾植入心脏起搏器,于 50 岁时因心力衰竭去世。

· 2 年前住院时 ·

心电图:①不纯心房扑动,平均心室率 64 次/min;②偶发性室性期前收缩。

心脏超声:心内结构未见异常。

冠脉 CTA:冠状动脉左前降支中段部分浅层心肌桥形成,余冠状动脉未见明显异常。

心脏 MRI:未见明显异常(图 25-5)。

胃镜:慢性浅表性胃炎;反流性食管炎(A 级)。

神经传导测定和肌电图报告:提示肌源性损害之电生理表现,累及四肢肌,呈非活动性。

24 h 动态心电图:①观察全程基础心律为心房颤动(最长 R - R 间期 1.76 s),偶见房室连接处逸搏,总心室搏动 90 993 次,其中心率小于 60 次/min 的心搏占心搏数的 20%,最高心室率为 110 次/min,最低心室率为 40 次/min,平均心室率 66 次/min。②单个室性异位搏动 463 次,呈多源性(其中绝大部

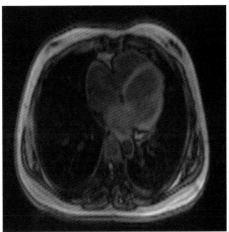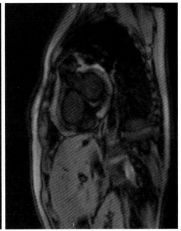

图 25-5　2016 年住院时心脏 MRI

分为一种形态)；室性异位搏动成对 3 次，频率为 96～138 次/min，室性心动过速 1 阵，频率 127 次/min，由 4 个心动组成。

·查体·

查体：体温 36.0 ℃，脉搏 48 次/min，呼吸 18 次/min，血压 117/70 mmHg。神志清楚，精神状态一般，查体合作，步入病房。全身浅表淋巴结无肿大，口唇无发绀，颈静脉无怒张，肝颈静脉回流征阴性，甲状腺无肿大，双肺呼吸音清晰，双侧肺未闻及干、湿啰音，心界无扩大，心率 48 次/min，律齐，P2 不亢，各瓣膜听诊区未闻及病理性杂音，无心包摩擦音，剑突下心音未及增强，腹部柔软，无压痛、反跳痛，双下肢无水肿，双侧巴宾斯基征阴性。

神经系统查体：颅神经(—)，双上肢近端肌力 5 级，Gower 征阳性，双小腿假性肥大，肱三头肌萎缩，无明显鸭步，余阴性。

问题与思考1

·症状：几乎所有的三度(完全性)房室传导阻滞患者都会出现某种程度的症状，但其严重程度可能差异很大。症状可包括乏力、呼吸困难、胸痛、晕厥前兆或晕厥、心搏骤停等。大多数患者会表现出某种程度的乏力和(或)呼吸困难。这些症状是由心输出量减少导致的，而心输出量减少与大多数逸搏心律的心室率较慢(40 次/min 或

更少)相关。少数情况下，逸搏心律较快(50～60 次/min)的患者可能有轻微症状或无症状。相反，逸搏心律较慢(30 次/min 或更少)的患者更可能出现晕厥。不存在任何逸搏心律可能导致心脏性猝死。新发心动过缓伴三度(完全性)房室传导阻滞也可能使共存疾病恶化。有基础冠状动脉性心脏病或心力衰竭的患者可表现为典型的心绞痛或心力衰竭症状突然恶化。极少数三度(完全性)房室传导阻滞患者完全无症状。完全无症状很可能仅见于相对年轻、其他方面健康、伴高交界性逸搏心律且心室率大于 40 次/min 的患者。

·病史：患者年轻女性，因反复胸闷入院，既往有房扑、房颤病史，此次入院因心电图提示三度房室传导阻滞。

·病因：三度(完全性)房室传导阻滞包括可逆性(病理性和医源性)以及特发性病因。常见的可能可逆的原因包括：病理性-心肌缺血(急性或慢性)累及传导系统、心肌病(如淀粉样变性和结节病)、心肌炎(如莱姆病)、有脓肿形成的心内膜炎、高钾血症，以及迷走神经兴奋过度；医源性-药物相关性(房室结阻滞药物)、心脏手术后、导管消融术后，以及经导管主动脉瓣植入术后；其他病理性原因可能为进行性或不可逆性(如浸润性恶性肿瘤、神经肌肉疾病)。还有部分阻滞被认为与特发性进行性心脏传导疾病相关，这类疾病伴有累及传导系统的心肌纤维化和(或)硬化。

· 所以，临床病史应询问所有疑似三度（完全性）房室传导阻滞患者是否有心脏病史（包括先天性和获得性）以及近期是否进行过可能导致房室传导异常的心脏手术。应询问无已知心脏病的患者是否存在与心脏传导阻滞相关的其他全身性疾病（如淀粉样变性、结节病、神经肌肉疾病等）。应询问患者有无冠心病的危险因素，排除急性心梗缺血导致；应仔细询问患者有无应用导致心动过缓药物。

·辅助检查 1·

▸ 血常规：HCT 33.3%（35%～45%）；Hb 114 g/L（115～150 g/L）；PLT 124×10⁹/L[（125～350）×10⁹/L]；RBC 3.55×10¹²/L[（3.8～5.1）×10¹²/L]；WBC 5.61×10⁹/L[（3.5～9.5）×10⁹/L]。

▸ 血淀粉酶、脂肪酶、尿淀粉酶、降钙素原、尿 HCG 定性试验正常。D-二聚体 1.82 mg/L（<0.55 mg/L FEU）。肝功能：GPT 62 U/L（9～52 U/L）；GOT 38 U/L（14～36 U/L）；Alb 34.4 g/L（40～55 g/L）；TP 59.5 g/L（65～85 g/L），CK 226 U/L（30～135 U/L）。血钾 3.38 mmol/L（3.5～5.1 mmol/L）。总钙 2.09 mmol/L（2.11～2.52 mmol/L）；铁 5.6 μmol/L（7.8～32.2 μmol/L）。hs-TnI 0.050 ng/mL（<0.03 ng/mL）；CK-MB 5.2 ng/mL（0.3～4.0 ng/mL）；MYO 53.2 ng/mL（<70 ng/mL）。NT-proBNP 457.4 pg/mL（<100 pg/mL）。Ur 4.52 mmol/L（2.6～7.5 mmol/L）；Cr 52 μmol/L（53～97 μmol/L）；HDL-C 0.97 mmol/L（>1.04 mmol/L）；LDL-C 2.09 mmol/L（<3.37 mmol/L）；TC 3.34 mmol/L（3.1～5.2 mmol/L）；TG 0.75 mmol/L（0～1.7 mmol/L）。凝血功能、HbA1C、FBG、同型半胱氨酸、UA、CRP、甲状腺功能正常。

▸ 乙肝两对半：乙肝表面抗体 25.7（<11 mU/mL），余正常。丙肝抗体、HIV 抗体检测、戊肝抗体 IgM、梅毒螺旋体抗体、梅毒血清学试验、血沉、抗链球菌溶血素 O、补体 C4、IgA、IgG4、IgG、IgM、类风湿因子、甲肝抗体 IgM、巨细胞病毒抗体 IgM 正常。

▸ 补体 C3：0.72 g/L（0.79～1.52 g/L）；IgE 338 U/mL（<165 U/mL）；总补体 49.5 U/mL（23～46 U/mL）。巨细胞病毒抗体 IgG 93.58 U/mL（<1.0 U/mL）。

▸ CD3-CD16/CD56⁺（09.25）3.5%（7%～40%）。

▸ CD4/CD8、CD19、CD3、CD3⁺CD4⁺、CD3⁺CD8⁺、抗环瓜氨酸抗体、自身免疫抗体、抗双链 DNA 定量、ANCA 系列、抗核抗体、EB 病毒抗体 IgM、柯萨基病毒抗体正常。

▸ AFP 9.46 ng/mL（<7 ng/mL）；糖类抗原（CA）12-5、细胞角蛋白 19 片段、糖类抗原 72-4、神经元特异烯醇酶、CEA、鳞癌细胞相关抗原正常。

·辅助检查 2·

▸ 心电图：心房颤动伴三度房室传导阻滞，房室连接处逸搏心律（47 次/min）。

▸ 上腹部 CT：①胆囊炎，肝门区、胰头、十二指肠降部及水平部周围渗出，建议进一步增强 CT 检查。②腹腔少量积液。③腹膜后多发稍肿大淋巴结。④右侧胸腔少量积液。

▸ 心电图复查：房室连接处逸搏心律。

▸ 胸部 CT：①左肺上叶舌段及两肺下叶少许条索灶；②右侧胸腔少量积液。

▸ 超声：目前甲状腺甲状旁腺及周围淋巴结未见明显异常，胆囊壁增厚；胆囊息肉（囊内见数个高回声附壁，后方无声影，大者约 5 mm×3 mm，内未见明显异常血流），目前双肾输尿管膀胱未见明显异常。

▸ 心超：右心房增大（47 mm），左心室舒张功能减退（中度），LVEF 76%。

▸ 动态心电图：全程基础心律为心房扑动（最长 R-R 间期为 1.7 s），伴三度房室传导阻滞，房室连接处逸搏心律，平均心室率 45 次/min，单个室性异位搏动 27 次，呈多源性，室性异位搏动成对 2 次，部分见 CMV5 导联 ST 段水平型压低<1.0 mm。

▸ 心电图（10.09）：①心房颤动伴三度房室传导阻滞；②房室连接处逸搏心律；③T-U 融合，U 波明显，请结合临床。

▸ 上腹部增强 CT：①胆囊炎，肝门区、胰头、十二指肠降部及水平部周围渗出;肝内外胆管稍扩张,请结合临床,必要时 MRI 检查;②肝脏强化不均匀;左肾多发低灌注区,炎性改变可能,建议增强 MRI 进一步检查;③右肺下叶少许间质性改变;两侧胸腔少量积液。

问题与思考2

· 心电图表现:三度(完全性)房室传导阻滞患者的体表 ECG 显示心房(P 波)和心室(QRS 波群)活动相互独立。心房率会比心室逸搏频率更快且 P 波和 QRS 波群之间无关联。阻滞部位及其引起的逸搏心律位于越远端,心室率就会越慢。交界性逸搏心律的心室率往往介于 40~60 次/min,而室性逸搏心律一般为 40 次/min 或更少,且通常不稳定。

· 若三度房室传导阻滞发生在房室结内,约 2/3 的逸搏心律呈窄 QRS 波,即交界性或房室结性心律。在希氏束水平的阻滞也常伴窄 QRS 波。希氏束下阻滞患者存在交界区下逸搏心律,伴宽 QRS 波。

· 若逸搏心律的 QRS 波群时限正常(<120 ms),则阻滞发生于房室结和希氏束的频率几乎相等。相较而言,涉及这些部位的阻滞不常伴 QRS 波群时限延长;这种情况下的阻滞在 80% 以上的病例中位于分支或束支。

· 入院诊断 ·

(1) 心律失常-心房静止可能,伴三度房室传导阻滞可能,房室连接处逸搏心律。

(2) 进行性肌营养不良。

(3) 胆囊炎、胆囊颈部结石。

· 入院后诊疗经过 ·

患者有上腹部不适,右上腹部有轻度按压痛,请普外科会诊完善 MRCP 检查,MRCP:①胆囊炎、胆囊颈部结石可能,伴周围渗出性改变,请结合临床。②胆囊附壁点状低信号影,考虑胆囊息肉可能,建议 B 超复查。

结合患者症状及体征患者现 MRCP 提示胆囊炎合并胆囊颈部结石可能,伴周围渗出性改变,结合患者血象不高,予以抗炎、保肝、解痉等治疗后上腹部不适明显好转。

排除冠心病,入院后血钾正常,近期无感染史,心肌损伤标志物无明显升高,病毒抗体未见明显阳性,故心肌炎诊断依据不足。导致房室传导阻滞可逆性原因基本可排除。

问题与思考3

· 病例思考:患者系年轻女性,因胸闷加重入院,心电图提示房颤伴三度房室传导阻滞(心电图 P 波不明显)。

· 结合患者有先天性肌营养不良病史,再追溯患者 2013 年以来心电图变化,呈现进行性房室传导阻滞加重表现。2013—2015 年患者心电图 P 波可见,2016—2017 年心电图无明显 P 波(需要想到是否心房静止可能),心室率在 60~70 次/min。2018 年出现胸闷症状,心电图提示心室率 43~48 次/min,无 P 波,窄 QRS 波。另患者动态心电图及心电图均提示心动过缓,无可逆性因素存在,故有起搏器安装指征。如行双腔起搏器植入,患者如心房功能不佳,故进一步行心脏电生理检查确证,患者心房静止,故予以单腔起搏器植入。

· 考虑到心房静止会增加血栓风险,加用华法林抗凝。

· 辅助检查3 ·

▶ 心内电生理检查(图 25-6):将十极标测电极送入冠状静脉窦,仅在 CS1-2、CS3-4 电极可见 A 波,CS5-6、CS7-8、CS9-10 均未见明显 A 波(增益已放到最大),箭头所指为心房波(A 波),圆圈所指为心室波(V 波),提示房室分离,A 波频率大于 V 波频率,诊断三度房室传导阻滞。将电极放置于右心房,整个电极未见确切心房波,考虑右心房电活动几乎处于静止状态。起搏 CS1-2 电极,起搏频率 100 次/min,输出电压 8 V,CS1-2 电极原来的 A

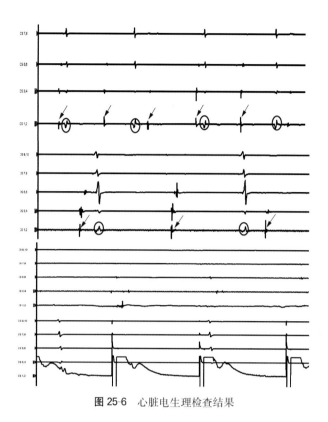

图 25-6　心脏电生理检查结果

波消失,提示心房被起搏带动,而 V 波无明显改变,提示起搏不能带动心室(图 25-7)。

▶ 基因检测:分析到 *LMNA* 基因有 1 个杂合突变(图 25-8):c.1135C＞T(编码区第 1135 号核苷酸由胞嘧啶变异为胸腺嘧啶),导致氨基酸改变 p.L379F(第 379 号氨基酸由亮氨酸变异为苯丙氨酸),为错义突变。根据 ACMG 指南,该变异初步判定为疑似致病性变异(likely pathogenic)(因母亲已去世,无法进行检测)。

▶ 心房静止:心房静止较为少见,需要满足如下标准:①心电图中没有 P 波,心内电生理检查中没有 A 波;②窄 QRS 波;③心房静止的证据(心房压力测定和二尖瓣环组织多普勒记录中,颈静脉脉搏时无 A 波);④无法刺激心房。心房静止会增加血栓的风险,大多数患者需要长期抗凝治疗。

· 讨论 ·

先天性肌营养不良(congenital muscular dystrophy,CMD)这一术语最初指出生时即有肌张力低和无力,且肌活检发现符合肌营养不良的婴儿。由于发现了多个 CMD 基因型,及其更轻微的变异型,人们拓宽了疾病定义,包括出生后 2 年内发病的肌营养不良。常可在新生儿期观察到关节弯曲(出生时有 2 个或更多关节发生挛缩)。

如上文所述,CMD 并不是一种单一的疾病,而是包含一些遗传决定性疾病,患者在出生时即有明显的肌营养不良。血清 CK 浓度常常升高,肌活检发现广泛纤维化、肌纤维的变性和再生,以及脂肪和结缔组织增生等典型异常。部分病例的临床病程是静止型,但大部分患者的病程非常缓慢地进展。然而,已经观察到少数病例实际上有所改善。心脏受累的程度可从不受累或轻度受累到严重受累,最常与肌营养不良蛋白聚糖病如 Fukuyama 型、WWS 和 MEB 病相关。心脏受累还可见于 Merosin 蛋白缺乏的 CMD。此外,心脏受累是先天性肢带型肌营养不良 1B 型的一种常见表现。

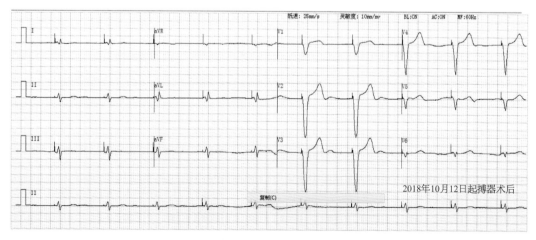

2018年10月12日起搏器术后

图 25-7　2018 年 10 月起搏器术后心电图

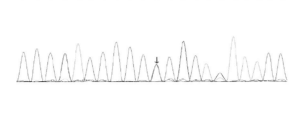

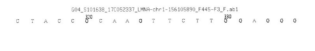

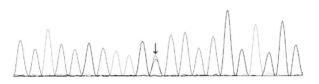

图 25-8 基因分析结果

这类疾病目前尚无确定性治疗。然而，多器官并发症较为常见，着重于监测和及时干预的多学科护理可能有益于受累患儿。

赵翠梅　许嘉鸿
同济大学附属同济医院

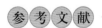

[1] Kang PB，Morrison L，Iannaccone ST，et al. Evidence-based guideline summary：evaluation，diagnosis，and management of congenital muscular dystrophy：report of the guideline development subcommittee of the American Academy of Neurology and the practice issues review panel of the American Association of Neuromuscular & Electrodiagnostic Medicine [J]. Neurology，2015，84：1369.

[2] Sparks S，Quijano-Roy S，Harper A，et al. Congenital muscular dystrophy overview-genereviews-NCBI bookshelf [J]. Gene，2012.

[3] Mercuri E，Muntoni F. The ever-expanding spectrum of congenital muscular dystrophies [J]. Ann Neurol，2012，72：9.

[4] Bönnemann CG，Wang CH，Quijano-Roy S，et al. Diagnostic approach to the congenital muscular dystrophies [J]. Neuromuscul Disord，2014，24：289.

[5] Finsterer J，Ramaciotti C，Wang CH，et al. Cardiac findings in congenital muscular dystrophies [J]. Pediatrics，2010，126：538.

线粒体心肌病

关键词 · 心功能不全；线粒体疾病；心肌病

·病例摘要·

患者，男性，65岁，主因"活动后气促10余天"住院。

患者10余天前无明显诱因出现活动后气促，步行50 m左右即可出现，伴双下肢水肿，伴咳嗽、咳痰，痰为少量白黏痰，有夜间憋醒，无夜尿增多，无胸痛，无明显腹痛、腹胀。7天前患者于我院门诊就诊，予"阿司匹林、益心舒胶囊、单硝酸异山梨酯、呋塞米"等药物治疗，上述症状明显改善，双下肢水肿消退明显，现以"冠心病，心功能不全?"收入我科。患者自发病以来，神志清，精神可，食欲欠佳，睡眠可，大便秘结，小便正常，体重改变不明显。

既往史：糖尿病、听力进行性下降30余年，7年前诊为重度感音性耳聋。10余年前冠脉CTA显示冠脉多处轻度狭窄，UCG示"左心室肥厚"，并于住院期间诊断"高血压1级（极高危）"。

家族史：母亲及妹妹均有糖尿病及听力障碍，患者及妹妹均于青年时期发病。

·体格检查·

体温36.5 ℃，脉搏60次/min，呼吸20次/min，血压147/73 mmHg。身高172 cm，体重54 kg，BMI 18.2 kg/m²。神志清，精神可，查体合作。体态消瘦，骨骼肌萎缩。眼睑无水肿，双侧巩膜轻度黄染，口唇无发绀。双耳听力严重减退。双侧颈静脉怒张，双侧颈动脉未闻及杂音，甲状腺未触及肿大。双肺呼吸音粗，肺底可闻及少量湿啰音。触诊心尖搏动呈抬举性，心尖搏动范围扩大，未触及震颤或心包摩擦感；叩诊心界向左侧扩大；听诊心音有力，心率60次/min，偶可闻及期前收缩，P2增强，各瓣膜区未及额外心音或病理性杂音。腹软，肝脾肋下未触及，无压痛或反跳痛，移动性浊音（-）。双下肢可见散在色素沉积，无水肿。左侧膝关节周围可见手术瘢痕。双侧足背动脉搏动减弱。

·辅助检查1·

▶ 心电图：V1～V4导联T波深倒，呈冠状T波；胸前导联R波递增不良；Ⅱ、Ⅲ、aVF导联R波异常（图26-1）。

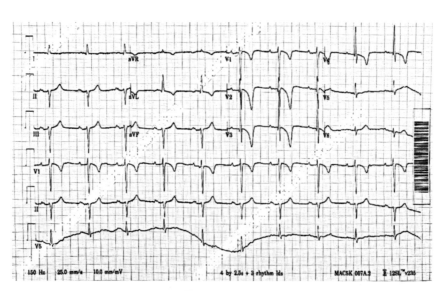

图 26-1　心电图

急查动脉血气分析（FiO_2 21％）：pH 7.427，PCO_2 34.6 mmHg，PO_2 94 mmHg，BE －2 mmol/L，HCO_3^- 23.2 mmol/L，SO_2 97.5％。

心肌标志物：BNP 2 153.63 pg/mL，cTnI 0.19 ng/mL，MYO 47.7 ng/mL，CK－MB 10.4 ng/mL。

血常规：WBC 8.29×10^9/L，RBC 4.4×10^{12}/L，Hb 139 g/L，PLT 223×10^9/L，NE 61.5％。

血生化：Glu 11.5 mmol/L，Alb 42 g/L，GOT 17 U/L，GPT 11 U/L，Cr 69 μmol/L，Ur 431 μmol/L，CK 81 U/L，LDH 218 U/L，K^+ 4.9 mmol/L，Na^+ 134 mmol/L，TC 4.43 mmol/L，TG 0.6 mmol/L，LDL－C 2.59 mmol/L，HDL－C 1.27 mmol/L。

腹部超声：左肾囊肿。

胸片：双肺纹理增多；心影增大（图 26-2）。

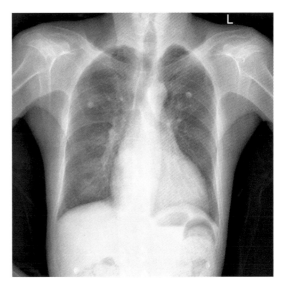

图 26-2 胸部 X 线

·辅助检查 2·

超声心动图：左心房前后径 48 mm，右心房左右径 42 mm，右心室舒张期末前后径 22 mm，左心室舒张期末前后径 48 mm，室间隔厚度 19 mm，左心室后壁厚度 14 mm，左心室射血分数 48％（图 26-3）。

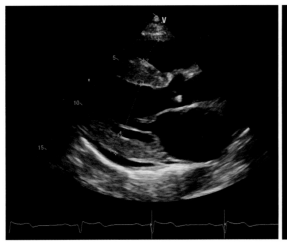
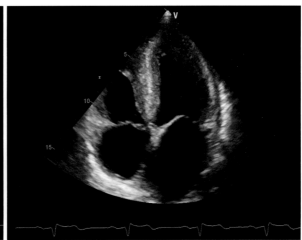

图 26-3 超声心动图：左心室长轴切面及四腔心切面

问题与思考 1

·患者为老年男性，以急性活动耐力下降为主要表现起病，具有以下特点：①老年男性；②以活动耐力下降、咳嗽、咳痰为主要表现；③超声心动图示左心室弥漫性增厚，舒张功能障碍，收缩功能有轻度减低；④既往有糖尿病，长期听力下降的病史；⑤母亲及妹妹均有糖尿病及听力障碍，患者及妹妹均于青年时期发病。

·入院考虑心功能不全诊断明确，予利尿、硝酸酯类扩血管、ACEI 改善左心室重构等心力衰竭治疗。并同时积极寻找病因，患者系老年男性、曾有长期吸烟史、糖尿病等危症、既往冠脉 CTA 提示多支冠脉轻度狭窄。从病因可能性、病因诊断和治疗的角度都需要首先除外缺血性心肌病。

·辅助检查 3·

▶ 冠状动脉造影及 IVUS 检查(图 26-4):LM 开口局限狭窄 50%,pLAD 局限狭窄 25% 伴钙化,mLAD 局限狭窄 25% 伴钙化;LCX 未见异常;RCA 未见异常,右冠优势。左心室造影:整体收缩功能减低,未见阶段室壁运动异常,未见二尖瓣反流;LVEDP 30~35 mmHg,NTG 200 mg 左心室内注射后,LVEDP 25~30 mmHg,LVEF 43.9%。

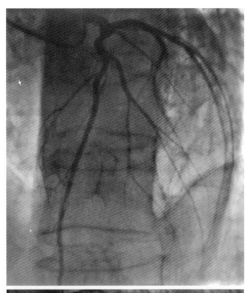

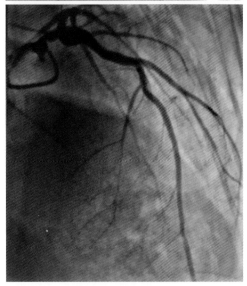

图 26-4　冠状动脉造影

▶ IVUS 检查:由于左主干开口部位病变的特殊性,我们同时进行了 IVUS 检查,见 LM 最窄处 CSA 9.7 mm²,无介入治疗的指征。

▶ 为进一步评价患者心脏结构和功能状态,住院期间行两日法 ATP 心肌核素检查,心肌核素:①左心室增大;②左心室下侧壁心尖心肌缺血;③左心室下间隔血流灌注较侧壁减低;④左心室下壁心尖及基底部放射性摄取呈"反向"分布,请结合临床;⑤静息状态下左心室各壁弥漫运动减低;⑥左心室整体收缩功能减低,LVEF 32%;整体舒张功能明显减低,PFR 0.8 EDV/s。

问题与思考 2

· 我们除外冠心病、缺血性心肌病,患者心力衰竭的病因诊断陷入困境。与此同时,在予患者常规监测血糖的过程中发现,患者有反复低血糖现象发生,随机血糖可低至 2.1 mmol/L,且患者无心慌、心悸等低血糖症状主诉。内分泌科会诊,查阅既往的病案资料,结合患者会特殊的家族史,考虑特殊类型糖尿病,线粒体基因突变糖尿病的可能。我们分析是否可以用一元论来解释患者所表现出的糖尿病、耳聋、心肌病。通过查阅文献,我们发现线粒体基因突变糖尿病可累及心肌(线粒体心肌病),且多以肥厚型心肌病为主要表现,与该病例相符,且文献中报道,心脏 MRI 对于线粒体基因突变糖尿病累及心肌或者说线粒体心肌病有重要的提示意义。因此,我们(克服其重度耳聋又无法戴助听器行 MRI 检查,以纸板写"吸气、呼气、屏气"标识指示)予其行心脏 MRI 检查(图 26-5)。

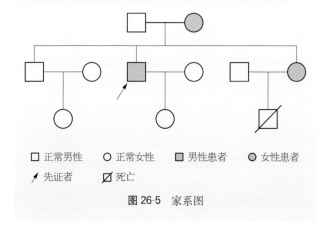

图 26-5　家系图

·辅助检查 4·

▶　心脏 MRI(图 26-6)：左、右心室室壁向心性肥厚，左心室室壁运动减弱，收缩功能减低，左心室多个节段肌间、心外膜下延迟强化、纤维化改变，结合病史，符合线粒体心脏受累表现，心脏 MRI 的以上表现符合线粒体心肌病的一般特征。

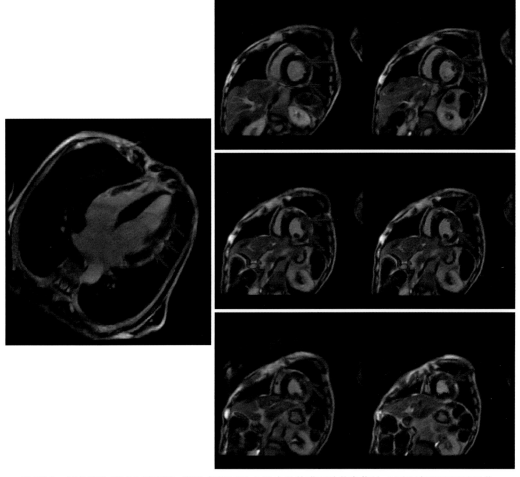

图 26-6　红色箭头所示心脏下壁、前壁、侧壁可见心肌内及外膜下片状高信号，下壁局部近于透壁强化，中间段及基底段室间隔插入部可见肌间局灶高信号

·辅助检查 5·

除心肌活检之外，基因诊断是线粒体疾病最重要的诊断指标，在获得患者及家属的知情同意情况下，我们留取其外周血及尿液标本，送检第三方基因检测公司行基因检查，尽管血标本中结果阴性，但发现尿液中线粒体基因中编码 tRNA(LEU，UUR)的 nt3243 位点 A→G 突变阳性，至此考虑该患者系线粒体突变糖尿病及心肌受累(图 26-7)。

·最终诊断·

(1) 慢性心功能不全：线粒体心肌病，窦性心动过缓，心界不大，心功能 Ⅱ～Ⅲ 级(NYHA 分级)。

(2) 冠状动脉粥样硬化性心脏病(左主干开口狭窄 50%)。

·治疗随访·

治疗方面予利尿、改善左心室重构、抗栓、调脂、扩冠、改善心肌能量代谢等治疗；糖尿病方面予胰岛素降糖治疗，避免使用二甲双胍。患者心力衰竭症状改善明显，我院及社区门诊规律就诊，至今未再次住院治疗。

受检者尿液中线粒体基因存在 m.3243A>G 杂质性突变，突变比例 47.76%

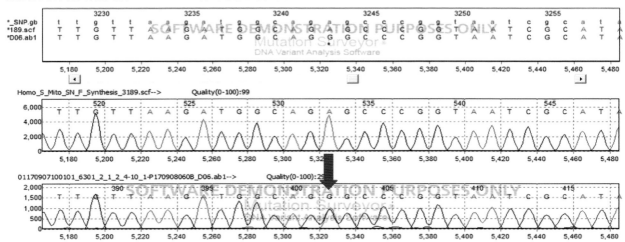

图 26-7   基因检测结果

·讨论·

该病例最终的主要诊断是线粒体糖尿病,线粒体心肌病(mitochondrial cardiomyopathy),归属于线粒体疾病范畴。自 1963 年 Nass 首次发现线粒体 DNA(mitochondrial DNA,mtDNA)、1981 年 Anderson 等完成人类 mtDNA 测序而提出线粒体母系遗传的概念以来,线粒体及线粒体疾病逐渐被认识。mtDNA 是由 16 569 个碱基组成的闭合环状双链 DNA。外环为重链,内环为轻链。mtDNA 无内含子,除一段约 1 000 bp 的非编码区(D-loop 区)外,其余均为编码区。共含 37 个编码基因,其中 13 个编码呼吸链复合物Ⅰ、Ⅲ、Ⅳ的亚单位,22 个基因编码转移 RNA(tRNA),另外 2 各基因编码核蛋白 RNA(rRNA)。线粒体病是一种多系统肌病,患病率较低,约为 1/10 000,多因编码线粒体氧化磷酸化代谢酶的核 DNA(nDNA)或 mtDNA 突变所致。由于神经系统、骨骼肌和心肌组织对能量需求高,所以最易受累。由于受累器官的多样性,线粒体病临床表现多样,常涉及脑、骨骼肌、心肌等多种组织和器官,可因基因突变类型的不同而不同。常见的临床综合征包括线粒体脑肌病伴高乳酸血症和卒中样发作(MELAS)、肌阵挛性癫痫伴肌肉蓬毛样红纤维(MERRF)、Leber 遗传性视神经病(LHON)、慢性进行性眼外肌麻痹(CPEO)、眼外肌麻痹-视网膜色素变性-心脏传导阻滞综合征(KSS)、亚急性坏死性线粒体脑肌病(Leigh)、Pearson 综合征等。

线粒体糖尿病又称母系遗传糖尿病伴耳聋(maternally inherited diabetes and deafness,MIDD),是由于线粒体基因中编码 tRNA(LEU,UUR)的 nt3243 位点 A→G 突变。携带该突变的个体早期可能没有糖耐量异常、糖尿病或神经性耳聋等表现,但随着时间的推移,一系列临床症状可以逐步显现,平均年龄为 38 岁。在临近 70 岁之前,个体患病率几乎接近 100%。这些患者一般需要胰岛素治疗,而另一些起病时类似于 2 型糖尿病的患者,通过饮食或者服用磺脲类药物即能控制血糖,但随着病程的延长,他们中的绝大多数人最终需要胰岛素。双胍类药物因为可能增加乳酸酸中毒的风险而不宜被使用。

线粒体心肌病是线粒体细胞疾病谱其中非常重要的一项临床表现,与外周肌病及多系统疾病常合并存在,其中以在线粒体脑肌病伴高乳酸血症和卒中样发作(mitochondrial encephalomyopathy,lactic acidosis and strokelike episode,MELAS)综合征中出现最为常见。线粒体心肌病多在新生儿期或儿童早期发病,绝大多数在 6 岁前确诊,在成年/老年病人中首次发病十分罕见。不同于其他报道的 3243A→G 突变相关的心肌病,我们这则病例的特殊之处在于老年时期以心衰症状发病,通过影像学、尿检基因突变阳性得以诊断。

临床研究显示,线粒体心肌病中,肥厚型心肌病最为常见(58%),其次为扩张型心肌病(29%)及左室致密化不全(13%)。也有报道显示,线粒体疾病累及心脏时,可表现为限制型心肌病。常规的超声心动图检查可以提供肥厚型心肌病的临床线索,而无法行进一步的病因诊断,包括肌节蛋白基因突变、代谢异常、神经肌肉病以及线粒体疾病等。心脏核磁对于肥厚型心肌病的诊断鉴别意义逐渐提高,研究显示,线粒体心肌病在心脏核磁中表现为特征性的晚期钆强化,这一点可以区别于其他病因所致的肥厚型心肌病。

在无创性检查方面,血线粒体基因突变的检测长期被认为是线粒体疾病诊断的主要诊断依据,而越来越多的病案报道及相关研究显示,尿液线粒体基因检测是血液检查的有力补充。细胞沉渣中因含有有丝分裂旺盛的鳞状上皮细胞,线粒体异常时其在肾脏中的释放入尿液,以及线粒体分配的异质性,可能该病例线粒体基因突变尿检阳性而血检测阴性的原因。

·病例启示·

(1) 老年患者常合并多种疾病,但这例患者临床最初曾诊断 2 型糖尿病、肥厚型心肌病,在治疗中发现患者有一些特殊的临床表现如反复低血糖、心脏核磁的特殊影像学改变,最后确诊是线粒体疾病。该患者查体时有非常明显的肌肉萎缩和耳聋,但在诊断线粒体糖尿病前并没有引起临床大夫的重视。若在早期考虑到多系统受累,进行骨骼肌活检,进行基因检测,有可能更早明确诊断。

(2) 线粒体糖尿病虽然发病率不高,但并不罕见,是基因突变导致的特殊类型糖尿病中最常见的类型,但线粒体心肌病的报道国内较少。

(3) 线粒体 DNA(mtDNA)是细胞核染色体外具有自我复制、转录和编码功能的基因组,子代的 mtDNA 全部来源于卵母细胞,为母系遗传,不符合孟德尔遗传规律。在 mtDNA 缺陷疾病患者的细胞中可同时存在突变型和野生型 2 种 mtDNA,称作杂胞质性。突变基因的表型表达具有阈值效应,当突变型 mtDNA 比例超过一定的阈值时才会出现临床表型的变化,但不同组织和器官的阈值不同。用于检测的标本有血液、组织、毛球、咽拭子、尿液等。线粒体疾病患者有氧代谢需求高的组织,如心肌、脑组织和骨骼肌的损伤通常更严重,多系统、多器官的受累是疾病诊断的重要线索。其诊断依据是临床表现、遗传特征、影像学特点、生化指标、肌肉活检、基因诊断。

(4) 线粒体心肌病临床表现可为肥厚型心肌病、扩张型心肌病、心律失常、左心室心肌致密化不全等,当机体出现异常代谢时可以加剧这些疾病的发展;是多系统疾病,心肌受累患者病死率明显升高。心力衰竭可以发生在出生后 4 个月至老年时期;严重心脏表现包括心力衰竭和室性心律失常,当出现新陈代谢紊乱时可以急剧恶化并发心源性猝死。线粒体危象往往是由生理应激诱发如发热或手术等,可伴有急性心力衰竭。治疗应针对引起危急状态的根本原因,优化线粒体功能,避免使用恶化线粒体功能的药物。高氧可以通过增加自由基加重病情,所以动脉血氧分压应保持 50~60 mmHg。

(5) 线粒体心肌病的治疗主要是支持治疗。常用的"线粒体鸡尾酒"疗法包括辅酶 Q10、肌酸、左旋肉碱、硫胺素、核黄素、叶酸以及其他抗氧化剂,如维生素 C 和 E、β 胡萝卜素。基因治疗是治疗的根本。

(6) 长期以来,老年心力衰竭被认为与衰老,高血压、糖尿病、冠心病等慢性病相关。而近来的多项研究发现,心肌淀粉样变性、基因突变等也可能是老年人心衰的重要原因。此类疾病中,患者在青中年时期心脏往往处于"代偿阶段",临床症状体征隐匿,也不能通过常规的体格检查、影像学检查所探及,因而容易被忽略,甚至误诊。因此,对于老年人心衰病因探索的视野应开阔,不应局限于如高血压心脏病、缺血性心脏病等最常见的病因,而运用基因检测手段,个体化、全面、辩证地分析临床问题。

高海洋 王 华
北京医院

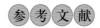

[1] Nass S, Nass MM. Intramitochondrial fibers with DNA characteristics. ii. enzymatic and other hydrolytic treatments [J]. J Cell Biol, 1963, 12(19): 613-629.

[2] Anderson S, Bankier AT, Barrell BG, et al. Sequence and organization of the human mitochondrial genome [J]. Nature, 1981, 290(5806): 457-465.

[3] Alston CL, Rocha MC, Lax NZ, et al. The genetics and pathology of mitochondrial disease [J]. J Pathol, 2017, 241(2): 236-250.

[4] Area-Gomez E, Schon EA. Mitochondrial genetics and disease [J]. J Child Neurol, 2014, 29(9): 1208-1215.

[5] Cheng Z, Almeida FA. Mitochondrial alteration in type 2 diabetes and obesity: an epigenetic link [J]. Cell Cycle, 2014, 13(6): 890-897.

[6] Maassen JA, Jahangir Tafrechi RS, Janssen GM, et al. New insights in the molecular pathogenesis of the maternally inherited diabetes and deafness syndrome [J]. Endocrinol Metab Clin North Am, 2006, 35(2): 385-396.

[7] Guillausseau PJ, Massin P, Dubois-LaForgue D, et al. Maternally inherited diabetes and deafness: a multicenter study [J]. Ann Intern Med, 2001, 134(9 Pt 1): 721-728.

[8] Manouvrier S, Rötig A, Hannebique G, et al. Point mutation of the mitochondrial tRNA(Leu) gene (A 3243 G) in maternally inherited hypertrophic cardiomyopathy, diabetes mellitus, renal failure, and sensorineural deafness [J]. J Med Genet, 1995, 32(8): 654-656.

[9] Authors/Task Force members, Elliott PM, Anastasakis A, Borger MA, et al. 2014 ESC guidelines on diagnosis and management of hypertrophic cardiomyopathy: the task force for the diagnosis and management of hypertrophic cardiomyopathy of the European Society of Cardiology (ESC) [J]. Eur Heart J, 2014, 35(39): 2733-2779.

[10] Partington SL, Givertz MM, Gupta S, et al. Cardiac magnetic resonance aids in the diagnosis of mitochondrial cardiomyopathy [J]. Circulation, 2011, 123(6): e227-229.

[11] Whitaker RM, Stallons LJ, Kneff JE, et al. Urinary mitochondrial DNA is a biomarker of mitochondrial disruption and renal dysfunction in acute kidney injury [J]. Kidney Int, 2015, 88(6): 1336-1344.

[12] de Laat P, Smeitink JA, Janssen MC, et al. Mitochondrial retinal dystrophy associated with the m. 3243A>G mutation [J]. Ophthalmology, 2013, 120(12): 2684-2696.

病例 27　左束支传导阻滞和进展性心室重构——IgG4 相关性心力衰竭

关键词 · IgG4 相关疾病；心脏扩大；心力衰竭；完全性左束支传导阻滞；胆管炎

·病史摘要·

患者，女性，38 岁，因子宫肌瘤术前心脏超声检查时发现心脏扩大，LVEF 40%，遂至心内科门诊就诊。患者平时体力正常，无胸痛、呼吸困难、心悸、晕厥等，无发热、皮疹、咳嗽、关节痛、水肿等不适，饮食睡眠好，二便正常。

既往史：3 年前因"慢性胆囊炎急性发作、胆囊结石"行胆囊切除术。当时超声心动图（UCG）：LVEDD 5.5 cm，LA 4.0 cm，LVEF 57%，轻度二闭；心电图（ECG）示窦性心律、完全性左束支传导阻滞（CLBBB）。

1 年前因"眼黄、尿黄、皮肤黄 1 周"住院，诊断为"胆总管狭窄"，行肝外胆管切除＋胆管空肠吻合术，病理示"IgG4 相关性胆管炎"，术后长期口服熊去氧胆酸，间断服用羟氯喹。

否认高血压、糖尿病、卒中、高脂血症、早发冠心病家族史，无吸烟、饮酒嗜好。无心脏毒性药物史，无心肌病家族史。

·体格检查·

神清，体型正常，血压 110/70 mmHg，皮肤和黏膜无发绀、黄染，颈静脉无怒张，双肺未闻及啰音，心界无扩大，心率 78 次/min，律齐，未及杂音。腹软、无压痛，肝脾肋下未触及，双下肢无水肿。

问题与思考 1

· 患者系中年女性，近 3 年心超提示不明原因左心室进行性扩大、EF 值逐渐降低，就诊时无临床心力衰竭表现，考虑处于前临床心力衰竭阶段（B 期），给予常规检查。

·辅助检查 1·

▶ 血常规：WBC 5.2×10^9/L，NE 57%，Hb 125 g/L，PLT 126×10^9/L，EO 0.9%。

▶ TnT：0.02 μg/L。

▶ BNP：215 pg/mL。

▶ 肝肾功能、甲状腺功能五项：正常。

·辅助检查 2·

▶ 心电图：窦性心律，心率 70 次/min，CLBBB，QRS 162 ms（图 27-1）。

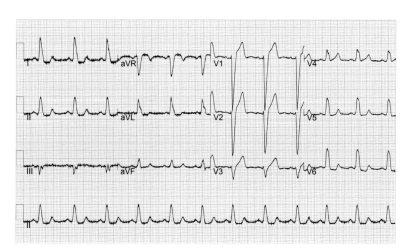

图 27-1　心电图

▶ 超声心动图：IVSD 0.86 cm，LVPWD 0.84 cm，LVEDD 6.4 cm，LA 4.14 cm，LVEF 40%，轻-中度二尖瓣关闭不全(图 27-2)。

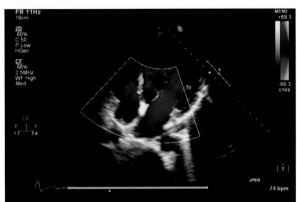

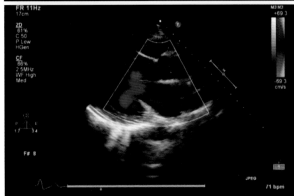

图 27-2　超声心动图

▶ 胸片：心影增大，双肺纹理增加(图 27-3)。

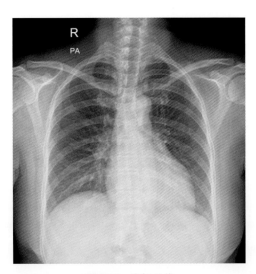

图 27-3　胸部 X 线

问题与思考 2

• 根据患者病史、体检和辅助检查，可排除高血压病、先天性心脏病、瓣膜病、心脏毒性药物、甲亢、贫血等病因，患者无冠心病危险因素及心绞痛症状，查阅文献亦无 IgG4 胆管炎相关的心力衰竭报道，故临床考虑特发性扩张型心肌病可能性大。

• 治疗经过 1 •

对于无症状的 LVEF 降低的患者，为预防或延缓心衰发生，根据心衰指南推荐给予血管紧张素转换酶抑制剂(ACEI)及美托洛尔缓释片口服，并逐渐加至最大耐受剂量。半年后复查心电图仍显示 CLBBB，心脏彩超示 IVSD 0.7 cm，LVPWD 0.7 cm，LVEDD 6.6 cm，LA 4.14 cm，LVEF 32%。

1 年后患者体力下降明显，出现劳力性呼吸困难，听诊双下肺少许湿啰音，遂加用呋塞米 10 mg QD、螺内酯 20 mg QD 口服，患者心力衰竭症状逐渐改善。门诊复诊 ECG 示窦性心律，CLBBB，QRS 158 ms；UCG 示 IVSD 0.75 cm，LVEDD 6.1 cm，LA 4.0 cm，LVEF 33%。

患者接受最大耐受剂量的 ACEI 及 β 受体阻滞剂治疗后，为什么左心室仍继续性扩大，出现心力衰竭症状？为明确病因，患者接受冠状动脉 CTA 检查及心脏 MRI。

• 辅助检查 3 •

▶ 冠脉 CTA：冠状动脉未见明显狭窄(图 27-4)。

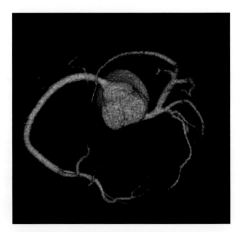

图 27-4　冠脉 CTA

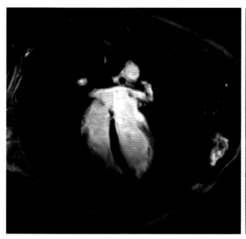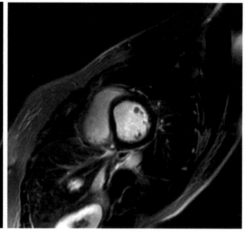

图 27-5　心脏 MRI

心脏 MRI：心肌灌注正常，延迟钆增强显像心肌无延迟强化（图 27-5）。

问题与思考3

· 患者冠状动脉 CTA 正常，已排除冠心病；多次肌钙蛋白 T 正常，无活动性心肌损伤证据；心脏 MRI 无心肌纤维化、浸润性心肌病、心腔占位等表现。考虑患者正规药物治疗 1 年余，出现心衰症状，窦性心律，CLBBB，QRS≥150 ms，LVEF≤35%，有心室同步化治疗（CRT）的 I 类指征。但患者拒绝 CRT 治疗，同时也拒绝心肌活检，要求继续药物治疗。

· 追问病史，患者 2 年前曾因"双眼球突出"住院，排除甲状腺功能亢进，予激素冲击治疗及地塞米松口服后好转。鉴于患者对激素治疗敏感，结合既往有明确的 IgG4 相关胆管炎病史，建议至免疫科进一步检查和治疗。

·治疗经过 2·

风湿免疫指标：IgG 21.4 g/L（8～16 g/L），IgG4 亚型 14.9 g/L（0.03～2.0 g/L）；自身抗体谱（ANA、ANCA、抗 RNP/Sm、抗 Sm、抗 SS－A、Ro－52、抗 SS－B、抗 Scl－70、Pm－Scl、抗 Jo－1、CENP－B、PCNA、抗 ds－DNA、抗核小体、抗组蛋白、抗核糖体 P 蛋白、抗 AMA－M2 抗体）均阴性，类风湿因子、血沉正常。

免疫科诊断 IgG4 相关性疾病，给予甲基泼尼松片、羟化氯喹、雷公藤口服。3 个月后复查 IgG4 血清浓度下降至 4.87 g/L，甲基泼尼松逐渐减量并长期维持。患者气喘症状减轻，能上 6 楼。复查 ECG 发现 CLBBB 已经消失，QRS 波变窄（98 ms），UCG 示 LVEDD 缩小至 5.7 cm，LVEF 升高至 50%。故考虑患者进行性左心室重构及完全性左束支传导阻滞均是 IgG4 相关疾病累及心脏的表现。

·辅助检查 4·

心电图：窦性心律，心率 60 次/min，完全性左束支传导阻滞消失，QRS 98 ms（图 27-6）。

超声心动图：LVEDD 5.7 cm，LA 3.9 cm，LVEF 50%，轻中度二闭（图 27-7）。

既往胆总管病理：胆管 HE 染色示广泛纤维化，IgG4＋浆细胞比例＞40% 及 10 个/HPF（图 27-8）。

·最终诊断·

IgG4 相关性疾病（累及心脏、胆管、眼）。

·治疗方案·

患者继续口服 ACEI、倍他乐克缓释片、甲基泼尼龙、雷公藤及羟氯喹等药物。1 年后复查 IgG4 2.18 g/L（0.3～2.01 g/L）；心电图示窦性心律，心率 67 次/min，QRS 98 ms；UCG 示 LVEDD 5.6 cm，LVEF 53%。

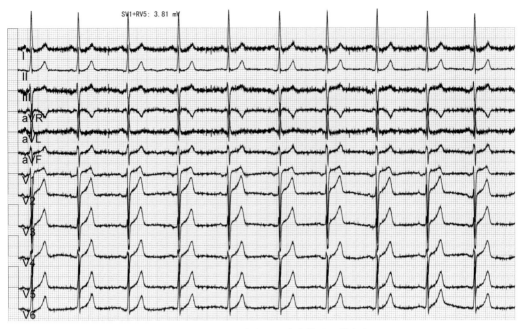

图 27-6　心电图见完全性左束支传导阻滞消失

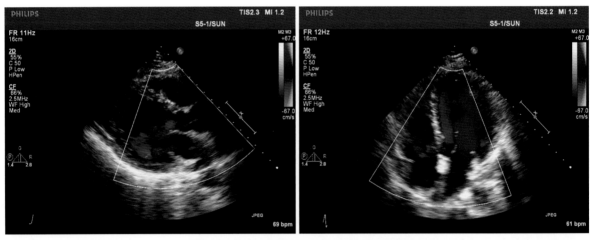

图 27-7　超声心动图见腔室缩小收缩功能改善

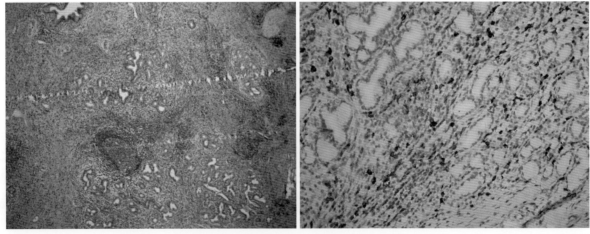

图 27-8　患者胆总管 HE 染色(×100)和 IgG4 免疫组织化学染色(×400)

·讨论·

IgG4 相关性疾病(IgG4-related disease，IgG4-RD)是近 10 年来才被认识并被广泛关注的一种免疫系统疾病。其特点是受累器官或组织肿胀或增生，组织中大量淋巴细胞和 IgG4 阳性浆细胞浸润伴纤维化或硬化，常伴血清 IgG4 显著升高。IgG4-RD 可以同时或先后累及多个器官或组织，主要表现为自身免疫性胰腺炎、硬化性胆管炎、硬化性涎腺炎、腹膜后纤维化和淋巴结病等。已报道的 IgG4 相关的心血管疾病主要累及胸主动脉、腹主动脉、冠状动脉及一些小动脉，形成动脉瘤、假瘤、心包炎。

IgG4-RD 临床表现取决于受累器官，患者因而就诊于不同科室，容易漏诊和误诊。国际上通常采用综合诊断标准结合器官特异性标准进行诊断。2011 年日本学者制定的 IgG4-RD 的综合诊断标准为：①临床发现一个或多个器官发现弥漫性或局限性肿胀或团块；②血清 IgG4 水平增高(≥1.35 g/L)；③组织病理学发现显著的淋巴细胞和浆细胞浸润伴纤维化；IgG4＋浆细胞浸润(IgG4＋/IgG＋浆细胞比例>40%，并且 IgG4＋浆细胞>10 个/高倍野)。其中病理学检查为最重要的诊断依据，满足上述 3 条可以确诊，但需除外恶性肿瘤(如癌症、恶性淋巴瘤)和表现相似的疾病(如干燥综合征、原发性硬化性胆管炎、Castleman 病、特发性腹膜后纤维化、Wegener 肉芽肿、结节病和 Churg-Strauss 综合征)。

本例患者先后出现双眼球肿胀、硬化性胆管炎及心功能不全表现，血清 IgG4 持续升高，结合胆总管组织病理学结果，可以确诊为 IgG4-RD。文献报道的 IgG4 相关的心血管疾病往往与冠状动脉受累有关，但本例患者的冠状动脉并未累及。患者左心室逐渐扩大，EF 进行性下降，常规抗心室重构药物治疗无效，但在激素治疗后 IgG4 水平明显下降，同时心脏逆重构、CLBBB 消失，支持 CLBBB、心室扩大、心力衰竭是 IgG4-RD 在心脏中的表现，并在国际上首次报道了该病例。

IgG4-RD 引起心力衰竭的病理生理机制尚不清楚。一种原因可能是 IgG4-RD 先导致 CLBBB，长期的 CLBBB 使左、右心室失同步，左心室逐渐扩大及 LVEF 下降。另一种可能是 CLBBB 和心室扩大都是 IgG4-RD 直接介导结果。由于患者激素治疗仅 3 个月后，CLBBB 消失，左心室缩小和 LVEF 恢复，推测 CLBBB 和 LVEF 的下降均由 IgG4-RD 引起。不足之处是缺乏心肌活检的直接组织学证据。患者影像学检查未发现肺部占位，MRI 心肌灌注正常、无心肌纤维化表现，临床不支持心脏结节病。

目前 IgG4-RD 治疗首选糖皮质激素，多数患者对激素治疗敏感。如存在激素耐药或并发症，可加用免疫抑制剂如环磷酰胺、硫唑嘌呤等。对传统免疫抑制剂耐药患者则考虑生物治疗，利妥昔单抗通过消耗 B 细胞，硼替佐米通过对浆细胞的细胞毒性起治疗作用，但用药方法仍在探索中。

·病例启示·

(1) 对于合并系统性疾病如免疫系统疾病、代谢性疾病的患者，应警惕心功能受损是否与系统性疾病相关。如果是系统性疾病累及心脏，那么针对原发病的有效治疗有可能逆转心脏重构。

(2) IgG4 相关性疾病是近年才开始认识的一种免疫系统相关性疾病，它能够累及全身多个脏器，血液中免疫蛋白亚型的检测以及病理学检查有助于明确诊断。

(3) 对于临床上不同类型的器质性心脏病，尤其是对于诊断不明确的器质性心脏病，磁共振和心肌活检往往能够提供重要的信息。

魏钟海　王　涟

南京鼓楼医院

[1] Takahashi H，Yamamoto M，Suzuki C，et al. The birthday of a new syndrome：IgG4-related diseases constitute a clinical entity [J]. Autoimmun Rev，2010，9：591-594.
[2] Wei Z，Song J，Feng X，et al. Reversal of cardiac remodeling after treatment of IgG4 related cholangitis [J]. Int J Cardiol，2016，222：257-

259.

［3］ Ardila-Suarez O, Abril A, Gómez-Puerta JA. IgG4-related disease: a concise review of the current literature [J]. Reumatol Clin, 2017,13 (3): 160 - 166.

［4］ Khosroshahi A, Stone JH. A clinical overview of IgG4-related systemic disease [J]. Curr Opin Rheumatol, 2011,23: 57 - 66.

［5］ Umehara H, Okazaki K, Masaki Y, et al. A novel clinical entity, IgG4-related disease (IgG4RD): general concept and details [J]. Mod Rheumatol, 2012,22: 1 - 14.

［6］ Umehara H, Okazaki K, Masaki Y, et al. Comprehensive diagnostic criteria for IgG4-related disease (IgG4 - RD), 2011 [J]. Mod Rheumatol, 2012,22(1): 21 - 30.

［7］ 吴学芬,苏玉莹,王晨琼,等. 免疫球蛋白 G4 相关心血管疾病[J]. 中华心血管病杂志,2015,43(12): 1103 - 1107.

第三章

危重病

病例 28 "一个都不能少"——老年射血分数恢复心力衰竭的综合治疗

关键词 · 心力衰竭；左心室射血分数；心房颤动；左束支传导阻滞；治疗选择

· 病例摘要 ·

患者，男性，78 岁，因"胸闷 1 周，夜间突发呼吸困难伴一过性失语 1 天"于 2014 年 10 月 27 日入院。

患者入院前一周无明显诱因间断胸闷，多于夜间平卧后出现，不伴胸痛、心悸、黑矇、少尿、咳嗽、咳痰、腹胀、恶心呕吐，入院前一天夜间突发呼吸困难，端坐呼吸，伴一过性失语。

患者既往阵发性心房颤动（房颤）9 年。支气管扩张症 8 年。冠状动脉粥样硬化性心脏病（冠心病）2 年，2013 - 09 - 27 行冠脉造影示左主干正常，左前降支近段 50% 狭窄，远段 75% 狭窄，右冠状动脉近段 25% 狭窄，右冠优势型。于左前降支植入支架一枚（Abbott Xience Prime 2.75～23 mm），术后规律双联抗血小板治疗 1 年，当时超声心动图示各房室内径正常，左心室射血分数 60%。高血压病史 1 年。慢性肾脏病 1 年（3 期）。青霉素皮试阳性。

· 入院体检 ·

体温 36 ℃，脉搏 100 次/min，呼吸 18 次/min，血压 134/57 mmHg。言语表达障碍，颈静脉充盈，甲状腺无肿大，双肺呼吸音低，平卧位左下肺散在湿啰音，心界向左侧扩大，心室率 100 次/min，双下肢不肿。

问题与思考 1

· 患者夜间阵发呼吸困难、端坐呼吸入院，既往有冠心病、高血压、房颤病史，查体颈静脉充盈、肺部湿啰音、心界扩大，诊断考虑急性心力衰竭（心衰），是什么导致了心功能短期内恶化？

· 辅助检查 1 ·

▶ 血常规：正常。

▶ 血生化：GPT 52 U/L，GOT 48 U/L，胆红素正常，Cr 121 μmol/L［估算 eGFR 49.46 mL/(min · 1.73 m²)］，CK 83 U/L，电解质正常（K 4.7 mmol/L）。

▶ 心肌酶谱：cTnI 0.02 ng/mL，CK - MB 0.5 ng/mL，MYO 19.8 ng/mL，复查无动态变化。

▶ NT - proBNP：最高 17 865 pg/mL。

▶ 甲状腺功能：正常。

▶ 胸片（床旁）：两肺纹理增粗模糊，右肺著，右肺斑片模糊影，肺水肿可能，两肺门增大模糊，心影明显增大（图 28-1）。

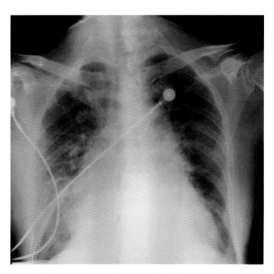

图 28-1 胸片（床旁）示心影增大，肺水肿可能

▶ 心电图：心房扑动（房扑）2：1 传导，心室率 156 次/min，完全性左束支传导阻滞，QRS 波宽度 156 ms（图 28-2）。

▶ 超声心动图：全心扩大，左心房前后径 46 mm，右心房左右径 48 mm，左心室舒张期末内径 50 mm，右心室舒张期末内径 31 mm，LVEF 20%，少量心包积液（图 28-3）。

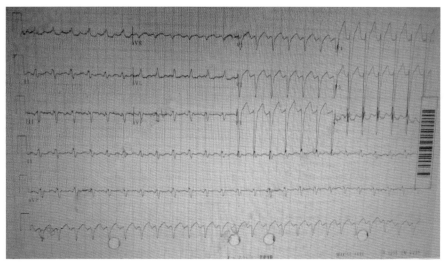

图 28-2　心电图示心房扑动伴快速心室率，LBBB，QRS 波明显增宽

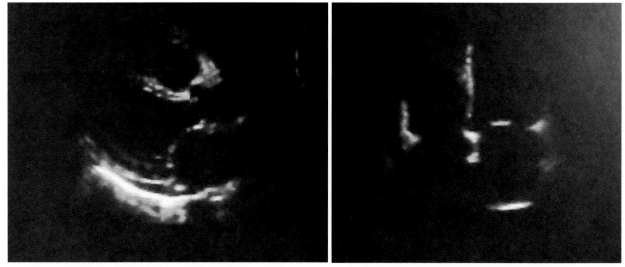

图 28-3　超声心动图（左侧为胸骨旁左心室长轴，右侧为心尖四腔，可见全心扩大，左心房前后径 46 mm，
右心房左右径 48 mm，左心室舒张期末内径 50 mm，右心室舒张期末内径 31 mm，LVEF 20%）

·住院经过 1·

入院后予托拉塞米静脉注射利尿和硝酸酯类药物扩血管治疗，病情平稳后停用硝酸酯类药物，利尿剂给药方式改为口服；予规范的改善预后药物治疗，包括福辛普利 5 mg QD、美托洛尔缓释片 47.5 mg QD 起始、螺内酯 20 mg QD 口服。同时继续原有冠心病二级预防治疗。经上述治疗后患者病情缓解，存在心脏再同步治疗/植入式心脏复律除颤器适应证，行 CRT - D 植入术，术后心电图示 QRS 波宽度 138 ms。

问题与思考 2

·患者 NT - proBNP 明显升高，超声心动图及胸片提示全心扩大，LVEF＜40%，结合临床表现，射血分数下降的心力衰竭（heart failure with reduced ejection fraction, HFrEF）诊断明确。心衰急性期的治疗需注意循环呼吸支持，主要药物包括利尿剂和扩血管药物。病情相对稳定后 HFrEF 需启动改善预后的神经内分泌抑制剂口服。LBBB 造成心室不同步，显著影响 HFrEF 患者心功能,需定期评估 CRT/ICD 治疗适应证。心房颤动/心房扑动是老年人心力衰竭的常见诱因,还可引起心动过速心肌病,患者持续房性心律失常伴快速心室率,心功能短期内迅速恶化,控制心律失常至关重要。心房颤动/心房扑动的另一大并发症是心房血栓形成和栓塞,那么患者一过性失语、言语障碍是否也与此有关呢?

·辅助检查 2·

▶ 头 MRI 平扫:左侧颞、顶、枕分水岭区及左侧基底节区亚急性梗死灶(图 28-4)。

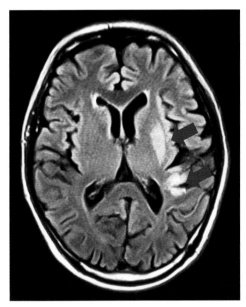

图 28-4 头 MRI T2 FLAIR 扫描示左侧多发梗死灶(红色箭头)

▶ 经食管超声心动图:左心房血栓。

·住院经过 2·

入院后的心电监测提示患者持续性房扑,阵发性房颤。左心房血栓合并脑部急性多发梗死灶,考虑急性脑栓塞。因存在转化出血可能,脑栓塞急性期未予抗凝治疗,3 周后复查 CT 明确无脑出血,启动华法林治疗;因心房血栓是转律治疗禁忌,予美托洛尔缓释片联合地高辛口服控制心室率治疗。经上述治疗后患者症状缓解,无明显呼吸困难和水肿,但仍间断出现心动过速,心室率为 100~120 次/min。

问题与思考3

· 单纯依靠药物控制心房颤动/心房扑动患者的心室率成功率相对低,尤其是对于病程较长的老年人。老年人用药也常常"困难重重",如服用地高辛易发生不良反应,服用 β 受体阻滞剂易发生低血压,特别是体位性低血压;基础肝肾功能异常也常常限制用药种类和剂量。导管消融术在心衰合并房颤治疗中的作用近年来获得肯定,能否给这位老年人带来获益呢?

·住院经过 3·

2015 年 2 月复查超声心动图示全心扩大、LVEF 30%,经食管超声心动图示左心房血栓消失,在与患者和家属充分沟通病情后,我们为患者实施了心房扑动射频消融治疗,行三尖瓣峡部连续性线性放电消融,消融过程中房扑终止,电生理检查实现阻滞线双向阻滞。

术后患者仍有阵发心房扑动、心房颤动,心室率降至 70~90 次/min。2015 年 11 月复查超声心动图示 LVEF 55%,无房室扩大(图 28-5)。2015 年 12 月行心房颤动射频消融术,实现环肺静脉电隔离。术后心电图示起搏心律,心室率 60 次/min。继续规范药物治疗,定期行 CRT – D 程控,患者病情平稳。

2016 年 2 月患者"感冒"后再次出现心室率加快,心电图提示心房扑动,心室率 110 次/min,复查超声心动图示 LVEF 53%,再次出现双心房扩大,左心房前后径 38 mm,右心房左右径 40 mm。遂再次行环肺静脉电隔离和逆钟向三尖瓣峡部依赖型心房扑动消融术。术后心电图示起搏心律,心室率 60 次/min,QRS 波宽度 112 ms(图 28-6)。监测未见心房颤动、心房扑动复发,心室率 60~70 次/min,患者一般情况好,日常活动可,继续规范药物治疗(美托洛尔缓释片 95 mg,BID;福辛普利 5 mg,QD;华法林 1.5 mg,QD;普伐他汀 40 mg,QN;托拉塞米 10 mg,BIW)。

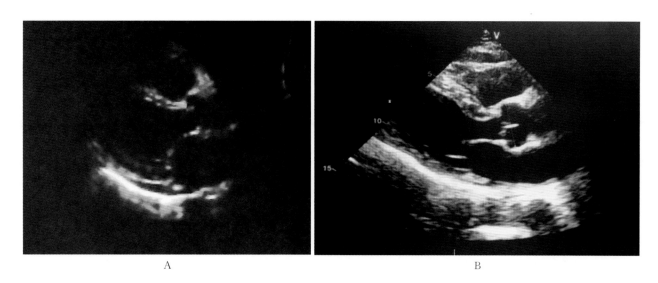

图 28-5 超声心动图(胸骨旁左室长轴)：A. 2014 年 11 月超声心动图,可见左心房、左心室形态饱满,测得左心房前后径 46 mm,左心室舒张期末内径 50 mm, LVEF 20%；B. 2015 年 11 月超声心动图,可见左心房、左心室形态正常,测得左心房前后径 35 mm,左心室舒张期末内径 46 mm, LVEF 55%

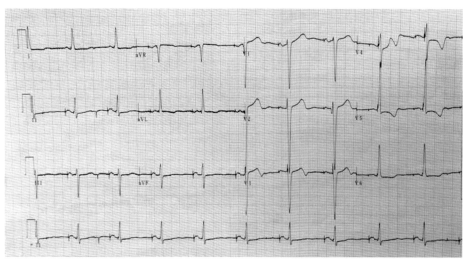

图 28-6 经导管消融术后心电图

问题与思考4

· 经长期药物治疗、CRT - D 和三次导管消融术,患者逐步实现心律转复、心脏结构改善和 LVEF 恢复。虽然心功能恢复,但按照指南要求,既往诊断 HFrEF 的患者仍需要长期规律的神经内分泌阻滞剂治疗,并根据病情调整药物剂量。同时虽然术后监测未见房颤复发,但根据 CHA_2DS_2 - VASc 评分,患者属于血栓高危人群,需长期抗凝治疗。

· 最终诊断 ·

(1) 射血分数恢复的心力衰竭。

(2) 心房颤动/心房扑动射频消融术后。

· 病例讨论 ·

心力衰竭是老年人住院和死亡的主要原因之一,5 年生存率与某些恶性肿瘤相当。依据 LVEF,心力衰竭被分为射血分数下降的心力衰竭(HFrEF)和射血分数保留的心力衰竭(HFpEF)。2016 年欧洲心力衰竭指南明确的 HFrEF 标准为 LVEF<40%,HFpEF

为 LVEF≥50%,并提出了一个新术语——射血分数中间值的心力衰竭（HF with mid-range EF,HFmrEF）,即 LVEF 处于 40%～49% 的心衰。一部分患者既往 LVEF＜40%（即 HFrEF）,经过治疗后 LVEF 恢复,被称为射血分数恢复的心力衰竭（HF and improved or recovered EF,HFiEF or HFrecEF）,如本例患者。这是一种近年来才逐渐被认识的心力衰竭类型,有限的研究表明这部分患的预后相对好。探索 HFrecEF 患者的特点和促使 LVEF 恢复的关键因素有助于尽早识别此类人群,促进心功能和预后改善。

交感神经系统和肾素-血管紧张素-醛固酮系统在心室重塑和心力衰竭中发挥重要作用,大量的循证医学证据表明血管紧张素转化酶抑制剂（ACEI）/血管紧张素Ⅱ受体拮抗剂（ARB）/血管紧张素受体脑啡肽酶抑制剂（ARNI）、β受体阻滞剂和醛固酮受体拮抗剂能有效延缓心室重构、改善预后,已成为 HFrEF 药物治疗的基石。推荐在 HFrEF 患者应用 ACEI（ⅠA）或 ARB（ⅠA）或 ARNI（ⅠB）抑制肾素-血管紧张素系统联合应用β受体阻滞剂和在特定患者中应用醛固酮受体拮抗剂的治疗策略,以降低心力衰竭的发病率和死亡率。

并强调逐渐调整至指南要求的剂量或最大耐受剂量。已有研究显示延缓重构药物亦是 HFrecEF 患者 LVEF 恢复的重要因素。然而调查显示这些药物在我国心力衰竭患者中的使用率不高,达标率更低,特别是在老年人中。本例患者在急性心力衰竭控制后尽早启动了规范药物治疗,在密切监测血压、心率和肾功能、电解质的情况下逐渐调整药物剂量。

除了药物治疗,心力衰竭非药物治疗手段日渐丰富。ICD 能减低心力衰竭患者心源性猝死的风险,可用于非缺血性心肌病或急性心肌梗死 40 天后患者的一级预防,要求 LVEF≤35%、纽约心功能分级Ⅱ或Ⅲ级;也可用于曾经发生过心脏停搏、心室颤动或血流动力不稳定的室性心动过速的二级预防。LBBB 引起心力衰竭患者心室收缩不同步和预后不良,CRT 已被证实能进一步改善心室不同步并降低死亡率。CRT 的适应证主要是 LVEF≤35%,心电图 QRS 波宽度＞130 ms,符合左束支传导阻滞。

既往的 CRT 适应证主要针对合并 LBBB 的窦性心律患者,对于房颤/房扑患者是否获益呢?MADIT-CRT 研究的亚组分析显示,相较于仅接受 ICD 治疗的患者,CRT-D 能使研究过程中发生阵发房性心动过速患者的心力衰竭/死亡风险降低57%,提示 CRT-D 治疗同样能够给阵发性心房颤动患者带来获益,本例患者行 CRT-D 植入后心脏收缩同步性改善,QRS 波宽度变窄,后期的导管消融治疗又实现了心律转复。因此 2016 年的欧洲心衰指南指出 CRT 可用于 LVEF≤35% 的心房颤动患者,当存在高度传导阻滞或者心室起搏适应证时,推荐使用 CRT 治疗而不是右心室心尖部起搏,以尽可能保持双心室起搏。

本例患者既往窦性心律时心功能基本正常,急性心衰发生时突出的表现是房颤/房扑伴非常快速的心室率,2016 年心律失常再发时又出现了双房扩大和 LVEF 的下降,房性心律失常对心功能的影响可见一斑。心房颤动患者超过 30% 会患有心力衰竭;急性心力衰竭合并房颤的比例可以达到 43.7%。慢性心力衰竭中随着严重程度增加,房颤患者增多,纽约心功能分级Ⅳ级的可达 40%。房颤是心力衰竭预后不良的重要因素,对老年人的影响较年轻人更显著。房颤/房扑的治疗策略主要包括心室率控制、节律控制和预防血栓栓塞三个方面。

心室率控制主要药物包括β受体阻滞剂、洋地黄类和非二氢吡啶类钙离子拮抗剂等。对于心力衰竭患者特别是 HFrEF 来说,β受体阻滞剂能改善预后,可作为首选,但急性心力衰竭血流动力学不稳定的需慎用。老年人应用洋地黄需警惕药物中毒。上述治疗控制不佳的可考虑胺碘酮。非二氢吡啶类钙通道阻滞剂由于具有负性肌力作用,HFrEF 不推荐使用。新近欧洲指南推荐的宽松心室率控制策略,平均心室率≤110 次/min。药物控制不佳者可以采取房室结消融联合起搏器植入的方法,如前所述具有 CRT 指征者,优先考虑 CRT 植入。

节律控制是指恢复并维持窦性心律,现有的证据显示其对慢性心力衰竭患者预后的影响与心室率控制相似。房颤持续时间超过 48 h 的,在节律控制前应当抗凝,或行经食管超声心动检查除外心房血栓,HFrEF 药物复律选择胺碘酮。导管消融可能使 HFrEF 且有症状的房颤患者获益,且近年来手术成功率增加。但老年人手术风险增加,需严格把握适应证,仔细评估风险获益。

非风湿性瓣膜病房颤引起脑卒中的发生率是普通人的 5.6 倍,本例患者 2014 年就发生了急性脑栓塞,不仅干扰治疗方案选择,还对生活质量产生不良影响。非瓣膜性房颤/房扑患者应根据 CHA_2DS_2-VASc 评分明确是否应启动抗凝治疗,评分≥2 分的男性和≥3 分的女性使用抗凝药物获益最明显,越来越多的研究显示评分≥1 分的男性和≥2 分的女性也有获益。抗凝治疗的主要风险在于出血,推荐应用 HAS-BLED 评分评估出血风险,评分≥3 分提示出血风险增高。目前口服抗凝药主要有维生素 K 拮抗剂华法林和新型口服抗凝药,即直接凝血酶抑制剂达比加群和直接 Xa 因子抑制剂利伐沙班、阿哌沙班等。华法林抗凝效果肯定,费用低廉,但需监测凝血功能,维持 INR 2.0～3.0;且有效剂量个体差异大,治疗窗窄,与很多食物和药物有相互作用,老年人用药需医生给予密切关注和妥善指导。新型口服抗凝药物无需进行常规监测,但价格相对昂贵,对肾功能等有一定要求,临床上需结合患者的实际情况个体化选择。

·病例启示·

(1) 心力衰竭的治疗已发展为包括指南导向的规范化药物治疗(guideline-directed medical therapy,GDMT)、器械治疗(CRT、ICD、左心室辅助装置等)和个体化康复运动处方在内的综合治疗模式。就本病例而言,很难评估在病情改善过程中规范药物治疗、CRT 和射频消融治疗各自发挥作用的比例,但可以肯定的是,对心力衰竭全面的评估(包括病因、程度、心率/节律、功能、合并症等)和综合干预才能给患者带来最大获益,同时患者的配合也非常重要,这需要长期的患者教育和随访管理。

(2) 房性心动过速(房颤/房扑)伴快速心室率对老年患者心功能影响明显,既可以是心力衰竭病因(如引起心动过速心肌病),也可以是心力衰竭加重的诱因,并且直接影响治疗方案选择和患者预后。应重视对老年心力衰竭患者心律的评估,予以恰当的药物和非药物治疗。

(3) 老年人脏器储备功能下降,合并症多,发生药物相互作用和不良反应的概率大,手术治疗风险增加,还常常存在衰弱、治疗依从性下降等问题,循证医学证据也有限,因此治疗既要遵循指南,也要注意个体化,需重视老年综合征对治疗的影响。

柴 坷 王 华
北京医院

参 考 文 献

[1] Mozaffarian D, Benjamin EJ, Go AS, et al. Heart disease and stroke statistics — 2015 update: a report from the American Heart Association [J]. Circulation, 2015,131(4): e29-322.

[2] Ponikowski P, Voors AA, Anker SD, et al. 2016 ESC guidelines for the diagnosis and treatment of acute and chronic heart failure: The task force for the diagnosis and treatment of acute and chronic heart failure of the European Society of Cardiology (ESC). Developed with the specia contribution of the Heart Failure Association (HFA) of the ESC [J]. Eur J Heart Fail, 2016,18(8): 891-975.

[3] Kalogeropoulos AP, Fonarow GC, Georgiopoulou V, et al. Characteristics and outcomes of adult outpatients with heart failure and improved or recovered ejection fraction [J]. JAMA Cardiol, 2016,1(5): 510-518.

[4] Agra Bermejo R, Gonzalez Babarro E, López Canoa JN, et al. Heart failure with recovered ejection fraction: clinical characteristics, determinants and prognosis. CARDIOCHUS-CHOP registry [J]. Cardiol J, 2018,25(3): 353-362.

[5] 刘铭雅,李云婧,朱伟,等. 强化门诊随访对心力衰竭患者预后及依从性的影响[J]. 中华心血管病杂志,2010,38(7): 588-591.

[6] Ruwald AC, Pietrasik G, Goldenberg I, et al. The effect of intermittent atrial tachyarrhythmia on heart failure or death in cardiac resynchronization therapy with defibrillator versus implantable cardioverter-defibrillator patients: a MADIT-CRT substudy (multicenter automatic defibrillator implantable trial with cardiac resynchronization therapy) [J]. Am Coll Cardiol, 2014,63(12): 1190-1197.

[7] Nieuwlaat R, Capucci A, Carom AJ, et al. Atrial fibrillation management: a prospective survey in ESC member countries: the Euro Heart Survey on Atrial Fibrillation [J]. Eur Heart J, 2005,26(22): 2422-2434.

[8] Maqqioni AP, Dahlström U, Filippatos G, et al. EURObservational research programme: regional differences and 1-year follow-up of the Heart Failure Pilot Survey (ESC-HF pilot) [J]. Eur J Heart Fail, 2013,15(7): 808-817.

[9] Maisel WH, Stevenson LW. Atrial fibrillation in heart failure: epidemiology, pathophysiology, and rationale for therapy [J]. Am J Cardiol, 2003,91(6A): 2D-8D.

[10] Flegel KM, Shipley MJ, Rose G. Risk of stroke in non-rheumatic atrial fibrillation [J]. Lancet, 1987,1(8532): 526-529.

[11] 黄从新,张澍,黄德嘉,等. 心房颤动: 目前的认识和治疗建议(2018)[J]. 中华心律失常学杂志,2018,22(4): 279-346.

[12] Pisters R, Lane DA, Nieuwlaat R, et al. A novel user-friendly score (HAS-BLED) to assess 1-year risk of major bleeding in patients with atrial fibrillation: the Euro Heart Survey [J]. Chest, 2010,138(5): 1093-1100.

病例 29 急性心肌梗死合并室间隔穿孔并夹层

关键词 · 心肌梗死；室间隔穿孔；室间隔夹层；机械并发症

· 病史摘要 ·

患者，男性，65岁，因"胸闷、心悸、气促3天"入院。

患者3天前无明显诱因突发胸闷、心悸、气促，活动时明显，活动耐力下降，无胸痛，未予以重视。1天前患者症状明显加重，就诊于当地医院，心电图示"前壁导联ST-T改变"，予对症治疗（具体不详）无好转，为进一步诊治急诊入院。

患者既往有高血压病史10余年，血压最高180/90 mmHg，予尼群地平降压治疗，血压控制不佳，波动于(140~160)/(85~95)mmHg。有高尿酸血症病史，未曾治疗。否认既往有糖尿病、高脂血症病史，否认吸烟及饮酒史。患者哥哥1个月前因急性心肌梗死去世。

· 体格检查 ·

体温37.0℃，脉搏113次/min，呼吸19次/min，血压92/60 mmHg。

神志清，半坐卧位，颈静脉充盈，口唇无发绀。右下肺可闻及湿啰音。心律齐，胸骨左缘3、4肋间可闻及收缩期5/6级杂音，粗糙伴有震颤。腹平软，肝脾肋下未触及，双下肢无水肿。

· 辅助检查1 ·

▷ 床旁心肌标志物：TnI 2.43 ng/mL(↑)，TnT 0.467 ng/mL(↑)，CK-MB 10 U/L。

▷ NT-proBNP：8 484 pg/mL(↑)。

▷ 动脉血气分析：pH 7.47(↑)，PO_2 85 mmHg，PCO_2 30 mmHg，HCO_3^- 24.1 mmol/L，BE -1.0 mmol/L，Lac 1.4 mmol/L。

▷ 心电图：窦性心律，V1、V2导联呈QS型，V1~V4导联ST段抬高0.2~0.5 mV(图29-1)。

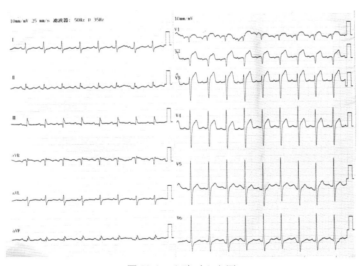

图 29-1 入院时心电图

问题与思考1

· 根据病史、查体及床旁心肌标志物、心电图等检查，患者急性前壁心肌梗死诊断明确。患者胸骨左缘收缩期响亮粗糙的杂音考虑：①急性心梗合并机械并发症：室间隔穿孔？乳头肌断裂或功能不全？②排除先天性心脏病、心脏瓣膜病等。进一步完善相关检查。

·辅助检查 2·

▶ 血常规：WBC 15.2×10⁹/L（↑），NE⁺ 11.53×10⁹/L(↑)，NE 75.8%(↑)。

▶ 血糖：5.63 mmol/L，HbA1C 5.9%。

▶ 肾功能：BUN 6.8 mmol/L，Cr 122 μmol/L (↑)，UA 529 μmol/L(↑)。

▶ 肝功能：GPT 14 U/L，GOT 21 U/L，TB 30 μmol/L(↑)，IB 22.2 μmol/L(↑)，DB 7.8 μmol/ L(↑)，Alb 39.0 g/L。

▶ 血脂：TC 4.79 mmol/L，TG 0.98 mmol/L，LDL 3.73 mmol/L(↑)，HDL 1.05 mmol/L。

▶ 凝血功能；PT 12.3 s(↑)，INR 1.09，APTT 34.8 s(↑)。

▶ D-二聚体：2.91 mg/L(↑)。

▶ 床边胸片：心影增大，双肺纹理增多，肺淤血，右肺透亮度减低，可见片状模糊影（图 29-2）。

▶ 心脏超声：左心室壁肥厚（IVSD 13 mm，LVPWD 12 mm），室间隔穿孔并夹层（前间隔中段

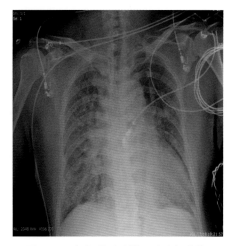

图 29-2　胸片（提示肺淤血及肺部感染）

探及连续性中断，左心室面大小约 13 mm，右心室面大小约 5 mm，收缩期左向右分流，分流速 3.5 m/s，压差 50 mmHg；另室间隔中段心肌夹层样改变，最大范围 36 mm）；升主动脉扩张（39 mm），主动脉瓣退行性病变；左心室整体收缩功能未见异常，LVEF：70%；肺高压（收缩压 45 mmHg）（图 29-3）。

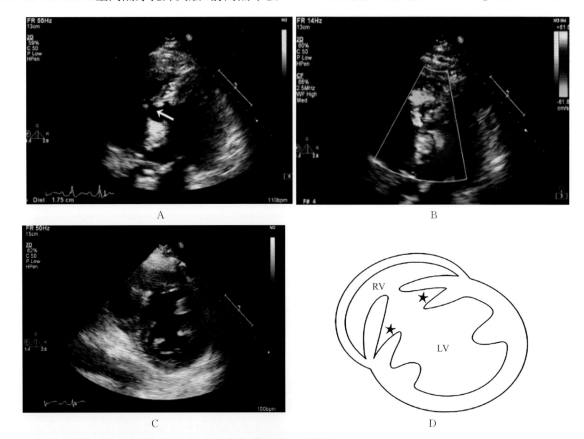

图 29-3　心脏超声

A. 心尖四腔心，室间隔可见连续性中断，如图箭头所示；B. 彩色多普勒超声，可见左向右分流；
C. 左心室短轴，可见室间隔穿孔并夹层；D. 室间隔穿孔并夹层示意图（绘图者：周桂丽）

·诊断·

(1) 冠心病,急性前壁 ST 段抬高型心肌梗死,室间隔穿孔并夹层,Killip 2 级。

(2) 高血压 3 级,极高危组。

(3) 急性肾功能不全。

(4) 肺部感染。

问题与思考2

· 综上所述,患者急性前壁心肌梗死合并室间隔穿孔并夹层诊断明确。根据急性 ST 段抬高型心肌梗死诊断和治疗指南,早期、快速和完全地开通梗死相关动脉是改善 STEMI 患者预后的关键。对于合并机械并发症者,联合 IABP 有助于改善症状,提高生存机会。

·治疗 1 ·

急诊行 IABP 植入＋冠脉造影术,术中见左主干未见明显狭窄,前降支近中段弥漫性斑块,狭窄最重 50％,中远段局限性狭窄 70％;第一对角支近段弥漫性斑块,无明显狭窄;第一间隔支发出后闭塞。回旋支远段狭窄,最重 90％;钝缘支弥漫性斑块,无明显狭窄-阻塞性病变;右冠全程斑块,后降支中段弥漫性病变,狭窄最重 80％,左室后侧支远段弥漫性病变,狭窄最重 90％。考虑第一间隔支为罪犯病变,予开通闭塞病变,行球囊扩张术（percutaneous transluminal coronary angioplasty,PTCA）,术后间隔支血流恢复,可灌注至中段,但远端血流 TIMI 1 级(图 29-4)。

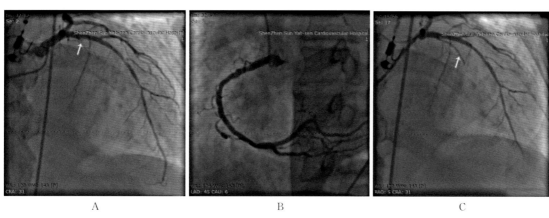

图 29-4 冠脉造影
A. 前降支冠脉造影,箭头所示为闭塞的间隔支；B. 右冠状动脉造影；C. 间隔支 PTCA 术后造影

问题与思考3

· 急性心肌梗死合并室间隔穿孔发病率低,而本例患者更是极其罕见地并发室间隔夹层。室间隔穿孔多发生于急性 ST 段抬高型心肌梗死,其中前壁及下壁心肌梗死多见。穿孔常见于两个部位,如为前壁心梗,则穿孔多见于室间隔心尖段,如为下壁心梗,则穿孔多见于后间隔基底段。本病例的室间隔穿孔发生位置比较特别,位于室间隔中段,且合并心肌夹层,累及前间隔及后间隔。

· 合并室间隔穿孔的急性心肌梗死绝大多数为透壁心肌梗死,通常由冠脉主支血管闭塞所致,

多为前降支及右冠,亦可发生于回旋支。本病例的罪犯血管为第一间隔支,仅为分支血管,但导致室间隔穿孔及夹层。

· 急性心梗合并室间隔穿孔的治疗方法主要有三种:内科保守治疗、外科修补术及介入封堵术。ACC/AHA 指南指出,无论患者处于何种状态都提倡尽早手术。但急性期手术死亡风险极高。对于外科治疗,早期手术死亡率可达 20％～40％,且存在高复发风险,而延迟手术则有穿孔面积扩大、在等待手术过程中患者病情恶化、死亡的风险。若患者存在血流动力学不稳定,可植入 IABP 或先行

介入封堵改善血流动力学,待病情稳定后再行外科手术治疗。若患者病情进展迅速,则应急诊手术。如果病情相对稳定,可予内科积极治疗 4～6 周,待梗死心肌组织瘢痕形成,穿孔周围组织水肿消退,纤维化形成,再行外科手术或介入封堵术。

· 治疗 2 ·

经内、外科会诊讨论,决定暂予内科保守治疗,待血流动力学稳定后再行手术;若出现病情恶化,则予急诊手术治疗。治疗方案如下。

(1) 予以 IABP 辅助循环,术后第 8 日患者出现发热,感染加重,予拔除 IABP。

(2) 心肌梗死药物治疗方面:予低分子肝素抗凝,阿司匹林联合替格瑞洛抗血小板、瑞舒伐他汀调脂及稳定斑块。

(3) 心衰治疗方面:在 IABP 辅助循环下,予小剂量新活素扩血管,呋塞米静推利尿,监测出入量,保持出入量适当负平衡。IABP 拔除后,患者血压偏低,予短期内加用多巴胺。血流动力学逐渐稳定后,加用小剂量美托洛尔及培哚普利。

(4) 感染方面:予头孢替安抗感染,后因出现发热、肺部感染加重,根据痰涂片、痰培养结果及感染指标,先后予拉氧头孢、莫西沙星、头孢哌酮钠舒巴坦等抗生素治疗。

治疗过程中严密监测超声变化,入院后第 2 周室间隔穿孔及夹层范围扩大,但以后相对稳定,未再继续恶化,如图 29-5 所示。

| 时间 | LV 内径 (mm) | RV 内径 (mm) | pH (mmHg) | LVEF (%) | 室间隔穿孔及夹层 | | | | |
					左心室面 (mm)	右心室面 (mm)	夹层范围 (mm)	分流速 (m/s)	压差 (mmHg)
入院时	41	20	45	70	13	5	36	3.5	50
入院后 1 周	42	22	46	69	13	7	40	3.5	50
入院后 2 周	48	19	71	68	17	12	50	4.3	75
入院后 4 周	47	20	76	79	17	12	50	4.3	75
入院后 6 周	47	20	66	79	17	12	50	4.3	75

图 29-5 心脏超声参数的动态变化

· 治疗 3 ·

患者心梗后第 8 周于全麻下行室间隔穿孔介入封堵术。术后患者病情稳定,心功能、肾功能好转,NT - proBNP、肌酐显著下降(图 29-6、图 29-7)。

· 辅助检查 3 ·

▶ 室间隔穿孔封堵术后心脏超声:封堵器位于室间隔,位置及形态正常,封堵伞边缘探及残余分流,分流束大小 3.5 mm,分流速 5 m/s,压差 100 mmHg。房室瓣、动脉瓣结构、运动未见异常,心腔大小未见异常,室壁运动未见节段性异常,LVEF 65%(图 29-8)。

· 1 年后随访 ·

患者日常活动无胸闷、心悸、气促等不适,夜间可平卧,双下肢无水肿。

NT - proBNP:201.5 pg/mL。

生化:Cr 109 μmol/L(↑), UA 561 μmol/L(↑), TB 5.5 μmol/L;TC 5.01 mmol/L, TG 3.08 mmol/L, LDL 2.05 mmol/L(↑), HDL 0.63 mmol/L。

心脏超声:封堵器位置固定,心肌夹层已闭合,封堵伞边缘探及残余分流,分流束大小 3 mm,分流速 5 m/s,压差 100 mmHg。房室瓣、动脉瓣结构、运动未见异常,心腔大小未见异常,室壁运动未见节段性异常,LVEF 63%。

复查冠脉造影:左主干未见异常,前降支近中段弥漫狭窄,最重 90%,中远段局限性狭窄 70%;第一间隔支近段狭窄 50%～80%,远端 TIMI 3 级;回旋支弥漫粥样硬化斑块,远段狭窄 80%～90%;钝缘支

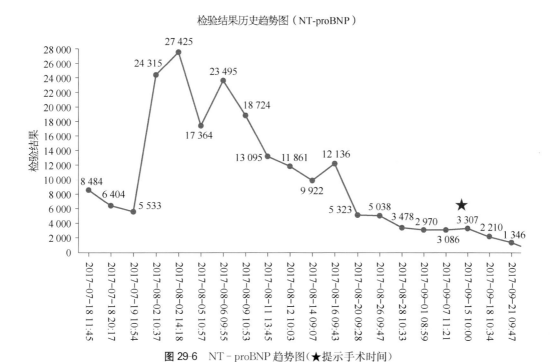

图 29-6　NT - proBNP 趋势图（★提示手术时间）

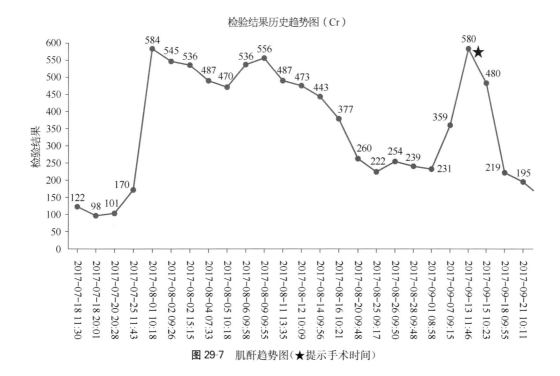

图 29-7　肌酐趋势图（★提示手术时间）

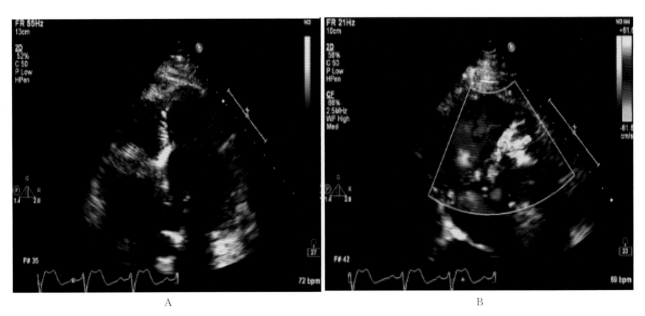

图 29-8　室间隔穿孔介入封堵术后心脏超声
A. 心尖四腔心，封堵器位于室间隔，位置及形态正常；B. 彩色多普勒，封堵伞边缘可见少量左向右分流

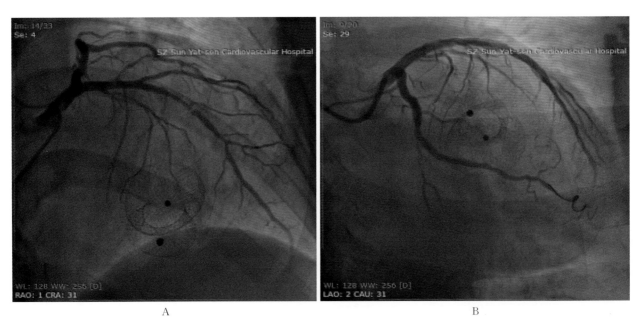

图 29-9　冠脉造影
A. 前降支冠脉造影示近中段重度狭窄；B. 前降支支架术、回旋支远段及钝缘支远段球囊扩张术后造影

远段狭窄 80%；右冠弥漫性粥样硬化斑块，近段狭窄 30%～40%，后侧支远段狭窄 80%～90%，后降支中段狭窄 80%。遂于前降支中段狭窄处植入 2 枚支架，于回旋支远段及钝缘支远段行球囊扩张术（图 29-9）。

·讨论·

急性心肌梗死合并室间隔穿孔发生率低，但死亡率极高，可发生于急性心肌梗死后 3～5 天，也可见于心肌梗死 24 h 内，或 2 周内。若患者合并心源性休克，可在 IABP 辅助循环下急诊行冠脉血运重建治疗（经皮冠脉介入治疗或冠脉旁路移植术）。如无心源性休克，可在 IABP 辅助循环下联合利尿剂、血管扩张剂，以减轻前后负荷，减低左心室压力，减少左向右分流。

对于室间隔穿孔手术治疗，手术时机是存在争议的,早期回顾性研究显示,心肌梗死后6周手术治疗较早期手术能明显减低手术死亡率,然而这些研究,纳入的患者明显存在选择偏倚。GUSTO-Ⅰ试验显示,0.2%的急性心肌梗死患者可发展为室间隔穿孔,手术中位时间为3.5天,虽然在此时间窗内手术死亡率高,但30天及1年内生存率明显提高,而且早期的血运重建,也可提高患者远期生存率。Muehrcke DD等研究显示,在相似冠脉病变的基础下,冠脉搭桥+室间隔穿孔修补术与单纯的室间隔穿孔修补术相比,患者5年及10年的实际生存率均明显提高。George J等回顾分析了2 876例急性心肌梗死合并室间隔穿孔患者,行手术修补的平均死亡率达42.9%,心肌梗死7天内的手术死亡率(54.1%)远大于心肌梗死后超过7天的手术死亡率(18.4%),其中,心肌梗死后6小时手术的患者死亡率最高。

若患者条件许可,亦可选取经皮介入封堵术,且介入治疗亦可作为手术治疗的桥接治疗,但术后存在发生分流的可能。如果介入治疗不能减少至少2/3的分流量,患者能够出院或接受外科手术的概率不会有明显的提高。Patric A等研究纳入53例心肌梗死后室间隔穿孔患者,行介入封堵术的中位时间为13天,手术成功率89%,出院存活率59%。

心肌梗死后室间隔穿孔患者除了外科修补术或经皮介入封堵术,也有报道使用改良版超声引导下经胸微创室间隔封堵术,但目前尚是一种新的方法,缺乏大样本远期随访数据。

Jesus VB等提出心肌梗死后出现室间隔穿孔、心室游离壁破裂、心肌夹层合并血肿、心肌血肿等,均统称为心脏破裂(cardiac rupture,CR)。CR多发生于前壁心肌梗死,尸检结果显示多见于左心室游离壁。目前研究认为多种因素参与了CR的病理学过程,如心肌梗死后心肌的张力减低、室壁运动减弱,心室内压力持续增加、心腔内收缩力转移使其接近室间隔或乳头肌以及心肌梗死后心室肌带各部分之间的分离等。心肌梗死组织微循环改变及继发出血也认为可能参与了CR的发生发展过程。急性心肌梗死后出现室间隔夹层少见,检索文献仅有数例病例报道,而室间隔夹层合并室间隔穿孔更为罕见,仅

有2例病例报道,一例为下壁心肌梗死后出现室间隔穿孔合并夹层;一例为前壁心肌梗死后出现室间隔穿孔合并夹层,后予外科治疗。

本例患者为急性前壁心肌梗死合并室间隔穿孔并室间隔夹层,罪犯血管为间隔支。在IABP辅助循环下,急诊行间隔支PTCA术。经内外科会诊,谨慎评估后,决定先予内科保守治疗,延迟行室间隔穿孔手术。其间有发生室间隔穿孔及夹层面积扩大、心功能恶化、肾功能恶化等情况,但经积极处理,病情逐渐稳定。于心肌梗死后第8周行室间隔穿孔介入封堵术,手术成功,仅封堵伞边缘少许分流,心肌夹层闭合。急性心肌梗死合并室间隔穿孔手术时机的选择很重要。本例患者虽然是急性前壁心肌梗死,但罪犯血管仅为一分支血管(第一间隔支),心肌受累面积不大,心脏超声提示除外室间隔运动减弱外,其余的左心室心肌节段(包括前壁)运动幅度均代偿性增强,心脏收缩功能尚可;且患者行急诊间隔支PTCA术,及时开通了闭塞血管。另外,患者急诊予IABP辅助循环并积极抗心力衰竭治疗,心功能逐渐稳定。以上均为择期成功行室间隔穿孔手术创造了条件。

·病例启示·

(1)心肌梗死后室间隔穿孔发生率低,但病情危重,进展迅速,死亡率极高。体格检查闻及胸骨左缘粗糙响亮的杂音应高度警惕,超声心动图检查是确诊手段。

(2)心肌梗死后室间隔穿孔合并夹层很罕见,机制尚不明确,文献报道以手术治疗为主,我们采取了介入封堵术,取得良好效果。

(3)心肌梗死后室间隔穿孔的治疗策略需要个体化,应根据患者临床实际情况,密切观察病情发展演变,内外科协作评估手术时机,制定治疗方案。

(4)在心肌梗死后室间隔穿孔急性期,应以稳定血流动力学为首要治疗目标,为其后行手术治疗创造条件。在稳定期或术后,应及时给予神经内分泌拮抗剂治疗,以抑制心脏重塑、预防远期猝死,改善预后。

(5)此例患者1年后复查冠脉造影,病变较前进

展,考虑与未严格血脂管理、LDL－C 未达标有关,说明冠心病二级预防及随访的重要性。

高佳佳　徐　验　钟新波　杨建安　王丽丽　温隽珉
中国医学科学院阜外医院深圳医院

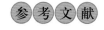

［1］中华医学会心血管病学分会,中华心血管病杂志编辑委员会.急性 ST 段抬高型心肌梗死诊断和治疗指南［J］.中华心血管病杂志,2015,43(5)：380－393.

［2］Ibanez B, James S, Agewall S, et al. 2017 ESC Guidelines for the management of acute myocardial infarction in patients presenting with ST-segment elevation: the task force for the management of acute myocardial infarction in patients presenting with ST-segment elevation of the European Society of Cardiology (ESC) ［J］. Eur Heart J,2018,39(2)：119－177.

［3］Calvert PA, Cockburn J, Wynne D, et al. Percutaneous closure of postinfarction ventricular septal defect: in-hospital outcomes and long-term follow-up of UK experience ［J］. Circulation, 2014,129(23)：2395－2402.

［4］Cheng JM, den Uil CA, Hoeks SE, et al. Percutaneous left ventricular assist devices vs. intra-aortic balloon pump counterpulsation for treatment of cardiogenic shock: a meta-analysis of controlled trials ［J］. Eur Heart J, 2009,30(17)：2102－2108.

［5］Crenshaw BS, Granger CB, Birnbaum Y, et al. Risk factors, angiographic patterns, and outcomes in patients with ventricular septal defect complicating acute myocardial infarction. GUSTO－I (Global Utilization of Streptokinase and TPA for Occluded Coronary Arteries) trial investigators ［J］. Circulation, 2000,101(1)：27－32.

［6］Zhong X, Zhou G, Huan Z, et al. Small septal vessel occlusion results in big damage: ventricular septal dissection and rupture ［J］. Eur Heart J, 2018,39(26)：2506－2507.

［7］中国医师协会心血管外科医师分会.经胸微创室间隔缺损封堵术中国专家共识［J］.中华胸心血管外科杂志,2011,27(9)：516－518.

［8］Arnaoutakis GJ, Zhao Y, George TJ, et al. Surgical repair of ventricular septal defect after myocardial infarction: outcomes from the Society of Thoracic Surgeons National Database ［J］. Ann Thorac Surg, 2012,94(2)：436－443.

［9］Kalvin L, Yousefzai R, Khandheria BK, et al. Ventricular septal dissection complicating inferior wall myocardial infarction ［J］. Case Reports in Cardiology, 2017,2017：1－3.

［10］Vargas-Barron J, Roldan FJ, Romero-Cardenas A, et al. Intramyocardial dissecting hematoma and postinfarction cardiac rupture ［J］. Echocardiography, 2013,30(1)：106－113.

病例 30　桀骜不驯的"低氧血症"——暴发性心肌炎合并 ARDS

关键词 · 胸痛；胸闷；腹泻；减肥；低氧血症；机械通气；ECMO；暴发性心肌炎；ARDS

·病史摘要·

患者,女性,24 岁,未婚。主诉:突发胸闷、胸痛 2 天。

患者于 2007 - 03 - 20 凌晨无明显诱因于睡眠中突发胸前区疼痛,呈压榨样,位于胸骨后,约手掌大小,无后背及左上肢放射痛,伴胸闷,持续约 10 min,可自行缓解,无发热、咳嗽、咳痰,无头晕。此后,胸痛反复发作,性质同前,与活动无关,但呈阵发性加剧。3 月 22 日晨 1 a.m.,胸痛再次发作,呈持续性胸骨后疼痛,较剧烈,伴气促、出汗,自服"芬必得",疼痛不能缓解,4 a.m. 就诊于我院急诊,ECG 示Ⅲ、aVF ST 段抬高 0.05~0.1 mV,7 a.m. EKG 示Ⅱ、Ⅲ、aVF ST 段弓背向上抬高 0.2~0.4 mV,V2~V4 ST 段抬高约 0.2 mV,心肌酶显著升高,8 a.m. 急诊行 CAG 示三支血管均正常,左心室造影示 LVEF 60%,收治 CCU。患者本次发病以来精神欠佳,大小便无明显异常,1 周内体重减轻 5 kg。

1 个月前有腹泻史,持续约 3 天,自行缓解。入院前 1 周,针灸减肥+饮食控制,1 周内体重减轻 5 kg。否认上呼吸道感染病史。无烟酒及毒品嗜好。其父有高血压病史。

·体格检查·

神清,气促,体胖,体重 95 kg,平卧位,心率 60 次/min,心脏各瓣膜区未及明显杂音,血压 115/75 mmHg,双肺呼吸音粗,双肺底少量湿啰音,肝脾肋下未及肿大,双下肢不肿。未见黄疸、皮疹、出血点。

·辅助检查 1·

▷ 心肌损伤标志物:CK - MB 300 ng/mL,cTnI 55 ng/mL；BNP 49 pg/mL。

▷ 血常规:WBC $10.1×10^9$/L,NE 80%。

▷ 其他:CRP 18.5 mg/L；血气分析:pH 7.45,PCO_2 37.9 mmHg,PO_2 57.4 mmHg,SO_2 91.5%；柯萨奇病毒 IgM(-)、IgG(-)；甲状腺功能全套正常范围,肝肾功能和电解质正常。

·辅助检查 2·

▷ 心电图:Ⅰ、aVL ST 压低 0.05 mV；Ⅱ、Ⅲ、aVF、V1~V6 ST 弓背向上抬高 0.05 mV(图 30-1)。

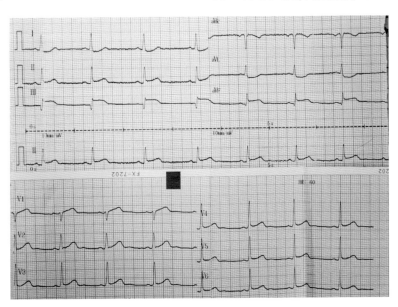

图 30-1　心电图

▶ 胸片(图 30-2):心影增大,CTR 65%。

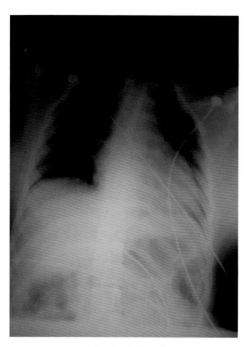

图 30-2 胸部 X 线

问题与思考 1

• 急性心肌炎的发病主要特点是起病急骤,病情进展极其迅速,可有病毒感染前驱症状,如发热、乏力、鼻塞、流涕、咽痛、咳嗽、腹泻等为首发症状。许多患者早期仅有低热、明显乏力、不思饮食或伴有轻度腹泻,可持续 3～5 天或更长。可有心肌受损表现:前驱症状后的数日或 1～3 周,发生气短、呼吸困难、胸闷或胸痛、心悸、头昏、极度乏力、食欲明显下降等症状,为患者就诊的主要原因。化验检查时可有:①白细胞计数可增高;②血沉加快;③GOT、LDH 及 CK 增高。X 线检查可有心脏扩大,以向左扩大为主。心电图变化可有各种心律失常。传导阻滞及非特异性 ST 段抬高,T 波倒置及 QT 间期延长等。该患者的临床特点和辅助检查符合急性心肌炎的诊断。

• 心肌炎最常见的原因是病毒感染,如肠道病毒、流感病毒,其他如减肥致短期内体重骤降(营养不良)是否也是少见的原因之一呢?急性心肌炎向暴发性心肌炎的转变又具有什么特点呢?

·治疗与转归·

3 月 22 日:UCG 正常,予营养心肌(GIK 液、果糖、盐酸曲美他嗪、黄芪、肌苷)、激素(注射用甲泼尼龙琥珀酸钠 40 mg,ivgtt,QD)、抗感染(头孢呋欣、阿昔洛韦)、扩血管、改善心肌重构治疗,胸痛缓解。

3 月 23 日:2 p.m. 突发心动过速(心率 120 次/min),伴咳嗽、低热,血气示低氧血症,氧分压 57.4 mmHg,胸片示双下肺淤血。5 p.m. 予 BiPAP 呼吸机辅助通气,SO_2 维持在 91%～92%。心电图 ST 段降至基线,以心动过速为主要表现。

3 月 24 日:10 a.m. 咳嗽加剧,咳淡红色泡沫痰,低氧血症进行性加重,SO_2 双肺底可及湿啰音,HR 150 次/min,律齐,BP 102/46 mmHg,床边 UCG 示左心室收缩活动较前明显减弱,LVEF 降至 45%。经调整 BiPAP 参数,加强利尿,激素加量(甲强龙 160 mg),上述症状仍无好转。6 p.m. 予以呼吸机气管插管,CMV 模式,FiO_2 80%～100%,吸出大量淡红色泡沫痰约 1 000 mL,并予咪哒唑仑镇静,硝普钠＋多巴胺改善心功能。

3 月 25 日:患者异常烦躁,自行将口插管拔出,重新插好口插管后,心电监护示 HR 180 次/min,BP 146/86 mmHg,SO_2 持续在 80% 左右,考虑持续低氧血症可能造成脑细胞水肿,给予甘露醇＋白蛋白治疗,并予肌松剂＋咪哒唑仑联合治疗。低氧血症仍不能纠正。

问题与思考 2

• 经过营养心肌、激素、抗感染及抑制心肌重构治疗,患者症状无改善,迅速出现心动过速、低氧血症,经 BiPAP 及气管插管呼吸机辅助均不能有效改善低氧血症,胸部 X 线提示两肺浸润阴影,尤其右侧肺野弥漫性渗出,呈磨玻璃样改变,难以单纯以急性肺水肿解释,符合因肺内外严重疾病导致的以肺毛细血管弥漫性损伤、通透性增加为基础的急性肺损伤的病理生理改变,临床上出现进行性呼吸窘迫和难治性低氧血症。患者由急性心肌炎往暴发性心肌炎迅速转变,符合暴发性心肌炎进展迅速的特点,很快出现严重心力衰竭伴有呼吸衰竭、ARDS,通常需要呼吸辅助治疗,但患者桀骜不驯的低氧血症难以通过单纯呼吸支持得以缓解。此时选用何种机械支持手段呢?IABP?ECMO(4)(是 V-V 模式,还是 V-A 模式)?IABP 在舒张期前一瞬间(主动脉瓣关闭)时球囊充气促进血液向近心端和远心端流动;而在心脏收缩期前一瞬间(主动脉瓣开放)时,球囊放气,形成负压让左心室血液易于搏出;ECMO 是将体内的静脉血引出体外,经过特殊材质人工心肺旁路氧合后注入患者动脉或静脉系统,起到部分心肺替代作用,维持人体脏器组织氧合血供,提供呼吸和循环支持,让心脏休息。V-V 模式下血液从腔静脉或右心房抽出体外,经过体外氧合后从右心房输回体内。V-V 模式能够提供呼吸支持,血流动力学的稳定则靠其自身维持。此模式适用于单纯肺功能受损的患者。V-A 模式下血液从右心房抽出体外,经过体外氧合后从动脉系统输回体内。V-A 模式能够提供呼吸和循环支持,但其较 V-V 模式相关并发症的发生风险更高。IABP 无法替代心脏本身的泵功能,特别是对于心肌已经存在严重损伤的患者,IABP 并不能明显增加心输出量,满足身体的各器官的灌注,因此对于此类患者仍需额外的循环支持治疗。

3 月 26 日:持续低氧,心动过速,经过呼吸机及药物治疗后,仍有恶化趋势,请复旦大学附属中山医院肺内科会诊,考虑并发肺炎及 ARDS,联合心外科、体外循环、医务科会诊后,入 ICU,9 p.m. 行 ECMO(V-A 模式)+呼吸机支持,并加强抗感染(美罗培南/亚胺培南西司他丁钠)、支持治疗(输血、白蛋白、血浆等)。

3 月 27 日—3 月 31 日:持续 ECMO 辅助中,第 1~5 天 2.6 L/min 流量,第 6 天开始流量渐减。

4 月 1 日:流量减至 1 L/min,观察 6 h 于 10 a.m. 停 ECMO。同时发现插管侧(左侧)足背动脉搏动较对侧弱,皮温偏低。经外院血管外科会诊后考虑左下肢股浅动脉血栓,行取栓及股浅动脉结扎。

问题与思考 3

· ECMO 在暴发性心肌炎中并发症包括技术相关并发症和机体相关并发症,前者主要包括氧合器功能障碍、插管相关性并发症及 ECMO 支持过程中出现溶血、氧合器或管路内血栓形成等,后者主要有出血和栓塞、感染、肾功能障碍、神经系统损伤等。ECMO 的非生物表面促进炎症反应,导致抗凝物质消耗和促凝成分的活化,大部分 ECMO 装置需要全身抗凝,抗凝过度易引起出血,抗凝强度不足易血栓形成,导致栓塞,常见的栓塞部位有肺、心、脑、四肢等。VV-ECMO 形成血栓栓塞的概率较 VA-ECMO 低,且 VA-ECMO 中栓子被泵入体循环,增加了脑栓塞、肢体栓塞的风险,尤其是经中央插管的患者。该患者发生了股浅动脉血栓,是否与抗凝不够有关?对患者凝血功能进行持续监测与评估非常重要,除抗凝血酶(AT)、活化部分凝血活酶时间(APTT)、活化凝血酶时间(ACT)的监测外,还可通过血栓弹力图来反映血液凝固的动态变化,监测多种原因导致的凝血功能异常。

4 月 2 日:拔除口插管,停呼吸机,回 CCU。
4 月 10 日:患者病情稳定、心肌酶恢复正常出院。病程中心脏超声变化见表 30-1。

表 30-1　病程中心超变化

心超								
	3 月 22 日	3 月 24 日	3 月 26 日	3 月 28 日	3 月 29 日 TEE	3 月 30 日	3 月 31 日	4 月 2 日
左心房内径	37	39	38	36		28	30	29
左心室内径(s/d)	33/46	38/49	45/53	46/54		41/51	40/51	42/51
空间隔厚度	8	9	10	9		9	9	9
左心室壁收缩活动	正常	整体减弱	整体减弱	整体减弱	整体减弱	整体减弱	改善	改善
二尖瓣反流	无	中度	轻中度	轻中度	轻中度	轻中度	轻中度	轻度
三尖瓣反流	无	轻度	轻度	轻度				
PASP		33	37	24				
LVEF(%)	正常	45%	40%	36%	26%	40%	46%	46%
心包积液	无	无	无	无	少量	无	无

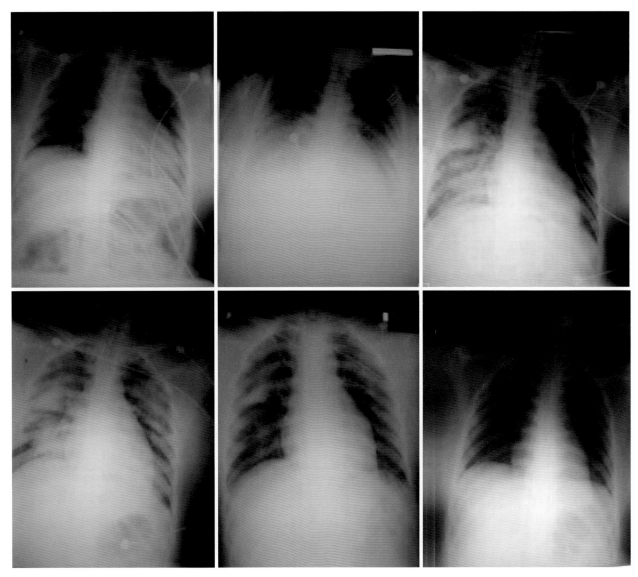

图 30-3 病程中胸部 X 线变化

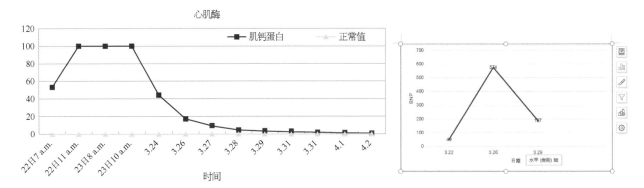

图 30-4 心脏标志物动态变化

胸片变化见图 30-3。

心脏标志物变化见图 30-4。

·最后诊断·

（1）重症暴发性心肌炎。

（2）ARDS。

（3）NYHA Ⅳ级。

·讨论·

暴发性心肌炎（fulminant myocarditis）的发病主要特点是起病急骤，病情进展极其迅速，患者很快出现血流动力学异常（泵衰竭和循环衰竭、严重心律失常），并可伴有呼吸衰竭和肝肾功能衰竭，早期病死率极高。但是，若救治得当，患者心功能可完全恢复，预后较好，极少出现后遗症。暴发性心肌炎主要由病毒感染引起，流感及副流感病毒、腺病毒及其他多种病毒均可引发。此外，自身免疫性疾病、药物毒性、营养不良等非病毒性因素也可导致暴发性心肌炎的发病。

（1）诊断要点：①感染前驱期为1～3天；乏力、不思饮食、发热，继而胸闷、气急或憋气、心慌、胸痛；可以为急性心肌梗死表现、非特异性 ST－T 改变；②体检示心音低、心率快，通常有奔马律；可出现泵衰竭和循环衰竭；ARDS 和呼吸衰竭，肝肾功能衰竭；③超声检查可见严重低动力表现；④特点为发展极其迅速。

（2）救治原则是"以生命支持为依托的综合救治方案"，包括积极的一般支持治疗，绝对卧床休息，严密监测出入水量；心电和血液动力学监护、血氧监护、超声随访；清淡、营养、易消化饮食；水溶性和脂溶性纤维素；药物治疗和抗病毒治疗：神经氨酶抑制剂（H1N1，A 和 B），如磷酸奥司他韦、zanamirir、更昔洛韦；大量糖皮质激素以抗炎、抗休克、抗多器官损害、抗 ARDS；配合使用抗生素；生命支持治疗，积极氧疗和使用呼吸机，合理应用 IABP、ECMO、CRRT 等支持手段。上述措施仍不奏效，可行心室辅助装置和心脏移植治疗。

·病例启示·

（1）迅速诊断：暴发性心肌炎起病急骤，发展迅速，预后凶险，需尽早识别和预判。

（2）迅速救治：尽早实施全方位救治，严密监护，及时调整治疗方案和做细节调整，不轻易放弃。

（3）以生命支持为依托的综合救治：将最新的一些抢救措施如 IABP、ECMO、CRRT 等应用到位。

袁　方

上海市同仁医院

［1］张辉. 心肌炎的研究进展［J］. 国际心血管杂志，2013，40（2）：103－107.
［2］单晓彤，蔺洪翔，王律林，等. 病毒性心肌炎相关病毒及发病机制的研究新进展［J］. 中国医师杂志，2016，18（9）：1425－1428.
［3］中华医学会心血管病学分会精准医学学组，中华心血管病杂志编辑委员会成人暴发性心肌炎工作组. 成人暴发性心肌炎诊断与治疗中国专家共识［J］. 中华心血管病杂志，2017，45（9）：742－752.
［4］杨鲲，刘文娴，朱佳佳，等. 机械循环支持在成人急性暴发性心肌炎合并心源性休克患者中的应用价值［J］. 中国医药，2019，14（2）：170－174.
［5］徐雪影，张银英，李云，等. 体外膜肺氧合致下肢缺血损伤的危险因素分析［J］. 国际护理学杂志，2017，36（19）：2670－2673.
［6］崔永超. ECMO 与下肢缺血：远端灌注管能降低缺血并发症吗？［C］. 中国医师协会体外生命支持专业委员会成立大会暨第一届中国体外生命支持大会，2017.
［7］熊熙. 体外膜肺氧合相关并发症及其防治［J］. 中国小儿急救医学，2017，24（2）：144－148.

病例 31　纠正重度心力衰竭液体潴留的杀手锏——血液超滤

关键词 · 心力衰竭；水肿；气急；利尿剂抵抗；血液超滤治疗

· 病史摘要 ·

患者，女性，63 岁，因"气急伴双下肢水肿 3 年，加重 2 周"收住入院。

患者 3 年前无诱因下开始出现活动后胸闷、气急，同时伴有双下肢水肿，于当地医院就诊，诊断为"心功能不全"，并因心动过缓行起搏器植入治疗（具体不详）；以后患者因气急水肿等症状加重，多次入住外院治疗，住院期间检查提示肝功能和肾功能异常，平时规范应用利尿剂、RAS 抑制剂、β 受体阻滞剂等药物。入院前 2 周，患者再次出现上述症状，于当地医院给予强心、利尿等治疗效果不佳，为求进一步诊治收入院。

患者以往有高血压病史，近 1 年来血压偏低，收缩压维持在 95 mmHg 左右。否认肝炎及家族遗传病史，有青霉素及链霉素过敏史。

· 体格检查 ·

患者神清，血压 94/60 mmHg，皮肤、黏膜无发绀，颈静脉怒张，两肺呼吸音粗，右下肺呼吸音低。心率 96 次/min，房颤律，心尖部可闻及 3/6 级收缩期杂音，无心包摩擦音。腹膨隆，移动性浊音阳性，肝颈静脉回流征（＋），双下肢明显水肿。

· 辅助检查 1 ·

▶ 血常规：RBC $3.23×10^{12}$/L（↓），Hb 105 g/L（↓），PLT $115×10^9$/L。

▶ 心肌标志物：cTnI 0.38 ng/mL（↑），CK-MB 9.1 ng/mL（↑），GOT 34 U/L，LDH 207 U/L（↑），MYO 46.8 ng/mL。

▶ FBG：5.16 mmol/L。

▶ NT-proBNP：24 365.0 pg/ml（↑）。

▶ 肝功能：前白蛋白 103 mg/L（↓），GPT 7 U/L（↓），GOT 33 U/L，ALP 118 U/L，γ-GT 199 U/L（↑），TB 87.2 μmol/L（↑），DB 46.0 μmol/L（↑），Alb 28 g/L（↓），白球比 0.74（↓）。

▶ 肾功能：Ur 17.9 mmol/L（↑），Cr 135 μmol/L（↑），UA 654 μmol/L（↑）。

▶ 血脂：TG 1.51 mmol/L，TC 3.29 mmol/L，HDL 1.01 mmol/L，LDL 2.15 mmol/L。

▶ 凝血指标：APTT 29.3 s，PT 12.8 s，INR 1.08，TT 19.30 s，Fg 2.3 g/L，纤维蛋白降解产物 4.3 mg/L，D-二聚体定量 0.95 mg/L（↑）。

▶ 电解质：K^+ 5.79 mmol/L（↑），Na^+ 133 mmol/L，Cl^- 108 mmol/L，Ca^{2+} 2.24 mmol/L，P^+ 1.29 mmol/L。

▶ 血氨：49.0 μmol/L（↑）。

· 辅助检查 2 ·

▶ 心电图：心房颤动，室性期前收缩（图 31-1）。

▶ 胸部正位片：心脏起搏器植入；两肺纹理增多紊乱模糊，两肺散在斑片、索条影，两侧胸膜增厚，右侧胸腔积液；左肋膈角模糊，左侧胸膜反应可能；纵隔增宽；心影增大，主动脉迂曲（图 31-2）。

▶ 超声心动图：左心房内径 50 mm，左心室舒张期末内径 61 mm，左心室收缩期末内径 50 mm，室间隔厚度 9 mm，左心室后壁厚度 8 mm。全心增大，静息状态下左心室壁收缩活动普遍减弱，LVEF 低下，约 30%。三尖瓣环舒张期位移约 11 mm。三尖瓣不能完全合拢，中度三尖瓣反流，估测肺动脉收缩压约 18 mmHg（图 31-3）。

▶ 腹部超声：大量腹腔积液（图 31-4）。

· 最后诊断 ·

（1）扩张型心肌病。

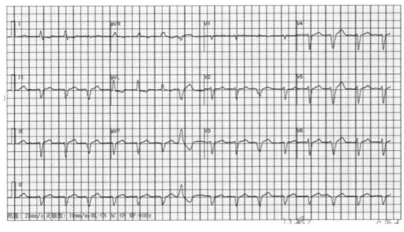

图 31-1 心电图

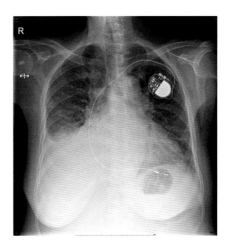

图 31-2 胸片

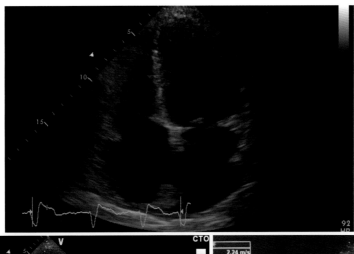

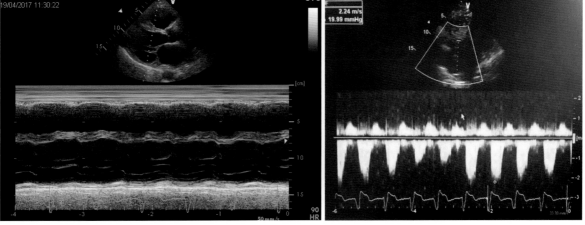

图 31-3 超声心动图

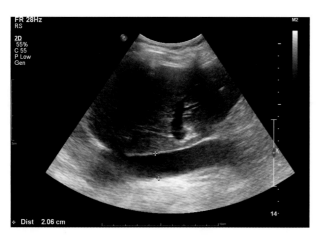

图 31-4 腹水超声

（2）心功能不全（Ⅳ级）。

（3）心律失常：心房颤动。

（3）具有心脏起搏器。

（4）肝硬化。

·治疗经过·

患者入院后诊断明确，全心衰竭，体循环严重淤血、水肿，全身状况很差，腹部超声检查发现患者有肝硬化腹水，腹胀明显，肾功能不全并伴有电解质紊乱，轻度贫血，NT - proBNP 更高达 24 365.0 pg/mL，提示预后差。入院后即予利尿剂口服改为静脉应用，多种利尿剂联合，以及应用托伐普坦，但利尿效果不佳，考虑存在利尿剂抵抗。患者尿量进行性降低，连续 2 天 24 h 尿量少于 500 mL，水肿情况无缓解，气急症状明显，呈端坐呼吸。肾内科会诊后考虑患者血压低，存在连续肾脏替代治疗相对禁忌，治疗风险大。入院 1 周后，在心内科应用心衰超滤治疗设备进行床旁超滤，同时停用利尿剂，共超滤 3 次，每次超滤持续时间均超过 10 h，血泵速度 30 mL/min，超滤速度 200 mL/h，超滤量分别为 3 100 mL、3 000 mL、4 200 mL。超滤过程中，患者血压维持在 90/60 mmHg，气急症状较前好转，下肢水肿消退。但超滤治疗后患者肾功能并未改善，肌酐 165 μmol/L（↑），尿酸 701 μmol/L（↑）。尿量稍有回升，心力衰竭症状缓解后予以出院。

·讨论·

液体潴留是心力衰竭患者住院的主要原因，而利尿剂是唯一可以控制患者液体潴留的药物，也是心衰治疗中改善症状的基石，但是利尿剂的长期应用可能会带来利尿剂抵抗的问题，这也是临床治疗的难点。利尿剂抵抗在慢性心力衰竭患者中占 25%～30%，这类患者往往反复住院，预后较差。本案例中的患者由于肝肾功能不全，虽然利尿剂使用时间仅仅 2 年多，但是已经发展到了利尿剂抵抗的阶段。我们首先是更换利尿剂、静脉给药，并且联合使用其他利尿剂，然而并没有取得预期的疗效，此时考虑应用血液超滤。超滤治疗在可控地清除多余的液体的同时，不激活神经内分泌系统，不会造成电解质紊乱和血流动力学波动，并可恢复患者的利尿剂疗效，患者出院后可继续口服利尿剂治疗。但是我们不禁发出疑问，对于容量超负荷的失代偿性心衰患者，是否应该将超滤治疗提高到更加优先的位置？有研究表明对于容量超负荷的失代偿性心衰，超滤治疗是唯一合理的初始治疗手段，并且建议优先于利尿剂使用。美国心脏病学会（ACC）/美国心脏协会（AHA）心力衰竭管理指南对超滤治疗为Ⅱa级推荐，证据等级为 B，建议适应证为：有明显容量超负荷的患者，用以纠正淤血症状和液体潴留；或对药物治疗无效的顽固心力衰竭患者。最新颁布中国心力衰竭超滤治疗建议中提到，心力衰竭伴利尿剂抵抗或利尿剂缓解淤血症状效果不满意的，以及心力衰竭伴明显液体潴留的均是超滤治疗的适应证。近年的研究结果倾向于对心力衰竭患者早期开始超滤治疗，不必等到药物治疗无效后。当病情进展到药物治疗无效的难治性心力衰竭或严重的心肾综合征，将超滤治疗作为一种补救性的措施时，患者获益有限。

·病例启示·

（1）对于容量失代偿性心衰患者，可以更早地开始超滤治疗，不仅可以迅速改善症状，并且与单纯使用利尿剂对比，患者预后可能会更好。该患者已经到了心力衰竭的终末阶段，如果尝试更早地开始超滤治疗，病情改善可能会更加明显。

（2）体外超滤采用的是对流机制实现溶剂和溶质同步转移，心力衰竭专用超滤设备主要用于脱水和清除小分子溶质。不能清除代谢终产物（如肌酐），也不能像血液滤过设备那样纠正严重电解质紊乱（如高血钾）。而血液透析或血液滤过设备采用的是弥散或置换机制，能清除代谢终产物和毒素，实现肾脏替代治疗。对于超滤患者，需要监测肾功能、电解质，而超滤前已经存在肾功能明显受损，或伴有高钾血症的患者，则不宜选用超滤治疗。

（3）超滤治疗期间要注意维持血流动力学稳定，密切监测血压和心率，如果血压持续下降，心率加快，应降低超滤速度，必要时行药物干预，仍不能维持血压时要停止超滤治疗。在排除了休克的情况下，收缩压 90 mmHg 并非超滤的禁忌证，通过降低血泵和超滤速度，可确保治疗的安全性。

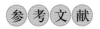

患者于 2015 年诊断心力衰竭，短短两年时间内多次入院治疗，原因在于该患者伴随疾病复杂：长期心房颤动使得心输出量降低，肝硬化导致有效循环血量不足，肾脏淤血缺血，肾小球滤过率降低，加重液体潴留，心肝肾恶性循环，导致利尿剂抵抗出现较早，心力衰竭进展迅速，水肿反复加重。

该患者发生利尿剂抵抗的病理生理基础有哪些？

· 胃肠道水肿导致口服药物吸收减少。

· 肾血管静脉压升高肾脏淤血水肿，GFR 下降导致分泌到肾小管腔内的药物减少，利尿剂无法到达肾小管的作用部位。

· 患者长期使用襻利尿剂呋塞米导致神经体液系统激活，RAAS、SNS 的激活导致钠在近曲小管的重吸收增加。

· 肾小管改变：长期使用襻利尿剂导致 RAAS 激活进一步引起远曲小管肥厚增生。

· 患者肝硬化，代谢有毒物质的能力下降，肾毒性物质堆积导致肾单位进行性功能丧失。

· 患者大量腹水，有效循环血量减少，肾脏血供不足，肾小球 GFR 下降。

该患者在行超滤治疗后，水肿有明显好转，但是肾功能并未很快恢复，尿量增加亦不显著，提示患者已经出现了严重的心肾综合征，虽然超滤治疗可以解决目前的液体潴留的问题，但是肾脏已经出现器质性损害，短时间难以恢复。

宗 枭 陶 蓉
上海交通大学医学院附属瑞金医院

参 考 文 献

［1］ Neuberg GW, Miller AB, O'Connor C M, et al. Diuretic resistance predicts mortality in patients with advanced heart failure ［J］. American Heart Journal, 2002,144(1)：0 - 38.
［2］ Bart B A. Treatment of congestion in congestive heart failure：Ultrafiltration is the only rational initial treatment of volume overload in decompensated heart failure response to bart ［J］. Circ Heart Fail, 2009,2(5)：499 - 504.
［3］ Costanzo MR, Saltzberg M, Jeanne O'Sullivan, et al. Early ultrafiltration in patients with decompensated heart failure and diuretic resistance ［J］. Journal of the American College of Cardiology, 2005,46(11)：2047 - 2051.
［4］ Costanzo MR, Guglin ME, Saltzberg MT, et al. Ultrafiltration versus intravenous diuretics for patients hospitalized for acute decompensated heart failure ［J］. Journal of the American College of Cardiology, 2007,49(6)：675 - 683.
［5］ Bart BA, Goldsmith SR, Lee KL, et al. Ultrafiltration in decompensated heart failure with cardiorenal syndrome ［J］. New England Journal of Medicine, 2012,367(24)：2296 - 2304.
［6］ Hoorn EJ, Ellison DH. Diuretic resistance ［J］. American Journal of Kidney Diseases, 2016,69(1)：136.

病例 32 情理之中，意料之外——CHIP 患者 PCI 后并发 DIC

关键词 · 左主干病变；心功能不全；ECMO 辅助下介入治疗

· 病史摘要 ·

患者，女性，81 岁，因"反复胸闷、气促 1 年余，加重 2 月余"收住入院。

患者近年来常由"感冒"诱发胸闷、气促，不伴有胸痛及放射痛，无双下肢水肿及夜间阵发性呼吸困难，患者未予以重视，未及时诊治。2 个月前患者洗澡受凉后再次出现胸闷、咳白痰，伴乏力、活动耐量下降，自服头孢 3 天后症状稍好转。后患者至当地医院就诊，心脏超声示左心室增大伴左心室壁收缩活动减弱，LVEF 36%；左心房增大伴左心室舒张功能减退；乳头肌功能不全伴二尖瓣中度反流；主动脉瓣钙化。

心电图：窦性心律；Ⅰ、aVL、Ⅱ、Ⅲ、aVF、V4～V6 导联 T 段下斜型下移伴 T 波倒置。拟诊断为"心功能不全"，予抗感染及呋塞米、安体舒通、地高辛等药物治疗后好转出院。后患者为进一步诊治遂来我院，我院心脏超声提示左心房室增大伴左心室多壁段收缩活动异常，LVEF 36%；轻中度二尖瓣反流；主动脉瓣钙化；轻度肺动脉高压。胸部 CT 提示：右上肺间质性肺炎可能，纵隔淋巴结稍大，心脏稍大，冠脉病变，右侧胸腔少量积液。于 2018 - 09 - 11 行冠脉造影提示左主干未见明显狭窄；左前降支近段次全闭塞伴钙化，远段血流 TIMI2 级；左回旋支开口次全闭塞，远段由自身桥侧支循环，钝缘支未见明显狭窄；右冠近段完全闭塞伴钙化。建议行 CABG 术，患者及家属要求继续口服药物治疗。故予以拜阿司匹林、氯吡格雷、瑞舒伐他汀、比索洛尔、螺内酯、托拉塞米等药物口服治疗。出院后患者仍反复胸闷、气促不适，且症状渐加重，近日来稍事活动即感胸闷、气急不适，伴夜间不能平卧。现为进一步诊治再来我院，以"缺血性心肌病、心功能不全"收住院。

既往史：高血压 10 余年，血压最高 160/90 mmHg，平素口服缬沙坦 40 mg，QD，自述血压控制良好；糖尿病 10 余年，平素口服瑞格列奈/阿卡波糖治疗，未规律随访及监测血糖。

· 体格检查 ·

体温 36.4 ℃，脉搏 84 次/min，呼吸 20 次/min，血压 98/52 mmHg。神清，精神萎，皮肤、黏膜无黄染，无发绀，颈静脉充盈；两肺呼吸音粗，双肺底可闻及少许湿啰音。心率 84 次/min，律齐，心音低钝，各瓣膜听诊区未闻及明显病理性杂音；腹平软，肝脾肋下未触及；双下肢轻度凹陷性水肿。

· 初步诊断 ·

冠状动脉粥样硬化性心脏病，缺血性心肌病，心功能Ⅲ级，高血压，2 型糖尿病。

· 入院后辅助检查 ·

▷ cTnT、CK - MB 正常、BNP 3 601 pg/mL（↑）。

▷ 出凝血功能：D-二聚体 1.67 mg/L（↑）。

▷ 血常规、肝肾功、电解质、血脂正常。

▷ HbA1C：8.8%（↑）。

▷ 心电图（图 32-1）：窦性心律，Ⅰ、Ⅱ、aVL、aVF 导联 T 波倒置，V4～V6 导联 ST 段压低伴 T 波倒置。

▷ 超声心动图：左心房室增大伴左右心室多壁段收缩活动异常（LVEF 31%），中重度二尖瓣反流，主动脉瓣钙化，轻度肺动脉高压。

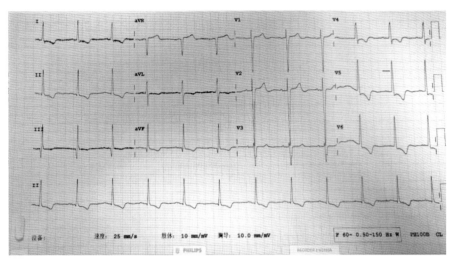

图 32-1 心电图

问题与思考1

· 患者老年女性,缺血性心肌病诊断明确,近期
心功能不全症状进行性加重,后续如何调整治疗
方案。药物治疗是否还有可调整等空间,若选择
PCI 或 CABG 如何权衡潜在风险和获益。

▶ MIBI 心肌显像(静态):左心室室腔扩大,左心
室心尖部、前壁心尖部和中部、间隔和下壁心肌血流
灌注减低,占左心室总面积的 30%,其中 99% 具有
糖代谢,提示大部分心肌存活,LVEF 24%,左心室
收缩同步性差(图 32-2)。

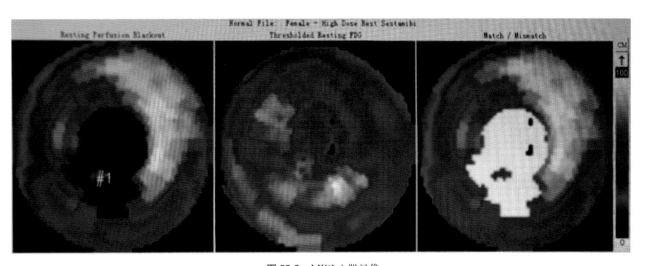

图 32-2 MIBI 心肌显像

▶ 心外科会诊意见:患者三支病变,且 MIBI 提
示心肌大部分存活,有外科 CABG 血运重建指征;但
是考虑患者高龄、一般情况较差,EuroSCORE 和
CARE 评分患者均属实高危组患者,手术风险极大,
建议继续内科保守治疗。

·治疗方案·

拜阿司匹林 100 mg(QD);硫酸氢氯吡格雷 75 mg
(QD);瑞旨 5 mg(QN);富马酸比索洛尔 2.5 mg
(QD);托拉塞米 20 mg(QD);螺内酯 20 mg(QD);
单硝酸异山梨酯 40 mg(QD);多巴胺联合多巴酚丁
胺静脉维持。同时辅以震波治疗,选取缺血的前壁、

后间隔及下壁节段行震波治疗。

患者对药物和震波治疗反应均较差，症状未获得明显改善。

问题与思考2

· 缺血性心肌病所致心衰患者在缺血未获得显著改善情况下，对药物治疗反应较差，本例患者药物治疗调整的空间非常有限。震波治疗通过促进侧支循环生成有助于改善缺血性心肌病患者症状和心功能，但过程较为缓慢，文献报道一般需6～7个周期以上的震波治疗才会有较为明显的疗效，一般用于较为稳定的缺血性心肌病患者。血运重建理论上来说是能改善患者病情的唯一选择，但是患者无论PCI或是CABG均风险极大。后续治疗该如何抉择？

· **后续治疗** ·

经心内科、心外科、麻醉科、体外循环小组等协同会诊讨论，并取得家属同意后决定行全麻、ECMO联合IABP下行PCI术。

患者于2018-12-24在全麻、ECMO联合IABP下行PCI术，术中先于前降支中段至左主干近段串联植入2枚支架，并尝试开通右冠，但右冠患者右冠近段极度扭曲钙化未能成功（图32-3）。

患者术后转入CCU治疗，并于术后第一天成功撤除ECMO，术后第二天拔除IABP和气管插管，并逐渐停用去甲肾上腺素等血管活性药物，过程中患者生命体征平稳。

术后第3天清晨突发呼之不应，呼吸深快，肢端皮肤湿冷。

查体：心率63次/min，血压104/52 mmHg，呼吸28次/min。

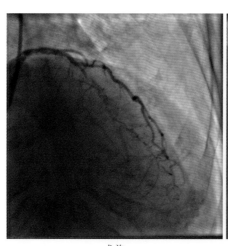 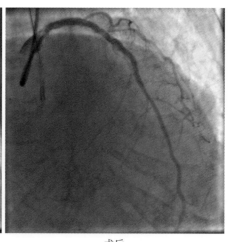

术前　　　　　　　　　　　　　术后

图32-3 左冠PCI术后及术后造影图像

08:13患者出现室性逸搏，血压测不出，予胸外按压、肾上腺素、电除颤、可达龙、去甲肾。

08:31气管插管、心三联。

09:04血压测不出，予去甲肾、多巴胺。

10:18心率70次/min，血压107/21 mmHg，双下肢双上肢瘀斑，超声示下肢小动脉多发栓塞。

· **围手术期相关辅助检查** ·

▶ 术后心电图（图32-4）：窦性心律，左前分支传导阻滞，V2～V6导联ST段压低伴T波倒置。

▶ 术后第3天心电图（图32-5）：窦性心律，一度房室传导阻滞，房性期前收缩，胸前导联R波递增不良，V5～V6导联ST段压低伴T波倒置。

▶ 心脏超声：术后即刻行监护室床旁心超：左、右心室多壁段收缩活动异常（LVEF 19%，TAPSE 6 mm），轻中度二尖瓣反流，主动脉瓣钙化，少量心包积液。

▶ 术后第2天ECMO脱机后监护室床旁：左、右心室多壁段收缩活动异常（LVEF 34%，TAPSE 9 mm），轻中度二尖瓣反流，主动脉瓣钙化，少量心包积液。

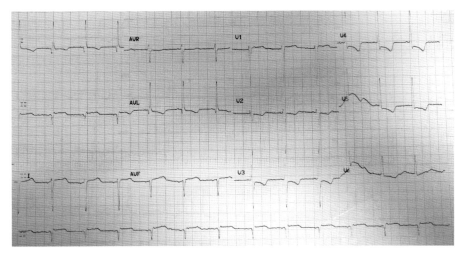

图 32-4　术后当天心电图

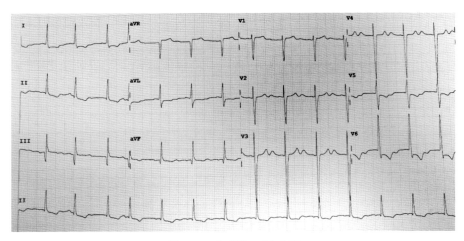

图 32-5　术后第 3 天心电图

▶ 血常规

	11 - 29	12 - 02	12 - 04*	12 - 04#	12 - 05	12 - 06	12 - 07	12 - 08
WBC(10^9/L)	4.8	6.18	11.26	30.43	19.05	21.59	32.25	27.93
RBC(10^{12}/L)	3.25	3.42	2.62	2.69	2.67	2.70	2.24	2.41
Hb (g/L)	100	101	77	78	79	81	68	74
PLT(10^9/L)	164	175	168	196	161	126	82	91

* 术后即刻，# 术后 6 h

▶ 出凝血

	11 - 29	12 - 2	12 - 4*	12 - 5	12 - 6	12 - 7	12 - 8
PT(s)	12.7	12.4	16.8	14.55	15.4	33.3	50.1
APTT(s)	25.9	24.5	120.3	35.2	30.7	33.3	40.8
INR	1.10	1.07	1.47	1.26	1.34	2.99	4.32
D-二聚体	2.06	1.98	2.03	3.55	3.5	11.10	13.4

* 术后即刻

▶ 心脏标志物

	11-29	12-2	12-4*	12-5	12-6	12-7	12-8
cTn(ng/mL)	0.020	0.020	0.1	0.52	1.89	3.66	7.84
CK(U/L)	20	—	—	278	551	1 108	2 531
CK-MB(U/L)	—	—	—	41	28	193	194
BNP(pg/mL)	3 690	3 598	2 676	3 624	14 391	>35 000	>35 000

* 术后即刻

▶ 肝肾功能

	11-29	12-2	12-4*	12-5	12-6	12-7	12-8
GPT(U/L)	50	—	61	64	50	771	4 917
GOT(U/L)	33	—	31	50	89	1 338	>6 000
Ur(mmol/L)	2.1	3.2	4.0	4.9	6.6	8.8	14.4
Cr(μmol/L)	54	56	49	71	71	121	212
CRP(mg/L)	14.2	4.2	2.7	64.5	121.7	58.7	47.9

* 术后即刻

▶ 血气

	12-4	12-5	12-7	12-7	12-8
pH	7.23	7.49	7.02	7.27	7.29
PaO_2(mmHg)	237	173	35.0	430	287
$PaCO_2$(mmHg)	19.8	25	33.0	22	16
AB(mmol/L)	18.4	19.1	8.5	10.1	7.7
SpO_2%	100	100	38.0	100	100

问题与**思考**3

• 患者撤除 ECMO 时机是否合适？术后即可撤机或维持至心功能进一步改善后撤机？

• 患者广泛血栓形成和多器官功能障碍的可能原因：ECMO？感染？

• 患者在肝素/低分子肝素抗凝基础上仍然出现广泛血栓形成，是否进一步强化抗凝？联合用药或增加剂量？

· **最终诊断** ·

(1) 弥漫性血管内凝血。

(2) 多器官功能障碍。

(3) 冠状动脉粥样硬化性心脏病，缺血型心肌病，心功能Ⅲ级，PCI术后。

(4) 高血压。

(5) 2 型糖尿病。

· **治疗方案** ·

予以抗凝、抗感染、升压、辅助通气等治疗，患者血压进行性下降，血流动力学紊乱，最后患者家属放弃治疗，于术后第 4 天自动出院。

· **讨论** ·

随着平均寿命及医疗水平的提高，各种老年疾患治疗手段的改进，导致冠心病 CHIP（complete

revascularization for high risk indicated patients session)患者越来越多。CHIP患者合并疾病的增多,进行冠状动脉搭桥的机会相应减少,而随着技术的进步,介入医生能够挑战更复杂和高危的冠心病患者。经皮冠状动脉介入治疗(PCI)已成为目前CHIP患者最主要的治疗方式,但因PCI风险的增高而谋求经皮机械循环辅助设备(MCS)的支持,也已证明MCS可以为严重血流动力学障碍患者提供较完全的血流动力学保障。

目前临床常用的MCS包括经皮主动脉内球囊反搏(IABP)、轴流泵(如Impella)、左心房−股动脉旁路泵、体外膜肺氧合器(ECMO)等。影响MCS选择的因素包括:患者血流动力学状况、不同MCS的工作原理和血流动力学特点、MCS操作的难易程度和植入需要时间、支持治疗最终要达到的目标及患者能耐受的经济水平等。IABP植入简单,临床应用经验丰富,尽管其降低死亡率优势较小,但血流动力学作用肯定,因此,在急诊尤其是急性心肌梗死合并泵衰竭的患者,IABP是最初的理想选择。若IABP辅助效果不理想时,特别是伴有严重氧合障碍的患者,可单独或联合使用ECMO。IABP和ECMO联合应用在血流动力学和器官血供方面呈现互补,可取得较好的效果。而冠心病CHIP患者PCI时Impella可能更适用。2015年SCAI/ACC/HFSA/STS高危PCI术使用心脏辅助装置的建议指出:对于左主干病变、仅存单支血管或严重的多支血管病变,如左心功能正常或轻度减低,PCI术不复杂,可不准备左心辅助装置;如PCI术在技术上有挑战,或手术时间久,IABP或Impella可作备用。严重左心功能不全(EF<35%)或近期曾发生失代偿心衰,PCI术不复杂,也需IABP或Impella备用。复杂的PCI技术,可根据具体情况使用Impella或TandemHeart,ECMO在患者合并有低氧血症或右心衰竭时使用。

· 病例启示 ·

(1)合理选择MSC对保障CHIP患者进行成功PCI治疗至关重要,严重左心功能不全在不合并低氧血症或右心衰时Impella可能是最佳选择,而非ECMO。

(2)CHIP患者PCI术后在左心功能获得明显改善的情况下,即刻或短时间内撤除MSC对患者血流动力学干扰较大,极易诱发病情加重,甚至导致死亡。

(3)CHIP患者PCI围手术期合理的管理模式仍有待进一步探索。如术后在双联抗血小板治疗的基础上,是否需要更加积极的抗栓方案,以继续预防DIC等并发症。

徐仁德 马剑英
复旦大学附属中山医院

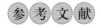

[1] Vainer J, van Ommen V, Maessen J, et al. Elective high-risk percutaneous coronary interventions supported by extracorporeal life support [J]. Am J Cardiol, 2007,99:771-773.

[2] Gregoric ID, Bruckner BA, Jacob L, et al. Techniques and complications of TandemHeart ventricular assist device insertion during cardiac procedures [J]. ASAIO J, 2009,55:251-254.

[3] Perera D, Stables R, Booth J, et al. The balloon pump-assisted coronary intervention study (BCIS-1):rationale and design [J]. Am Heart J, 2009,158:910-916 e2.

[4] Dangas GD, Kini AS, Sharma SK, et al. Impact of hemodynamic support with Impella 2.5 versus intra-aortic balloon pump on prognostically important clinical outcomes in patients undergoing high-risk percutaneous coronary intervention (from the PROTECT II randomized trial) [J]. Am J Cardiol, 2014,113:222-228.

[5] Murphy DA, Hockings LE, Andrews RK, et al. Extracorporeal membrane oxygenation-hemostatic complications [J]. Transfus Med Rev, 2015,29:90-101.

[6] Vetrovec GW. Hemodynamic support devices for shock and high-risk PCI:when and which one [J]. Curr Cardiol Rep, 2017,19:100.

[7] Shaukat A, Hryniewicz-Czeneszew K, Sun B, et al. Outcomes of extracorporeal membrane oxygenation support for complex high-risk elective percutaneous coronary interventions:a single-center experience and review of the literature [J]. J Invasive Cardiol, 2018,30:456-460.

[8] 李晓冉,吴龙梅,李俊峡.冠心病CHIP患者介入治疗中机械循环辅助治疗进展[J].中国循证心血管医学杂志,2018:893-896.

病例 33 生命支持治疗救治暴发性心肌炎

关键词 · 暴发性心肌炎；体外膜肺氧合；主动脉内球囊反搏术；多器官功能衰竭

· 病史摘要 ·

患者，男性，38 岁，因"发热 3 天，呼吸困难 2 天，加重 19 h"收住入院。

患者 3 天前出现发热，自测体温最高 39 ℃，自行服"感冒药"治疗。2 天前出现呼吸困难，活动时明显加重。19 h 前呼吸困难加重，伴大汗，不能平卧，咳嗽，咳少量血性泡沫痰，至外院就诊，18 h 前出现室性心动过速，予电复律成功，16 h 前再次出现室性心动过速，继而心室颤动，立即予电除颤、胸外按压，以及气管插管、呼吸机辅助呼吸，心肺复苏 30 min 恢复自主心律。患者血压低，给予大剂量升压药物不能维持正常血压，应用主动脉内球囊反搏（IABP）辅助循环后紧急转入我院。

既往体健，否认高血压、糖尿病及高脂血症史；有吸烟史 10 余年，10 支/天；否认食物、药物过敏史；平素无特殊药物服用史，无毒物接触史，家族中无心脏病史。

· 体格检查 ·

体温 36.5 ℃，脉搏 100 次/min，呼吸 18 次/min（呼吸机频率），血压 115/70 mmHg（IABP＋血管活性药物支持下），镇静状态，皮肤湿冷，双侧瞳孔等大等圆，3.5 mm，对光反射存在。双肺呼吸音粗，可闻及大量湿啰音。心界不大，心音低钝，心率 100 次/min，律齐，各瓣膜听诊区未闻及明显病理性杂音。腹平软，肝、脾肋下未触及。双下肢无水肿。

· 辅助检查 ·

▹ 血常规：WBC 13.8×10^9/L(↑)，NE 88.1%(↑)，Hb 131 g/L，PLT 146×10^9/L。

▹ NT - proBNP＞35 000 ng/L。

▹ 心肌标志物：cTnT＞2.0 ng/mL(↑)，cTnI＞32 ng/mL(↑)。

▹ 电解质：K^+ 4.5 mmol/L，Na^+ 129 mmol/L(↓)。

▹ 肾功能：Cr 417 μmol/L (↑)，BUN 12.7 mmol/L(↑)，UA 1 009.8 μmol/L(↑)。

▹ 肝功能：GPT 1 532 U/L(↑)，GOT 2 546 U/L(↑)，TB 10.9 μmol/L，DB 7.1 μmol/L(↑)，IB 3.8 μmol/L，TP 46.1 g/L(↓)，Alb 25.0 g/L(↓)。

▹ 动脉血气分析（呼吸机氧浓度 100%）：pH 7.29(↓)，PO_2 51 mmHg(↓)，PCO_2 40 mmHg，HCO_3^- 19.1 mmol/L(↓)，P(A－a)O_2 612 mmHg(↑)，Lac 4.7 mmol/L(↑)，BE －7.4 mmol/L，SaO_2 81%(↓)

▹ 入院心电图：窦性心律，QRS 增宽 0.16 s，Ⅱ、Ⅲ、aVF，V3～V6 导联 ST 段上斜性压低 0.3～0.6 mV，aVL、aVR 导联抬高 0.1～0.3 mV(图 33-1)。

▹ 入院床旁胸片：心影增大，肺水肿(图 33-2)。

▹ 床旁心脏超声：左心房内径 32 mm，左心室舒张末径 48 mm，室间隔厚度 10 mm，后壁厚度 9 mm，室壁弥漫性运动减低，LVEF 29%(图 33-3)。

问题与思考 1

患者的病情进展迅速且极其危重，诊断首先考虑是什么？

· 该患者为青年男性，于冬春交替季节发病，既往体健，以发热为前驱症状，起病急骤，病情进展迅速，第 2 天即出现严重的呼吸困难、大汗、少尿，第 3 天出现室速、室颤等恶性心律失常及急性肺水肿及心源性休克，需要心肺复苏、呼吸机辅助呼吸，2 种以上血管活性药物及 IABP 辅助循环等支持治疗，并且出现肝功能、肾功能损伤、代谢性酸中毒等多器官功能损害。胸片提示肺水肿征象，表现为"白肺"。cTnT 明显升高，提示心肌严

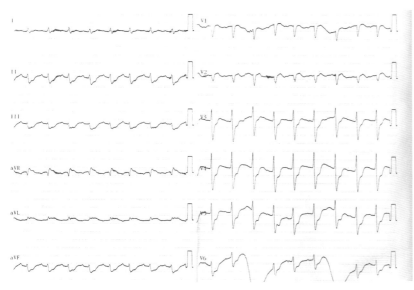

图 33-1　入院心电图

图 33-2　入院床旁胸片

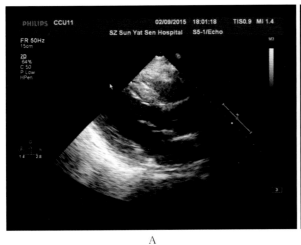

A

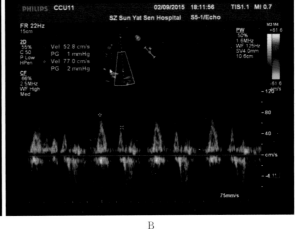

B

图 33-3　入院床旁心脏超声

重受损,心电图提示广泛 ST - T 改变,超声心动图示心脏大小未见异常,弥漫性室壁运动减弱,左心室射血分数显著降低。综上,根据患者发病年龄和季节、感染的先驱症状、临床症状和体征、辅助检查,合并恶性心律失常、急性肺水肿及休克,符合暴发性心肌炎的临床诊断。

· 住院经过 ·

入院后患者病情迅速恶化,在 IABP 辅助循环、大剂量血管活性药物及升压药物(去甲肾上腺素、多巴胺、多巴酚丁胺)支持下仍不能维持正常血压,反搏压进行性下降至 70/50 mmHg 左右,气道内可吸出大量血性泡沫痰,末梢血氧饱和度进行性下降至 60% 左右,反复发作持续性室性心动过速。

问题与思考 2

· 患者心源性休克,心力衰竭,持续室性心动过速,2 种以上大剂量升压药物＋IABP 辅助循环不能维持血压,在呼吸机辅助呼吸仍难纠正低氧血症,如何挽救生命? 治疗措施:立即行体外膜肺氧合(ECMO)支持。

患者入院 4 h 在病房内建立体外静脉-动脉模式膜肺氧合(ECMO),其工作原理是将右心房的静脉血引出体外,经膜式氧合器(膜肺)进行氧合并排出二氧化碳,再输入患者动脉系统,部分替代心肺作用,为心肺功能恢复赢得宝贵时间。静脉-动脉模式ECMO可提供充足氧供,降低心脏前负荷,心输出量不依赖心脏,从而使心脏得到充分休息,有利于辅助心肺功能和防治并发症。患者 ECMO 术后可见反搏压、末梢氧饱和度迅速回升,心率逐渐下降。ECMO辅助治疗 1 h 时,多巴胺由 20 μg/(kg·min)减量至 10 μg/(kg·min)静脉泵入,并减停去甲肾上腺素、多巴酚丁胺,呼吸机氧浓度由 100% 减至 65%。

药物治疗:入院后给予甲泼尼龙 80 mg 每天 2 次,连续 3 天静脉推注;免疫球蛋白 10~20 g 每天 1 次,连续 6 天静脉滴注进行免疫调节治疗;同时予补充维生素、抗病毒、抗感染,以及镇静、镇痛、抑酸护胃、改善心肌能量代谢等对症支持治疗。

ECMO 术后第 4 天复查床旁胸片示肺水肿明显吸收好转(图 33-4),心电图示 QRS 波较入院时变窄(图 33-5),心脏超声示室壁运动协调,LVEF 42%(图 33-6)。患者生命体征平稳,T 36 ℃,HR 75 次/min,BP 120/65 mmHg,SpO_2 100%,中心静脉压 9~11 cmH_2O,ECMO 血流量 1.4 L/min,氧合气流量 1.0 L/min,氧浓度 45%,予逐渐下调 ECMO 参数后成功拔除 ECMO,ECMO 共辅助治疗 81 h。

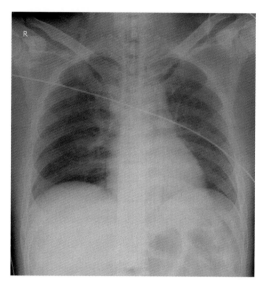

图 33-4　撤 ECMO 前床旁胸片

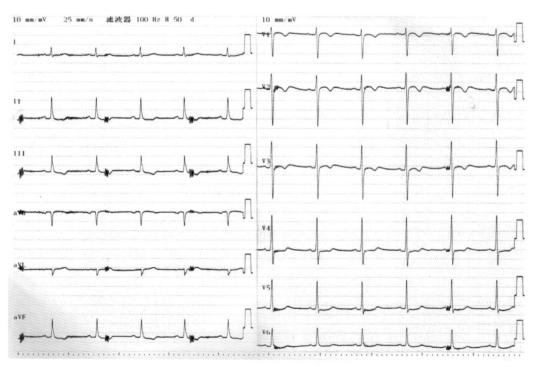

图 33-5　撤 ECMO 前心电图

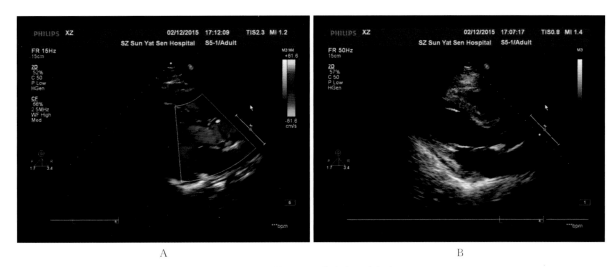

A   B

图 33-6　撤 ECMO 前床旁心脏超声

·并发症治疗·

暴发性心肌炎因为病毒侵蚀、免疫反应、细胞因子释放等可导致包括心脏在内的全身多脏器严重损伤，其中心脏损害导致的泵功能衰竭、血流动力学紊乱是患者死亡的主要原因，器械支持治疗极其关键。同时，维持其他器官的灌注和正常功能也非常重要。该患者累及全身多个重要脏器，先后造成如下严重并发症。

（1）急性肾功能衰竭：入院第 12 h 予以床旁连续性肾脏替代治疗（CRRT），患者长达 9 天无尿，根据患者血压、水肿情况和出入量设定血流速度、置换量以及体液超滤速度，保证每天 CRRT 时间在 12 h 以上。应用 CRRT 第 10 天，患者小便量开始增多，第 11 天进入多尿期，遂停用 CRRT（图 33-7），患者肾功能入院 3 周后方基本恢复正常（图 33-8）。

问题与思考3

·患者入院后无尿，考虑休克致肾灌注不足而引起急性肾功能衰竭，加强利尿仍无尿，血肌酐（Cr）迅速升高至 548 μmol/L。治疗措施为予以 CRRT。

（2）急性肝损伤：患者入院时肝功能可见 GPT、GOT 明显升高，分别高于 1 500 μmol/L 及 2 500 μmol/L，经过生命支持治疗，随着病情及心功能改善，逐渐恢复正常（图 32-9）。TB、DB、IB 在入院时正常，但逐渐升高，TB 最高达 32.9 μmol/L，2 周时基本恢复正常。

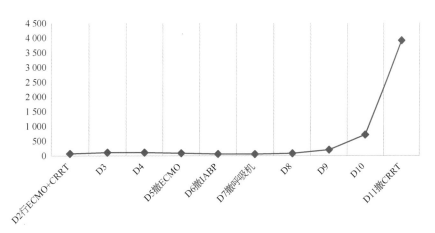

图 33-7　生命支持治疗期间尿量（mL）变化

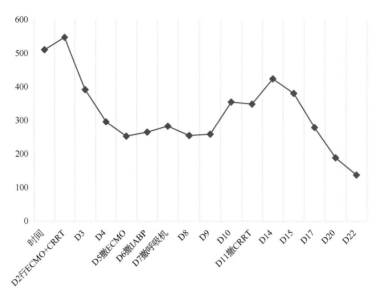

图 33-8　住院期间血 Cr(μmol/L)变化

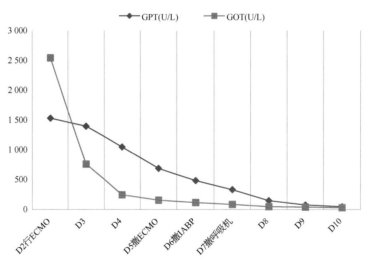

图 33-9　生命支持治疗期间转氨酶变化

（3）左下肢缺血：于左足背动脉置入灌注管，将ECMO回流至动脉的部分血液引流至左足背动脉供血，患者左下肢末梢血运明显恢复，皮温逐渐恢复温暖，趾甲红润。

问题与思考4

· 患者ECMO术后13 h发现左下肢皮温低于右侧，左足背动脉搏动明显减弱，考虑左下肢缺血。股动脉插管可能阻塞插管侧下肢远端供血，造成肢体远端缺血，它是ECMO较为常见的并发症，严重者可造成患者截肢甚至危及生命，应进行积极防治。处理措施：股动脉远端置管。

（4）感染：在多种器械（ECMO、IABP、呼吸机、CRRT）辅助期间，患者血常规 WBC 最高达 26.9×10^9/L，降钙素原＞200 ng/mL，分别给予头孢哌酮-舒巴坦钠、亚胺培南-西司他丁钠抗感染，随着各项机械辅助装置撤除，WBC 逐渐下降，在全部撤除器械治疗后，WBC 已基本接近正常（图 32-10）。

（5）上消化道出血：患者住院第 3 天大便隐血阳性，给予质子泵抑制剂静脉推注加强护胃，但血常规示血红蛋白呈进行性下降，考虑应激、抗凝药物导致急性上消化道出血，同时可能与机械性破坏红细胞有关。患者血红蛋白入院第 4 天从入院时119 g/L下降至最低至 79 g/L，并伴中心静脉压下

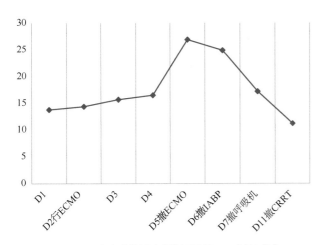

图 33-10　生命支持治疗期间 WBC(×10⁹/L)变化

降,显示容量不足,先后给予患者共输注红细胞悬液 10 U,血浆 1 400 mL。

(6)缺血缺氧性脑病:由于大脑对缺血缺氧耐受性差,心肺复苏成功者可能存在颅脑损伤。患者在外院出现心脏骤停而行心肺复苏,转入我院时未使用镇静药物,但呼之不应,瞳孔对光反射迟钝,考虑"缺血缺氧性脑病"可能,给予头部亚低温治疗。入院第 3 天意识恢复,呼之能应,但一直反应迟钝,撤除器械治疗后行头颅 CT 示"脑实质明显肿胀,皮层下白质密度普遍降低",进一步证实为"缺血缺氧性脑病",后予高压氧治疗。出院时患者神志清晰,对答切题,但依然反应迟钝、吐词含糊、记忆力及计算力差,直到半年后方恢复如常。该患者多器官损害,大脑是恢复最慢、修复时间最长的器官。

· 转归 ·

经过全院多个科室通力协作、积极治疗,患者依次于入院第 5、6、7、11 天分别予撤离 ECMO、IABP、拔除气管插管以及停用 CRRT。入院第 22 天,患者生命体征平稳,辅助检查各项指标恢复正常,尿量正常,出院。

· 最终诊断 ·

(1)暴发性心肌炎,急性肺水肿,心源性休克,心律失常——持续性室性心动过速、心室颤动、心搏骤停,心肺复苏后。

(2)急性肾功能衰竭。

(3)急性肝损伤。

(4)感染。

(5)上消化道出血。

(6)缺血缺氧性脑病。

· 出院后治疗及随访 ·

出院后门诊继续接受高压氧治疗。出院 1 个月后随访,患者无胸闷、呼吸困难等不适,心率、血压平稳,神志清晰,对答切题,反应较迟钝,复查 NT - proBNP 213.9 pg/mL,肾功能 Cr 101 μmol/L(↑)。1 年后随访,患者无任何不适,恢复正常工作、生活。3 年后随访,复查 NT - proBNP <5 ng/L,心脏超声未见异常。回顾患者从入院到出院后 3 年以来心脏超声,可以观察到射血分数入院时最低 29%,第 5 天恢复至 42%,第 8 天即基本正常,其后 3 年心脏超声均正常,提示预后良好(表 33-1)。

表 33-1　起病 3 年期间心脏超声变化

指标	D1	D5 撤 ECMO	D8	D16	出院 1 个月	出院 3 个月	出院 1 年	出院 3 年
LA(mm)	32	30	36	30	35	32	35	37
LV(mm)	48	49	46	46	44	45	44	44
LVEF(%)	29	42	54	61	60	60	60	60

· 讨论 ·

患者有发热为表现的病毒感染前驱症状,有严重呼吸困难、恶性心律失常、急性肺水肿、心源性休克等心肌受累症状和体征,且血流动力学不稳定,符合暴发性心肌炎的诊断。暴发性心肌炎可表现为迅速恶化的血流动力学和电生理活动,导致高死亡率和致残率,尽早抢救及治疗至关重要,应尽早给予包括 IABP 和(或)ECMO 循环支持、呼吸机辅助呼吸和 CRRT 等生命支持治疗。

我国 2017 年发布的《成人暴发性心肌炎诊断与治疗中国专家共识》亦强调了生命支持治疗的重要性,对于血液动力学不稳定的暴发性心肌炎患者,推荐尽早使用 IABP 和 ECMO 进行治疗。IABP 是目前心源性休克中最常用的机械循环支持装置,但由于心输出量与自身心脏收缩有关,对于伴有心源性休克或严重心室功能障碍的暴发性心肌炎,即使应用IABP,病死率仍高达70%,可能需要心室辅助装置或ECMO支持,ECMO相对简单、有效,往往能挽救这些患者的生命。研究发现ECMO用于成人暴发性心肌炎救治成功率达75%以上。IABP和ECMO工作原理不同,可协同互补,两者联合应用可将非搏动性血流灌注转换为搏动性血流灌注,增加各个脏器尤其是冠脉的灌注,提高心肌氧供,减轻左室后负荷,缩短ECMO运行时间及提高脱机率。日本的一项回顾性队列研究提示在心源性休克患者中应用IABP联合ECMO组相较于单用ECMO组,28天死亡率及住院死亡率明显降低,且ECMO撤机的比例明显提高。然而,值得注意的是两者联合有可能增加出血、感染以及下肢缺血等风险,有荟萃分析发现,在心源性休克和心脏骤停患者中,ECMO联合IABP相较于单用ECMO,并不能提高出院后生存率,因此不支持常规应用ECMO联合IABP。本例患者在外院已使用IABP,但血流动力学仍不稳定,入院后及早联合ECMO辅助循环,最终获得良好预后。

患者治疗过程中出现多种并发症,包括肾功能衰竭、肝功能损伤、出血、缺血缺氧性脑病、感染、肢体远端缺血等,需多学科协作,共同制定治疗方案,应用多种器械进行生命支持治疗,经过22天的积极救治,患者各种并发症全部得到纠正,脱离危重状态并顺利出院。

暴发性心肌炎早期病死率极高,但关于度过急性危险期的患者远期预后的研究结论不尽一致,有研究显示暴发性心肌炎生存率显著高于普通急性心肌炎(93% vs. 45%)。另一项长达9年的随访研究则提示非心脏移植的暴发性心肌炎生存率及LVEF均劣于非暴发性心肌炎。该患者顺利出院,已恢复正常生活及工作,出院后连续3年复查心脏超声结构及功能均示正常,与长期预后良好的研究结论一致。

·病例启示·

(1)对于暴发性心肌炎患者,生命支持治疗是救治的关键和中心环节。由于病情危重、常有多种合并症,常需多种器械生命支持治疗,需要多学科合作,以期获得最佳临床疗效。

(2)积极给予对症支持治疗,尽早给予抗病毒、免疫调节(糖皮质激素冲击、大剂量免疫球蛋白)、抗休克、纠正急性心力衰竭、抗心律失常等治疗是必需的。

(3)度过急性危险期的暴发性心肌炎患者可以达到良好预后。

罗新林 徐验 刘强 翁建新
中国医学科学院阜外医院深圳医院

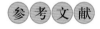

[1] Mason JW, O'Connell JB, Herskowitz A, et al. A clinical trial of immunosuppressive therapy for myocarditis. The myocarditis treatment trial investigators [J]. N Engl J Med, 1995,333(5): 269-275.
[2] Ginsberg F, Parrillo JE. Fulminant myocarditis [J]. Crit Care Clin, 2013,29(3): 465-483.
[3] 中华医学会心血管病学分会精准医学学组,中华心血管病杂志编辑委员会,成人暴发性心肌炎工作组.成人暴发性心肌炎诊断与治疗中国专家共识[J].内科急危重症杂志,2017,23(6): 443-453.
[4] Lorusso R, Centofanti P, Gelsomino S, et al. Venoarterial extracorporeal membrane oxygenation for acute fulminant myocarditis in adult patients: a 5-year multi-institutional experience [J]. Ann Thorac Surg, 2016,101(3): 919-926.
[5] Aso S, Matsui H, Fushimi K, et al. The effect of intraaortic balloon pumping under venoarterial extracorporeal membrane oxygenation on mortality of cardiogenic patients: an analysis using a nationwide inpatient database [J]. Crit Care Med, 2016,44(11): 1974-1979.
[6] Cheng R, Hachamovitch R, Makkar R, et al. Lack of survival benefit found with use of intraaortic balloon pump in extracorporeal membrane oxygenation: a pooled experience of 1517 patients [J]. J Invasive Cardiol, 2015,27(10): 453-458.
[7] McCarthy RE, Boehmer JP, Hruban RH, et al. Long-term outcome of fulminant myocarditis as compared with acute (nonfulminant) myocarditis [J]. N Engl J Med, 2000,342(10): 690-695.
[8] Ammirati E, Cipriani M, Lilliu M, et al. Survival and left ventricular function changes in fulminant versus nonfulminant acute myocarditis [J]. Circulation, 2017,136(6): 529-545.

病例 34　大动脉炎患者的死亡之旅——心力衰竭、心肌梗死、感染

关键词·多发性大动脉炎；心肌梗死；急性心力衰竭；肺部感染；甲泼尼龙

·病史摘要·

患者，男性，38 岁，因"胸闷、气促 3 周，加重 1 h"收住入院。

患者 3 周前因活动时胸闷、气促，有夜间阵发性呼吸困难，伴咳嗽，咳少量白痰，当地医院查血象高，肌钙蛋白弱阳性，心脏超声示左心扩大，主动脉增宽，主动脉瓣中-重度反流，左心室收缩功能正常；胸部 CT 示肺水肿并双肺感染，双侧胸腔及心包少量积液，予抗感染（左氧氟沙星＋头孢哌酮-舒巴坦）、强心、利尿、扩管、多巴胺、无创通气等治疗，症状不缓解转入我院。转入我院过程中，患者胸闷、气促加重，随后突发意识丧失，口吐白沫，双眼上翻，血压测不出，心电情况不详（无监测），予胸外按压。在我院急诊时处于昏迷状态，潮式呼吸，心率 140 次/min，血压 135/52 mmHg，心电图示房颤，予气管插管、呼吸机辅助呼吸，并予"呋塞米、硝普钠、毛花苷丙（西地兰）"等药物治疗。

既往否认冠心病、高血压、糖尿病、高脂血症等病史，不嗜烟酒，曾行"腹股沟疝术"，无家族遗传史。

·入院体检·

体温 37.4 ℃，脉搏 110 次/min，呼吸 15 次/min（呼吸机频率），血压 127/80 mmHg，昏迷状态，皮肤温暖干燥，双侧瞳孔等圆等大，对光反射存在；颈软，颈静脉无怒张；双肺呼吸音粗，可闻及中量湿啰音；心界扩大，心率 124 次/min，心律绝对不齐，心音强弱不等，主动脉瓣听诊区可闻及舒张期杂音，双下肢无水肿。

·辅助检查 1·

▷　血气分析：pH 7.07（↓），PCO_2 66 mmHg（↑），PO_2 60 mmHg（↓），BE －12.1 mmol/L（↓），Lac 9.4 mmol/L（↑）（呼吸机辅助）。

▷　血常规：WBC 24.3×10^9/L（↑），NE 80.9%（↑），Hb 135 g/L，PLT 497×10^9/L（↑），D-二聚体 4.23 mg/L（↑）。

▷　心肌标志物：CK 61 U/L，CK-MB 30 U/L（↑），cTnI ＜0.3 ng/mL，cTnT 0.363 ng/mL（↑）。

▷　肾功能：BUN 10.3 mmol/L，Cr 127 μmol/L（↑）。

▷　肝功能：GPT 593 U/L（↑），GOT 859 U/L（↑），TB 21.1 mmol/L，DB 11.7 μmol/L，IB 9.4 μmol/L。

▷　hs-CRP：149.2 mg/L（↑），PCT 0.116 ng/mL。

▷　NT-proBNP：19 863 pg/mL（↑）。

▷　EKG：房颤心律，V1～V3 导联呈 rS 型，Ⅰ、Ⅱ、aVF、V4～V6 导联 ST 段压低 0.05～0.1 mV，可见室性期前收缩（图 34-1）。

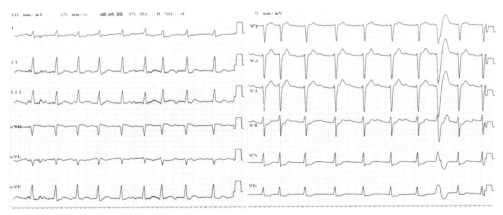

图 34-1　入院心电图

▶ 胸片：肺水肿合并肺部感染(图 34-2)。

▶ 心脏超声：主动脉瓣局部增厚，回声增强，对合不拢，重度反流。升主动脉扩张，主动脉内径 40 mm，左心室扩大，前壁、室间隔运动减弱，LVEF 45%，左心室舒张期末内径 59 mm，室间隔厚度 14 mm，左心室后壁厚度 13 mm(图 34-3)。

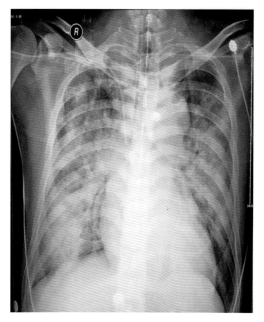

图 34-2 胸片

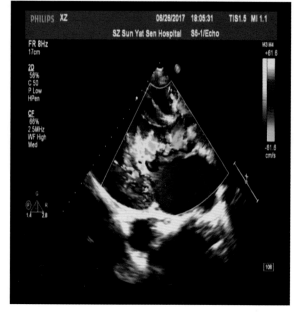

图 34-3 超声心动图

问题与思考1

· 患者有气促、夜间阵发性呼吸困难，体格检查示双肺湿啰音，NT-proBNP 明显升高，胸片提示肺水肿，急性左心衰诊断明确。分析病因：青年男性，既往体健，超声心动图提示主动脉瓣重度反流，升主动脉扩张，考虑有以下可能：①风湿性心脏病？②主动脉夹层？③马方综合征？④感染性心内膜炎？⑤自身免疫性疾病？患者于转院过程中突发心搏骤停，心电图示 ST 压低、肌钙蛋白升高，是否有合并急性冠脉综合征可能？进一步完善相关检查。

· 辅助检查 2 ·

▶ 补充查体：右上肢血压 127/80 mmHg，左上肢血压 120/76 mmHg，右下肢血压 230/70 mmHg，左下肢血压 223/68 mmHg。双侧桡动脉搏动弱，双侧股动脉、足背动脉搏动明显增强，双锁骨下、上腹部可闻及杂音。

▶ 免疫学检查：补体 C3 0.7 g/L(↓)(0.8～1.81 g/L)。

▶ 补体 C4、IgA、IgG、IgM、抗 SSA/RO52Kd、抗 SSB/La 抗体、抗 CenpB 抗体、抗 scl-70 抗体、抗 U1-snRNP 抗体、抗 Jo-1 抗体、抗 MPO 抗体、抗 GBM-IgG 抗体、抗 PR3 抗体、抗 ANA、抗 ENA 谱均阴性。

▶ 针刺试验：阴性。

▶ 胸腹髂和动脉增强 CT：主动脉局部管壁增厚，主动脉弓及腹主动脉瘤样扩张，左锁骨下动脉起始端次全闭塞，右锁骨下动脉近段中度狭窄，腹腔干起始端及双肾动脉起始端重度狭窄，肠系膜上、下动脉近段轻度狭窄(图 34-4)。

▶ 冠脉 CTA：冠脉分布呈右优势型，右冠开口可疑重度狭窄(图 34-5)。

▶ 肺动脉增强 CT：肺动脉 CTA 未见异常。

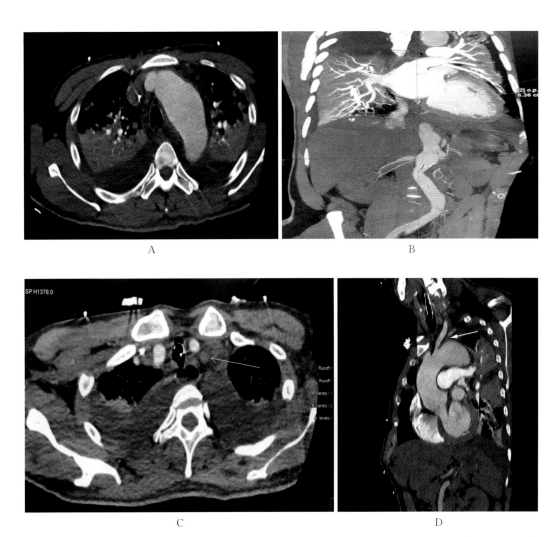

图 34-4　胸腹髂主动脉增强 CT（A 和 B 分别提示主动脉局部管壁增厚、主动脉弓及腹主动脉瘤样扩张和双肾动脉起始端重度狭窄，C 和 D 箭头指示左锁骨下动脉起始端次全闭塞，右锁骨下动脉近段中度狭窄）

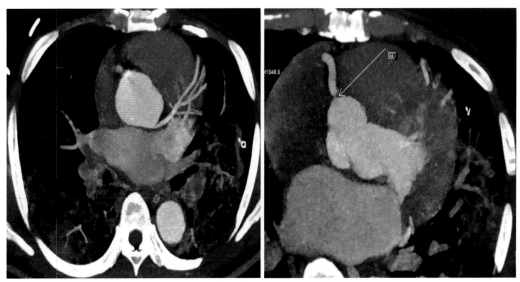

图 34-5　冠状动脉 CTA（箭头指右冠状动脉开口可疑重度狭窄）

问题与思考 2

• 患者发病年龄小于 40 岁,上下肢血压测量差异显著,锁骨下动脉及腹主动脉听诊区可闻及杂音,CT 示主动脉一级及二级分支可见狭窄及分支,根据 1990 年美国风湿病学会的诊断标准,考虑符合大动脉炎诊断标准。患者既往无口腔溃疡,无外阴部溃疡,无眼部病变,无皮肤病变,针刺试验阴性,可除外贝赫切特综合征。该患者大动脉炎累及锁骨动脉、胸主动脉、腹主动脉、冠状动脉、肾动脉,有继发性高血压表现,并伴有主动脉瓣关闭不全,故诊断为大动脉炎(广泛型)。

• 治疗经过 1 •

入院后立即予碳酸氢钠纠酸、托拉塞米利尿、胺碘酮控制心室率等治疗,可见患者的缺氧、酸中毒等状态迅速得以改善(表 34-1)。进一步治疗方案如下,①抗心衰治疗:持续冻干重组人脑利钠肽泵入、硝普钠控制血压及扩张血管、托拉塞米及呋塞米静推,患者 NT - proBNP 下降,胸片示肺水肿改善(表 34-2、图 34-6);②抗感染治疗:亚胺培南联合利奈唑胺(第 5 天痰涂片发现 G[+] 球菌)抗感染,白细胞、PCT 及 hs - CRP 显著下降(表 34-2),提示肺部感染已控制;③冠心病治疗:患者肌钙蛋白升高,冠脉 CTA 见右冠重度狭窄,加用抗血小板、抗凝及他汀治疗;④其他方面:患者大便潜血阳性,血红蛋白下降,给予质子泵抑制剂,间断输注红悬液,血红蛋白趋于稳定;转氨酶及血肌酐在纠正心力衰竭及缺氧后可见指标下降。但是患者神志一直不清晰,体检不配合,不能拔管,持续呼吸机辅助呼吸;持续发热,体温仍≥38 ℃(图 34-7),血沉仍高。

表 34-1 入院第一天抢救

时间	HR(次/min)	SaO₂(%)	FiO₂(%)	pH	PO₂(mmHg)	PCO₂(mmHg)	Lac(mmol/L)
14:00	135	78	100	7.06	62	67	9.4
15:00	162	84	100	7.24	59	64	6.7
17:30	140	91	90	7.21	74	56	7.7
22:00	114	99	70	7.45	158	42	3.8

表 34-2 实验室检查各项指标的变化

指标	D1	D2	D3	D4	D5	D6	D7	D8	D9
cTnT(ng/mL)	0.363	2	3.6		1.42		1.23		0.621
cTnI(ng/mL)	<0.3	10.53	8.18		2.5		1.1		0.56
NT - proBNP(pg/mL)	19 863	>35 000	>35 000		2 891	1 102	1 615	1 891	2 663
Scr(μmol/L)		199	463	467	274	133	155	190	188
Hb(g/L)	135	133	113	98	94	89	79	76	83
GPT(U/L)		593			660		584		205
GOT(U/L)		859			1 120		355		57
PCT(ng/mL)	0.116	>100	>100			6.82		2.38	
hs - CRP(mg/L)			140.5				16.9	11.7	10.3
ESR(mm/h)			58					95	
WBC(10⁹/L)	24.3	32	25.4	19.8	12	11.5	14.6	15.4	14.5

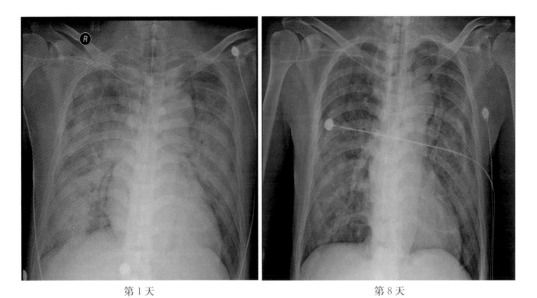

第 1 天   第 8 天

图 34-6　第 1 天和第 8 天胸片对比

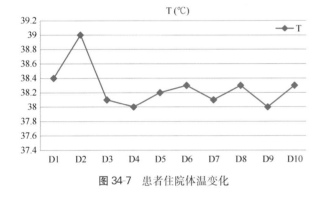

图 34-7　患者住院体温变化

·辅助检查 3·

▶ 结核菌素试验（－）；抗结核抗体（－），排除结核。

▶ 头颅及颈动脉增强 CT：①右颞叶、基底节区梗死（新发＋陈旧并存）；②两侧大脑中动脉水平段后管腔闭塞可能；③右侧动脉节段性观察欠清，不除外狭窄（图 34-8）。

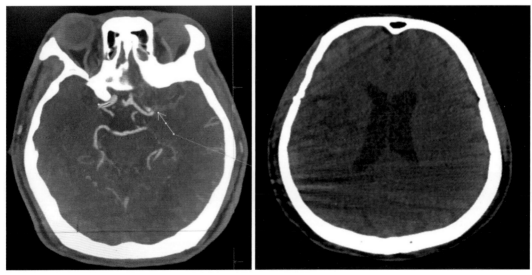

图 34-8　头颅 CT 及颈动脉增强 CT

问题与思考3

· 大动脉炎活动性判定目前多以美国国立卫生研究院(NIH)制定的评分标准。具备下列两项以上新近出现或加重的临床表现表明病情活动:①全身症状,如发热,骨骼、肌炎症状;②ESR 增高;③血管缺血或炎症的特点:如间歇性跛行、脉搏减弱或无脉、血管杂音、血管疼痛及血压不对称等;④血管造影异常。依据评分标准,判断该患者处于大动脉炎活动期,糖皮质激素是大动脉炎活动期的基础治疗,其剂量及用法因血管炎病变部位而异,除糖皮质激素外,还应及早加用免疫抑制剂。该患者目前处于疾病的活动期,病变广泛且病情重,应给予激素治疗,但患者伴有心力衰竭、肺部感染,激素治疗是否会恶化病情? 经风湿免疫科会诊并反复权衡讨论,考虑患者心衰及感染已好转控制,故决定在积极控制血压、抗心衰、抗感染的基础上给予甲泼尼龙治疗,激素使用过程中应严密监测血压、心功能、感染的情况。

·治疗经过 2·

住院第 13 天开始应用甲泼尼龙 60 mg 静脉滴注(QD)及免疫球蛋白 10 g(QD)。治疗后患者病情变化:①大动脉炎活动性评估:体温初始可见下降,但 4 天后复又升高(图 34-9);hs-CRP 明显下降,但血沉持续高,无明显降低(表 34-3);②感染情况:胸片(图 34-10)未见明显改变,hs-CRP、PCT 可见进行性下降,但白细胞逐步上升,痰培养示阴沟肠杆菌亚种(多重耐药菌、耐碳青霉烯类)、嗜麦芽寡单胞菌、近平滑假丝酵母菌,血培养(一),为控制感染,在亚胺培南 + 利奈唑胺基础上联合使用氟康唑/卡泊芬净;③心力衰竭恶化:NT-proBNP 进行性上升;④其他方面:肾功能示肌酐再次升高,最高达 722 μmol/L,电解质示高血钠,持续不降。

在入院第 20 天再次请风湿免疫科会诊,将甲泼尼龙减至 40 mg(QD)治疗。

住院第 26 天,患者突发心率减慢、血压下降,经抢救无效宣布临床死亡。

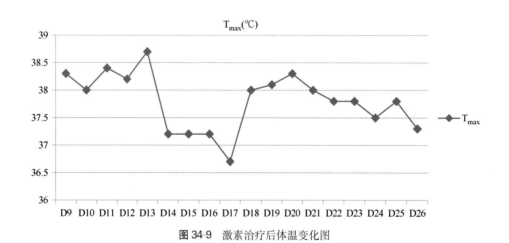

图 34-9 激素治疗后体温变化图

表 34-3 患者加用激素治疗后检验结果变化

指标	D11	D12	D13	D14	D15	D16	D17	D18	D19	D20	D21	D22	D24	D26
PCT(ng/mL)			3.38		1.84						0.379			0.496
hs-CRP(mg/L)			35.4			23.7		12.3			8.7			9.4
ESR(mm/h)	98		98			98		115			97			
WBC(10^9/L)	11.5	13.6	25.4	11.4	21	16.4	16.5	18.5	18.2	21.5	16		22.3	18.3

（续表）

指标	D11	D12	D13	D14	D15	D16	D17	D18	D19	D20	D21	D22	D24	D26
Hb(g/L)	92	88	93	74	83	82	82	90	78	80	79		82	72
NT-proBNP (pg/mL)		3 443		27 195		11 443		15 681			17 556	>35 000		>35 000
Scr(μmol/L)	178	204	460	722	703	566		406		289			214	336
Na$^+$(mmol/L)	158	160	157	151	151	148		158	156	155	157		154	156
ESR(mm/h)			98			98		115			97			

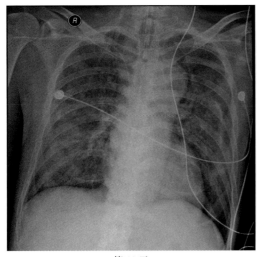
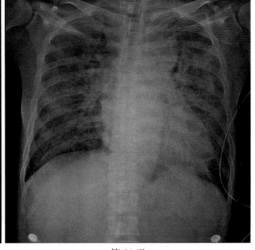

第 11 天　　　　　　　　　　　　　第 26 天

图 34-10　患者第 11 天及第 26 天胸片对比

· **最后诊断** ·

（1）急性心力衰竭。

1）多发性大动脉炎（广泛型）。

2）主动脉瓣关闭不全。

3）继发性高血压。

4）急性非 ST 段抬高型心肌梗死。

5）主动脉瘤样扩张。

6）左心室肥厚。

7）心脏扩大：①心搏骤停心肺复苏术后，②心房颤动，③心功能Ⅳ级。

（2）肺部感染。

（3）急性肾功能不全。

（4）急性肝损害。

· **讨论及总结** ·

多发性大动脉炎指主动脉及其主要分支的慢性进行性、非特异性炎性疾病，发病年龄通常在 10～40 岁，女性多见。它在全球范围内分布，在亚洲最为普遍。病变多见于主动脉弓及其分支，其次为降主动脉、腹动脉和肾动脉，主动脉的二级分支，如肺动脉、冠状动脉也可受累，受累的血管可因血管内膜增厚，导致管腔狭窄或闭塞。根据病变部位，分为四种类型：头臂动脉型（主动脉弓综合征）、胸腹主动脉型、广泛型和肺动脉型。其中广泛型属多发性病变，多数患者病情较重。

一项调查与该疾病相关的预后因素的研究发现，大动脉炎视网膜病变，高血压，主动脉瓣关闭不全和动脉瘤是其预后的主要因素。糖皮质激素是大动脉炎（TA）的主要治疗方法，可有效抑制全身症状，通常可阻止疾病进展。动脉狭窄可能会逆转，早期病例的缺血症状可能会改善。然而，一旦在相关血管中形成纤维组织或一旦发生血栓形成，血管反应就会减弱。在发生不可逆性动脉狭窄和出现明显缺血症状的晚期病例中,可考虑经皮腔内血管成形术或旁路移植术。进行性主动脉瓣关闭不全可能需要手术治疗,无论是瓣膜置换还是瓣膜修复。

回顾该患者的诊疗经过,大动脉炎(广泛型)是该患者的基础疾病,继发引起高血压、主动脉瓣关闭不全、冠脉狭窄,从而导致急性心衰、急性心肌梗死、心搏骤停,而合并肺部感染、肝肾功能不全更是"雪上加霜",加重了疾病进程。针对大动脉炎给予抗炎、糖皮质激素及免疫治疗,是稳定病情的必要手段,及时用药可有效改善症状、缓解病情。该患者在感染及心衰得到控制的情况下,开始进行激素治疗,尽管已严密监测和积极治疗,但后期感染难以控制、心衰恶化,患者最后突发心率减慢、血压下降,抢救无效,临床死亡。因患者家属未同意尸检,具体死亡原因不明,有可能为败血症或感染性休克,也不排除脑血管意外的可能。该患者应用激素治疗并未改善临床结局,但是如果不应用激素,评估病情,预后也不佳,因此临床上宜早期诊断、早期治疗。

·病例启示·

(1)对于急性心力衰竭患者,应积极查找病因。不可忽视细致全面的体格检查,该患者就是在入院时从四肢动脉搏动不对称、上下肢血压差异显著及血管杂音听诊上得到重要的线索。

(2)多发性大动脉炎合并主动脉瓣病变、高血压、视网膜病变、动脉瘤是预后不良的重要预测因子,及时发现,早期激素和免疫抑制治疗可以有效抑制全身症状,通常可阻止疾病进展。

(3)当感染和心衰"遇见"激素治疗,使临床处理更加复杂和困难,如何在两者之间抓住平衡点,需要个体化处理,激素治疗时机的准确把握对缓解病情极其重要。

刘晓蓉　徐　验　刘　强　吴泽衡　罗新林
中国医学科学院阜外医院深圳医院

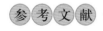

[1] Sharma BK, Jain S, Suri S, et al. Diagnostic criteria for Takayasu arteritis [J]. Int J Cardiol, 1996,54 Suppl: S141 - 147.

[2] Serra R, Butrico L. Updates in pathophysiology, diagnosis and management of Takayasu arteritis [J]. Ann Vasc Surg, 2016,35: 210 - 25. Epub 2016 May 27.

[3] Matsuura K, Ogino H. Surgical treatment of aortic regurgitation due to Takayasu arteritis: long-term morbidity and mortality [J]. Circulation, 2005,112(24): 3707.

[4] Ishikawa K, Maetani S. Long-term outcome for 120 Japanese patients with Takayasu's disease. Clinical and statistical analyses of related prognostic factors [J]. Circulation, 1994,90(4): 1855.

病例 35　一个年轻孕产妇受伤的"心"

关键词 · 心包炎；心肌病；心律失常；妊娠；围产期

· 病史摘要 ·

患者，女性，29 岁，2018 年 6 月 28 日入我院产科。

主诉：停经 28+2 周，心累、气促 2 月余，加重 2 周。

现病史：孕妇平素月经规律正常，妊娠期在当地医院建卡，未按时产检，唐氏筛查提示两项临界风险、胎儿心彩未见异常。妊娠 16 周左右感胎动，同时出现进行性加重的心累、气短，逐渐双下肢水肿，夜间不能平卧，3 天前于省妇幼就诊，行心脏彩超提示左心室收缩功能降低，右心增大，三尖瓣中度反流。现为终止妊娠收住我院妇产科。

既往史及个人史：患者否认高血压、糖尿病、甲状腺疾病。否认结核、贫血。月经正常、规律；20 岁结婚，丈夫现年 40 岁。妊娠 7 次，顺产 2 次（均为早产夭折），剖宫产 1 次，人工流产 1 次，稽留流产 2 次。

· 体格检查 ·

体温 36.1 ℃，心率 113 次/min，呼吸 22 次/min，血压 105/73 mmHg。

神清，皮肤、巩膜无黄染，轮椅推入，呼吸稍急促。颈静脉可见，肝颈征（±），双肺呼吸音粗，肺底可闻及湿啰音，心界临界，心脏听诊未闻及杂音。腹软，肝脾未及，无压痛反跳痛，双下肢轻-中度水肿，NS（-）。

· 辅助检查 1 ·

▶ BNP：202 pg/mL。

▶ 血常规：WBC 10.2×10^9/L，NE 83.8%，Hb 114 g/L，PLT 106×10^9/L，hs-CRP 67 mg/L。

▶ 凝血：PT 13.2 s，INR 1.2，APTT 37.2 s，Fg 3.16，D-二聚体 2.27 mg/L。

▶ 生化：Cr 40 μmol/l，eGFR 134.8 mL/(min·1.73 m^2)，Glu 8.2 mmol/L，K^+ 4.75 mmol/L，Na^+ 140 mmol/L，Cl^- 116 mmol/L，Alb 32.6 g/L，GOT 20 U/L，GPT 12 U/L，GGT 65 U/L，TB 23.9 μmol/L，DB 11 μmol/L。

· 辅助检查 2 ·

▶ 心电图：心房扑动（图 35-1）。

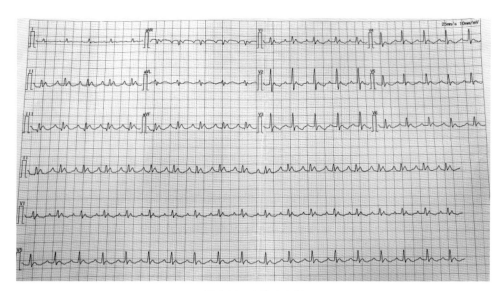

图 35-1　入院心电图

心脏彩超：院外心脏超声提示左心室舒张期末内径 48 mm，LVEF 46%；右心房右心室增大，三尖瓣中度反流。我院急诊心超提示 LVEDD 49 mm，LVEF 30%，右心房室显著增大，重度三尖瓣反流。

·病情变化·

患者入院当天下午在全麻下行"剖宫产术＋双侧子宫动脉上行支结扎术＋子宫 B- Lych 缝合术＋盆腔分粘术＋瘢痕剔除术＋子宫修补术"。术程顺利，取出一男活婴，术中出血约 600 mL。术后给予缩宫素促子宫收缩、补液、抗感染，带气管插管转入 ICU 继续治疗。ICU 治疗当晚夜间 20:00 患者出现快速心律失常（房扑？房颤？），心率 176 次/min，血压 76/46 mmHg，患者循环差，阴道出血量较多，给予积极抢救。

·辅助检查 3·

▶ 床旁胸片：①考虑肺水肿可能，不除外合并炎变；②左肺下叶肺不张？③心影增大，肺动脉段膨隆；④双侧少量胸腔积液（图 35-2）。

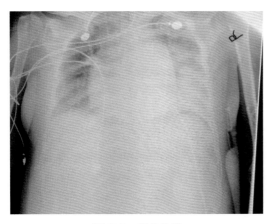

图 35-2　床旁 X 线

▶ 痰培养：肺炎克雷伯 G 试验、GM 试验均阴性。

·诊治经过·

在 ICU 予以肾上腺素、米力农、左西孟旦、毛花苷丙、输血、补液对症治疗。患者持续气管插管呼吸机辅助通气，予血管活性药物去甲肾上腺素、肾上腺素、米力农、多巴胺，据血压、出入量情况酌情利尿；抗感染：头孢硫脒、头孢噻利。7 天炎症指标下降，

体温正常，脱机，鼻导管吸氧。停用多巴胺、去甲肾上腺素、肾上腺素等，转入心衰中心继续治疗。

复查彩超示左心室内径 50 mm，右心室内径 25 mm，LVEF 55%；右心房压力高，重度三尖瓣反流。

·转入诊断·

（1）全心衰竭：①围产期心肌病？②致心律失常性右心室心肌病？③扩张型心肌病？④肺栓塞？
（2）三尖瓣中重度关闭不全。
（3）肺动脉压升高。
（4）窦性心律：阵发性房扑、房颤。
（5）心功能Ⅲ～Ⅳ级。

·后续诊疗经过·

转入心衰中心后，予以新活素、呋塞米（利尿）、贝那普利、螺内酯、琥珀酸美托洛尔，因患者血压低、心率快，予伊伐布雷定。患者反复发作心律失常（房扑），予胺碘酮、美洛西林-舒巴坦钠抗感染。纠正电解质紊乱、低蛋白血症等。

入院第 12 天转复为窦性心律，但第 19 天再次发作房扑 2：1（图 35-3）。

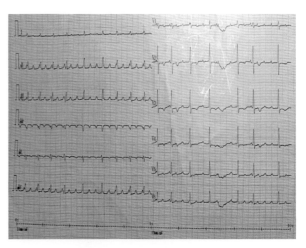

图 35-3　心电图提示房扑 2：1

问题与思考1

·青年女性，反复快速心律失常，可能是心力衰竭的病理生理基础，具有转律的指征，经商议后行

房扑射频消融。术后诊断考虑右心房上后壁瘢痕性房扑。考虑围产期心肌病？致心律失常右心室心肌病？快速心律失常心肌病？

·病程进展和治疗策略·

进一步搜寻心肌病的原因，甲功正常，HbA1C正常，ANCA、ANA＋ENA酶谱正常，RF、ASL正常，心磷脂抗体 IgG/M/A 阴性。抗心肌抗体（AHA）阴性。

胸部 CT：右心、左心房增大为主，双肺肺水肿？心包钙化，心包炎？

心脏 MRI：左心室缩小，形态不规则，LVEF 48%，右心室增大，重度三尖瓣反流，心包明显增厚，考虑缩窄性心包炎（图 35-4）。

再次复查心脏彩超（第 23 天）：右心房 67 mm×66 mm，重度三尖瓣反流，心室形态改变，左心室压迫

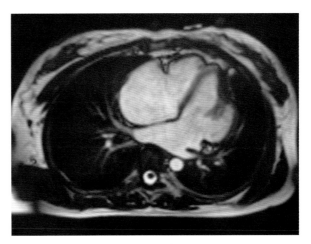

图 35-4 心脏 MRI

畸形，室间隔可见震颤运动，LVEF 48%，心包回声增强，增厚，钙化，粘连，右心室游离壁心包增厚 7 mm，左室游离壁心包增厚 6 mm，尖下壁心包 6 mm，下腔静脉随呼吸无明显改变，考虑缩窄性心包炎（图 34-5）。

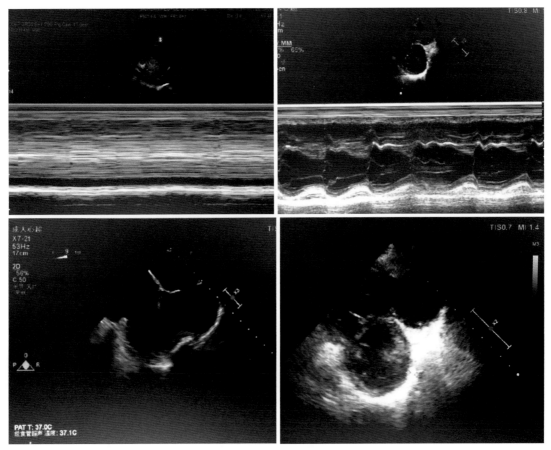

图 35-5 复查超声心动图

请外科会诊考虑缩窄性心包炎可能性大,有手术指征,准备外科手术。患者系产褥期全身情况差,风险较大,建议出院回家修养,3个月后再入院行心包剥离术。

出院时情况:体温 36.5 ℃,心率 55 次/min,呼吸 20 次/min,血压 97/61 mmHg。神清,精神可,皮肤、巩膜无黄染,平卧位休息,呼吸平稳。颈静脉可见,双肺呼吸音稍粗,肺底未闻及湿啰音。心界临界,心脏听诊未闻及杂音。腹软,肝颈征(±),肝脾未及,无压痛反跳痛。双下肢轻度水肿,NS(一)。

出院带药呋塞米 20 mg(BID),胺碘酮 0.2 g(TID)(门诊调整剂量),利伐沙班 15 mg(QD)。

出院后患者定期随访,一般情况可,无心累、乏力,双下肢水肿,心电图提示窦性心律。

2018-10-23 患者再次入院,心脏外科行心包剥离术,术中见心包增厚钙化,中心静脉压术中为 16 cmH$_2$O,术后为 2 cmH$_2$O。

术后病理报告:心包增厚明显钙化,缩窄。纤维壁样组织,玻璃样变性,血管充血,少量炎症细胞浸润。结合临床考虑结核性可能大(图 35-6)。

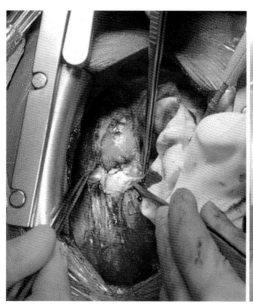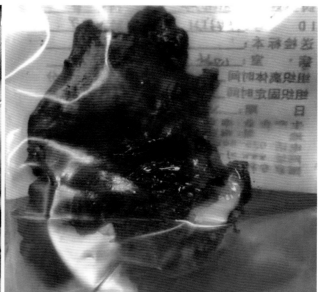

图 35-6 术中及术后病理标本

·诊断结果·

(1) 缩窄性心包炎(结核性可能性大)、左心房、右心长大,三尖瓣中重度关闭不全,肺动脉压升高,窦性心律、阵发性房扑、房扑射频消融术、慢性心力衰竭急性失代偿,心功能Ⅲ~Ⅳ级。

(2) 双肺重症细菌性肺炎。

(3) 边缘性前置胎盘。

(4) G7P2(+2)+3,28^{+2} 周妊娠剖宫产一活男婴。

(5) 瘢痕子宫,盆腔粘连,早产。

(6) 低蛋白血症。

(7) 电解质紊乱。

问题与思考2

·病因分析:缩窄性心包炎常见病因包括结核性(常见),非特异性心包炎/化脓性感染/创伤,心脏手术/放射性心包炎,尿毒症/自身免疫/肿瘤(少见)。对缩窄性心包炎的诊断包括X线(心包钙化)、胸部CT、心脏MRI、心导管检查、心包活检。

·缩窄型心包炎多为慢性病程,发生于急性心包炎后,偶尔可为一种急性迅速进展的过程,约5%的患者累及到右心室流出道,可以导致产生类似于肺动脉高压的表现,可以出现类似于右心衰竭的表现。

· 该患者病程中起病急：妊娠、心力衰竭，感染发热（手术创伤、气管插管、中心静脉置管），发现时即为缩窄性心包炎，仔细询问病史，既往无急性心包炎、心包积液及结核病史，无畏寒、发热、潮热、盗汗胸痛及心累和气短等表现，故不能确定心包缩窄是既往慢性病程还是急性进展。

· **鉴别诊断** ·

（1）围产期心肌病？

1）支持点：①妊娠晚期起病；②多产、多胎；感染等诱因；③入院前及入院时 LVEF 30%（<45%），伴或不伴左心室扩张，肺动脉高压；有心力衰竭症状及表现（除外其他原因所致心力衰竭）；④合并心律失常。

2）不支持点：①全心衰，剖宫分娩后左心功能迅速恢复，但右心恢复差；②PPCM 患者可检出多种不同抗心肌抗体，该患者抗 AHA 抗体阴性；③目前认为围产期心肌病发病机制与催乳素有关，故围产期心肌病主要是在产后出现症状，该患者中断妊娠后超声 EF 值明显改善。似乎是原有心脏疾病，妊娠后因血流动力学及容量变化导致心衰加重。

（2）致心律失常型右心室心肌病（ARVC）？ARVC 为具有家族遗传倾向的原发性心肌病，是右心室心肌发育不良，被纤维、脂肪组织代替，主要累及流出道、心尖和前下壁（即所谓的发育不良三角），致右心室弥漫性扩张，心功能受损、心力衰竭。CMR 已经被认为是获得性右心室功能指标的最佳方法。

1）支持点：①右心改变为主（RV 为主），右心长大明显，右心衰；②有心律失常；平素无症状。

2）不支持点：①青壮年男性多见；②无家族史、家族早年猝死史；③无典型的室性心律失常；无束支传导阻滞、Epsilon 波；④CMR 影像学不支持。

· **分析与讨论** ·

患者心脏彩超演变如表 35-1 所示。

表 35-1 患者心超演变

时间	RV	RA	LV	LA	TR	LVEF	
D1（分娩前）	33	65 * 58	49	43	2.2	0.30	全心衰，TR
D7（分娩后）	25	60 * 46	50	37	2.7	0.55	右心扩大，TR
D22	28	55 * 49	45	40	2.4	0.69	右心衰，TR

追溯入院彩超：有室壁节段性运动异常，LVEF 测量可能采用二维方法导致 LVEF 值偏倚，患者反复发作心动过速，床旁心脏彩超也可能导致 LVEF 测值偏低，所以是整个诊断思路被制约在心肌病范畴。仔细分析患者心脏增强核磁，心包缩窄明显，右心室被牵拉成畸形（图 35-7，红色箭头），故彩超在四腔心可能没有看到心包缩窄，甚至在某个切面看到是扩大的右心，本病例右心长大的测值也导致临床思路偏差，出现误诊。

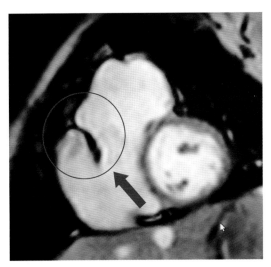

图 35-7 心脏磁共振（箭头所指可心包缩窄导致右心室受牵拉变形）

· **病例启示** ·

误诊教训：床旁彩超的局限性，信息有限，临床医生容易被超声 LVEF 降低的报告及妊娠等因素干扰临床思维。超声心动图对缩窄性心包炎的诊断价值远较对心包积液低。超声检查时可见心包增厚、室壁活动减弱等，但亦有少部分患者心包增厚不明显；心电图中有 QRS 低电压、T 波低平或倒置，但均非特异而恒定的征象。梅奥医学中心提出 3 条诊断标准：①与呼吸相关的室间隔摆动；②二尖瓣瓣环位移速度保持不变或有所增加；③呼气相肝静脉于心脏舒张期反向血流和正向血流速度比值升高。出现第①条及第②和第③条中的任一条即可考虑缩窄性心包炎的诊断，其敏感度和特异度分别为 87% 和 91%。故心脏彩超技师的临床意识对诊断心包疾病尤其重要。同时患者在 ICU/导管室治疗中应密切监测并观察相关指标包括中心静脉压的异常升高，X 线透视下心脏搏动，左右心缘弧度变直等表现，可以及早发现心包疾病。

另患者既往反复有妊娠流产等病史，也应引起足够重视，寻找背后的原因。避免年轻母亲因反复失去孩子而"伤心"。

孔　洪　王文艳　伍　鑫　于　涛　袁小媚

四川省医学科学院·四川省人民医院

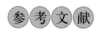

[1] Isogai T, Kamiya CA. Worldwide incidence of peripartum cardiomyopathy and overall maternal mortality [J]. Int Heart J, 2019,60(3): 503 - 511.

[2] Hoevelmann J, Viljoen CA, Manning K, et al. The prognostic significance of the 12-lead ECG in peripartum cardiomyopathy [J]. Int J Cardiol, 2019,276: 177 - 184.

[3] Bennett RG, Haqqani HM, Berruezo A, et al. Arrhythmogenic cardiomyopathy in 2018 - 2019: ARVC/ALVC or both? [J]. Heart Lung Circ, 2019,28(1): 164 - 177.

[4] Czimbalmos C, Csecs I, Dohy Z, et al. Cardiac magnetic resonance based deformation imaging: role of feature tracking in athletes with suspected arrhythmogenic right ventricular cardiomyopathy [J]. Int J Cardiovasc Imaging, 2019,35(3): 529 - 538.

[5] Welch TD. Constrictive pericarditis [J]. Cardiol Clin, 2017,35(4): 539 - 549.

[6] Fenstad ER, Dzyubak B, Oh JK, et al. Evaluation of liver stiffness with magnetic resonance elastography in patients with constrictive pericarditis: preliminary findings [J]. J Magn Reson Imaging, 2016,44(1): 81 - 88.

病例 36　晕倒、腹泻、高血糖、酸中毒、肺水肿一例

关键词 · 胸闷；头晕；阵发性高血压；酸中毒

· 病史摘要 ·

患者,23 岁,青年女性,因"运动后晕倒伴持续胸闷,进行性呼吸困难 1 h"入院。

入院前 1 h 参加运动,跑 100 m 后晕倒,出现持续胸闷伴心悸、呼吸困难,伴恶心、呕吐、腹泻,无意识丧失,学校老师送至当地医院,入院时面色青灰、全身湿冷,口渴突出,病程中未诉恶心、呕吐、咳嗽、咯血、寒战、发热等不适。既往无类似症状出现,于当地医院完善相关检查,血气分析示 pH 6.93, PO_2 91 mmHg, PCO_2 24.4 mmHg, HCO_3^- 6.5 mmol/L, BE -26.5 mmol/L, Lac 17.06 mmol/L,发病 2 h 心肌酶谱示 LDH 280.9 U/L, CK 101 U/L, CK-MB 42 U/L, HBDH 270 U/L, IMA 56.0 U/L; cTnI 阴性,血糖 18.3 mmol/L。予以吸氧、硝酸甘油、胰岛素、维拉帕米等治疗后转入我院。

发病以来精神可,饮食、二便正常,睡眠可,体重无明显改变。无特殊家族史。

患者平素身体健康,未诉相关特殊病史。

· 体格检查 ·

体温 36.7 ℃,脉搏 152 次/min,呼吸 23 次/min,血压 120/78 mmHg,神志基本清楚,反应淡漠,皮肤肢端可见大理石样花斑,双侧瞳孔扩大,4 mm 等大等圆,全身浅表淋巴结未扪及肿大,颈软、颈静脉无怒张,肝颈回流征阴性,双肺未闻及湿啰音,心前区无异常隆起,心尖搏动位于左侧锁骨中线第五肋间内约 0.5 cm,心浊音界正常。心率 152 次/min,有力、律齐,各瓣膜听诊区未闻及病理性杂音,腹软、无压痛、反跳痛及肌紧张,腹部无移动性浊音,生理反射存在,病理反射未引出,四肢皮温湿冷双侧足背动脉搏动对称,双下肢无水肿。

问题与思考 1

· 患者为青年女性,以突发胸闷、头晕为主要表现,病情发展较快,发作时于当地医院检查血气分析提示酸中毒,症状发作时测血糖有明显升高,故怀疑患者是否为糖尿病酮症酸中毒,但患者否认有糖尿病史,且患者酸中毒症状在之后迅速得到纠正,故对于该诊断存在一定的疑虑,那么患者酸中毒的原因是什么呢?

· 辅助检查 ·

▶ 血常规: WBC 18.36×10^9/L, RBC 6.01×10^{12}/L, Hb 118 g/L, PLT 326×10^9/L, $NE^#$ 17.02×10^9/L。

▶ 生化检查: TP 53 g/L, Alb 31 g/L, GPT 56 U/L, GOT 171 U/L, TB 4.4 μmol/L, IB 3.0 μmol/L, Cr 135 μmol/l, BUN 5.90 mmol/L。

▶ 动脉血气分析: pH 7.40, PCO_2 31.4 mmHg, PO_2 110 mmHg, HCO_3^- 19.8 mmol/L, BE -5 mmol/L。

▶ 心肌酶谱(发病后 5 h): CK-MB 36.7 ng/mL, MYO 66.4 ng/mL, Tn 2.29 ng/mL(升高 100 倍), BNP 20 098 pg/mL。

▶ 心电图:窦性心动过速。

▶ 胸部 X 线片:肺纹理增粗模糊,肺透亮度下降,肺水肿(图 36-1)。

▶ 急诊胸部 CT:双肺多发病灶,考虑为肺水肿?炎性病变(图 36-2)?

▶ 超声心动图:左心房前后径 29 mm,左心室舒张期末内径 38 mm, LVEF 63%,超声提示左心室顺应性减退,未见心包积液。

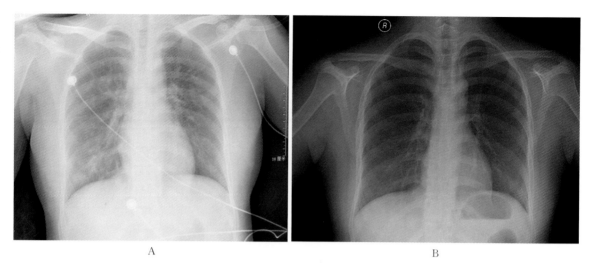

A   B

图 36-1　胸部 X 线
A.肺透亮度下降,肺水肿; B.补液治疗后

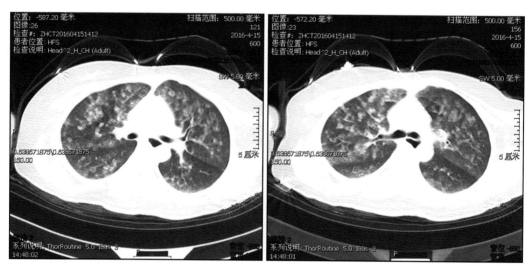

图 36-2　急诊 CT(发病后 5 h):双肺多发病灶,考虑为肺水肿? 炎性病变?

问题与思考2

· 患者以胸闷、心悸、晕厥为主要症状,心肌酶谱存在异常,心电图提示窦性心动过速,同时急诊完善胸部 CT 提示肺水肿,同时伴有白细胞总数增高,患者是否存在心肌炎可能? 但患者病程中无明确感染病史,且心脏彩超仅提示顺应性减退;患者为运动后突然发病,伴有呼吸困难、晕厥,同时 CT 提示双肺多发病灶,是否存在有急性肺栓塞可能,但对于肺栓塞诊断同样也存在疑虑,患者无久坐病史,无静脉曲张、高凝病史,且年龄不大,必要时考虑进一步行 CTPA 检查。

·诊疗经过·

患者病因不明,因年轻女性,起病急,病情变化快,初期以急性肺水肿为主要表现,故考虑重症心肌炎可能性大,入院后予以纠正心力衰竭(限制性补液+血管活性药物)、改善循环灌注等对症处理,但患者住院期间反复出现血压降低,予以液体治疗 100～120 mL/h,多巴胺 20 μg/(kg·min)情况下,患者血压波动在(70～90)/(40～60)mmHg,患者休克原因不明,入院时考虑心源性休克,但完善心脏彩超患者射血分数未见明显降低,予以补液、升压等对症处理后血压仍剧烈波动。

问题与**思考**3

• 患者休克的原因是什么？①糖尿病酮症酸中毒？患者血糖升高，但未查酮体，酸中毒比较容易纠正(pH从6.93 2 h后升至7.3,5 h后升至7.408)；②乳酸酸中毒：患者有乳酸增高，但是否与患者剧烈运动有关？③感染性？患者白细胞及中性粒细胞水平有升高，但证据不足；④重症暴发性心肌炎？患者入院后出现休克，WBC、NE均增高，肌钙蛋白进行性增高，但UCG不支持；⑤肺栓塞？患者存在进行性呼吸困难，双肺闻及大量湿啰音。

故追问患者病史，诉既往有间断多次发作血压心率一过性增高，遂进一步完善肾上腺彩超(图36-3)及腹部增强CT(图36-4)，明确右肾肾上腺嗜铬细胞瘤，而患者入院后出现的血压波动及肺水肿等一系列表现可源于嗜铬细胞瘤活动导致嗜铬细胞瘤危象及儿茶酚胺性心肌损伤，而反复发作的低血压则是因儿茶酚胺异常分泌所导致的分布性休克，故进一步行PICCO血流动力学监测后对患者进行了大量补液并联合去甲肾上腺素升压，持续补液大约5 000 mL后,患者PICCO监测提示CVP 9 mmHg, CI 4.29 L/(min·m^2), GEDI 515 mL/m^2, ELWI 9.2 mL/kg, SVRI 1 566(心指数正常，心脏前负荷偏低，外周血管阻力在去甲肾上腺维持下偏低，血管外肺水指数稍高)，血压波动于(136~146)/(94~103)mmHg, 24 h尿量约2 300 mL,最终患者在血流动力学稳定之后在泌尿外科、肝胆外科、血管外科医生联合手术下切除异位嗜铬细胞瘤。

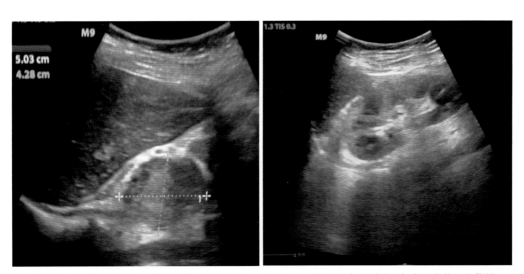

图36-3 右侧肾上腺见一异常回声，大小约50 mm×43 mm,边界欠清，形态规则，内见点状血流信号

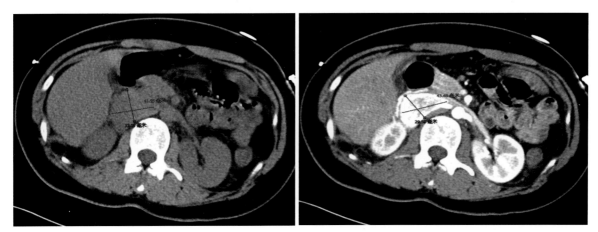

图36-4 腹部增强CT：右肾上腺区不规则肿块，与肾上腺分界欠清，与下腔静脉紧贴，血供丰富，考虑肿瘤性病变，嗜铬细胞瘤可能性大

大体及镜下图片：

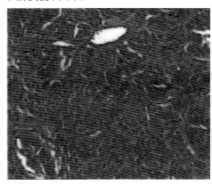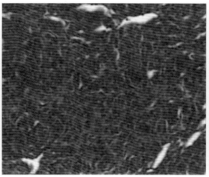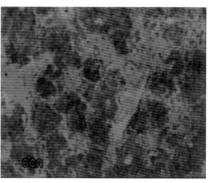

CGA(+)

图36-5　病理结果示嗜铬细胞瘤(右肾上腺)，免疫组化示 CGA(＋)，Syn(＋)，S100(＋)，EMA(－)，a-inhibin(＋)，Melan-A(－)

·最终诊断·

（1）嗜铬细胞瘤危象(外力致瘤体破裂)。

（2）儿茶酚胺性心肌病，急性肺水肿。

（3）多器官功能障碍综合征。

·讨论·

嗜铬细胞瘤和副神经节瘤（pheochromocytoma and paraganglioma，PPGL）是来自嗜铬组织的肿瘤，嗜铬细胞瘤（pheochromocytoma，PHEO）来源于肾上腺髓质，副神经节瘤（paraganglioma，PGL）来源于交感神经节、旁交感神经节。嗜铬细胞瘤危象是指 PHEO 自发或在某种因素刺激下，突然释放大量儿茶酚胺进入血，引起心、脑各脏器严重并发症，其临床类型多样，表现各异，误诊率达 46.15％，其常见的发生机制为：肿瘤持续分泌大量的儿茶酚胺入血，刺激血管平滑肌受体，使血管强烈收缩，血压显著升高；末梢血管持续强烈收缩，使组织缺氧，毛细血管通透性升高，同时机体大量出汗，导致血容量明显降低，引起血压下降甚至测不到。血压下降又引起儿茶酚胺反射性分泌增多，血压再次升高；在大量儿茶酚胺的作用下，体内白细胞重新分布，外周血白细胞升高；肝糖原分解增加，末梢葡萄糖利用障碍，而胰岛素分泌受抑制，导致血糖升高。其中儿茶酚胺性心肌病是导致 PHEO 危象的重要原因，以急性肺水肿为主要特征。大量补充血容量是处理嗜铬细胞瘤危象的关键，单纯作用 α、β 受体阻滞剂往往会引起血压不可逆性降低甚至死亡。补充血容量应以晶体液为主，同时注意补充胶体液，以提高血浆胶体渗透压。合并急性心肌梗死时，应予足量的 α、β 阻滞剂以减轻儿茶酚胺对心肌的直接损害，同时给予钙阻滞剂、硝酸酯以解除冠状动脉痉挛，改善心肌供血。当嗜铬细胞瘤危象控制后，损伤的心肌会逐渐恢复正常。

该患者在发病时查体瞳孔是散大的，但意识清楚，并能准确叙述病史，同时患者还存在一过性血压升高、心率快、面色苍白的表现，结合该病，考虑患者发病当时出现了上述交感神经极度兴奋的相关表现。在治疗上，患者发病时出现咯粉红色泡沫痰、BNP 明显升高等表现，但诊断不明确的情况下是否补液是十分矛盾的，一旦确立嗜铬细胞瘤或嗜铬细胞瘤危象的诊断，那么在 PICCO 检测下大量的补充血容量则是治疗的关键。

·病例启示·

（1）嗜铬细胞瘤是继发性高血压的常见因素，常见临床表现为高血压，头痛、心悸、多汗(三联征)，常伴有血糖升高，需要注意鉴别。

（2）嗜铬细胞瘤危象是肿瘤持续分泌大量的儿茶酚胺入血，血压剧烈波动，临床类型多样，表现各异，严重时会引起心、肺等多脏器损害。

（3）对于嗜铬细胞瘤危象的治疗大量补充血容量是治疗的关键。

周建中

重庆医科大学附属第一医院

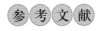

［1］Sardeaai SH，Mourant AJ，Sivathandon Y，et al. Pheoehromoeytoma and catccholamlne induced ardiomyopathy presenting heart failure［J］. BR Heart J，1990,63(4)：234.

［2］王氟显,王家驰.儿茶酚胺心肌病48例临床分析［J］.中华内分泌代谢杂志,1996,12(1)：6-8.

［3］杜景柏,张莉莉,李成祥.嗜铬细胞瘤危象合并急性心肌梗死一例［J］.中华内分泌代谢杂志,2001,(1)：50.

［4］Losito A，Selvi A，Jeffery S，et al Angiotensin-converting enzyme gene I/D polymorphism and carotid artery disease in renovascular hypertension［J］. Am J Hypertens，2000,13(2)：128-133.

［5］中华医学会内分泌学分会肾上腺学组.嗜铬细胞瘤和副神经节瘤诊断治疗的专家共识［J］.中华内分泌代谢杂志,2016,32(3)：181-187.

［6］林果为,王吉耀,葛均波.实用内科学［M］.15版.北京：人民卫生出版社,2017：2239-2244.

［7］Lenders JW，Duh QY，Eisenhofer G，et al. Pheochromocytoma and paraganglioma：an endocrine society clinical practice guideline［J］. The Journal of Clinical Endocrinology & Metabolism，2014,99(6)：1915-1942.